Leben Lernen
Klett-Cotta

Zu diesem Buch

Wie kann die Psychoanalyse zukunftsfähig gemacht werden, wie können ihre Methoden auf die heutigen gesellschaftlichen Bedürfnisse bezogen werden – ohne die psychoanalytischen Grundpositionen preiszugeben? Die Antwort des Autors lautet: Die Psychoanalyse als Wissenschaft und Praxis wird nur überleben, wenn sie ihre Erneuerungspotenziale konsequent nutzt. Wohin die Veränderungen führen können, zeigen die Schwerpunkte dieses Buches: Um der Abgeschlossenheit psychoanalytischen Arbeitens zu begegnen, schlägt Peter Fürstenau die Einbeziehung lösungsorientierter systemischer Ansätze vor. Er zeigt im Einzelnen, wie die Konzepte ineinandergreifen und miteinander kompatibel gemacht werden können. Auch die Lehrinhalte der Ausbildung werden einer kritischen Revision unterzogen; ein neues Kurrikulum wird zur Diskussion gestellt. Und ein dritter Punkt: Psychoanalytiker bringen auch für die Bereiche Beratung, Supervision, Coaching wichtige Basisfertigkeiten mit, so gilt es, diese Felder zu besetzen!

Die dritte Auflage wurde um fünf Beiträge erweitert.

Prof. Dr. phil. Peter Fürstenau ist Psychologischer Psychotherapeut und Unternehmensberater in Düsseldorf und Honorarprofessor im Fachbereich Humanmedizin der Universität Gießen.

Alle Bücher aus der Reihe »Leben Lernen« finden sich unter
www.klett-cotta.de/lebenlernen

Peter Fürstenau

Psychoanalytisch verstehen
Systemisch denken
Suggestiv intervenieren

Klett-Cotta

Leben Lernen 144

Pfeiffer bei Klett-Cotta
www.klett-cotta.de

Printed in Germany
Umschlag: Michael Berwanger, München
Titelbild: Robert Delaunay: »Simultanfenster auf die Stadt«

Satz: PC-Print, München
Auf holz- und säurefreiem Werkdruckpapier gedruckt
und gebunden von Gutmann + Co., Talheim
ISBN 978-3-608-89055-6

Dritte, erweiterte Auflage, 2007

Bibliographische Information der Deutschen Nationalbibliothek
Die Deutsche Nationalbibliothek verzeichnet diese Publikation in der
Deutschen Nationalbibliographie; detaillierte bibliographische
Daten sind im Internet über <http://dnb.d-nb.de> abrufbar

Inhalt

Einleitung: Zur gegenwärtigen Situation von Psychoanalyse und Psychotherapie

Die jetzt gut hundert Jahre alte Psychoanalyse ist ein originelles sozialkulturelles Phänomen. Es gibt wohl kaum eine andere gesellschaftliche Erscheinung, die sich in zwei so entgegengesetzten Gestalten ausgeformt hat. Auf der einen Seite übt Psychoanalyse als eine Deutung von Kultur, Gesellschaft, Persönlichkeitsentfaltung und menschlichen Gefühlsverwicklungen anhaltend eine große Faszination nicht nur auf die unmittelbar Betroffenen: Klienten (Patienten) wie Analytiker aus, sondern auch auf Künstler, Wissenschaftler, die Medien und damit große Teile der Bevölkerung.

Diese Faszination ist mit der Evokation hoher Werte wie freie Persönlichkeitsentfaltung und Autonomie, Aufhebung von Triebrepression und Verdrängung, Verzicht auf suggestive Beeinflussung von Menschen und radikale Selbsterforschung (in einem langwierigen Prozess) verbunden. Diese Erscheinungsform der Psychoanalyse kennzeichnet sie als eine Art moderner Ideologie und Religiosität.

Die zugehörige psychoanalytische Subkultur bietet ein breites Angebot von Möglichkeiten lebenslanger Teilnahme und Zugehörigkeit. In diesem Bereich gibt es zwar durchaus auch gesellschaftlichen Wandel, d. h. Fortentwicklung von Theorie und Praxis, vor allem aber immer wieder Diskussionen darüber, wie man doch ursprüngliche Errungenschaften von Sigmund Freud und Melanie Klein trotz gewisser Neuerungen bewahren könne und sollte; Tendenzen, die größtenteils noch mit den Instrumenten des 19. Jahrhunderts entwickelte Theorien (»Metapsychologie«) Freuds festhalten und – z. B. die Triebtheorie – als nach wie vor besonders kritisch, revolutionär und fortschrittlich feiern.

Im Zusammenhang damit wird eine bestimmte psychoanalytische Praxis als die »eigentliche« Psychoanalyse ausgezeichnet und von den »eigentlichen« Psychoanalytikern exklusiv für sich reklamiert.

Auf der anderen Seite gibt es eine jetzt ebenfalls über hundert Jahre alte experimentierende praktische (»klinische«) Erfahrung mit Psychoanalyse. Diese experimentierende Haltung ist weniger an philosophisch-grundsätzlichen psychoanalytischen Theorien interessiert als an dem schrittweisen Aufbau und der steten Differenzierung eines klinischen Repertoires von Möglichkeiten der Veränderung menschlicher Lebensbeziehungen und -verhältnisse durch Einflussnahme. Mit der Zeit entstand ein reiches Erfahrungswissen aus dem Umgang mit mannigfaltig unterschiedlichen Beratungs- und Behandlungssituationen, Situationen sonstiger Einflussnahme und Kommunikation. Früchte dieser Erfahrung war die Ausbildung mannigfaltiger Modelle typischer und atypischer Persönlichkeitsstrukturen, Beziehungskonstellationen, Verlaufs- und Reaktionsformen, Störungsbilder und Gesundheitsvorstellungen.

Dabei erwiesen sich manche überkommene psychoanalytische Konzepte und Theorien als hilfreich, andere nicht; die hilfreichen, fruchtbaren wurden weiterentwickelt, neue Konzeptualisierungen wurden vorgeschlagen und ihrerseits auf ihre Fruchtbarkeit überprüft. Diese zweite sozialkulturelle Gestalt von Psychoanalyse musste sich weitgehend gegen den Widerstand der »eigentlichen« Psychoanalyse mehr oder minder unabhängig von ihr durchsetzen. In diesem Sinne kann man von der esoterischen exklusiven vermeintlich »eigentlichen« Psychoanalyse eine exoterische Psychoanalyse unterscheiden, wie in einer Arbeit in diesem Buch näher ausgeführt (S. 51 ff.).

Der Versuch, eine bestimmte Gestalt psychoanalytischer Theorie und Praxis zu kanonisieren, zum einzig Wahren und Eigentlichen zu erklären, hat zu puristisch-perfektionistischen, fundamentalistischen und sektenhaften Zügen innerhalb der esoterischen Psychoanalyse geführt, zu immer längeren, immer höher frequenten (bis zu fünfmal wöchentlich), immer stärker regressionsfördernden und immer weniger erfolgsorientierten Therapien – immer stärker gestörter Patienten. D. h. von der Praktikabilität und Effizienz her gesehen mündet diese Entwicklung in einer Sackgasse. Eine pluralistische Gesellschaft hat allerdings auch für solche Sackgassen Raum.

Die gegenwärtigen Grenzen dieses Raumes in unserer Gesellschaft lassen sich anhand einiger Zahlen ausmessen. Die »eigentlichste« Form von Psychoanalyse: die freie (nicht durch Finanzierungsinstanzen oder sonstige gesellschaftliche Regelungen irgendwie eingeschränkte) psychoanalytische Zweier-Beziehung zwischen einem Analysanden und einem Analytiker, die ausschließlich aus Eigenmitteln des Analysanden finanziert und hinsichtlich Dauer, Frequenz und sonstigen Regularien nur von den beiden Personen miteinander verantwortet wird, spielt eine verschwindend kleine Rolle und ist zahlenmäßig nicht erfasst. Innerhalb der Gesetzlichen Krankenversicherung in Deutschland, der über 90% der Bevölkerung angehören, ist die der »eigentlichen« Psychoanalyse am nächsten kommende Gestaltungsform, die der »analytischen Psychotherapie«. Sie operiert mit einer Richtliniendauer von bis zu 300 Sitzungen und einer Frequenz von zwei bis drei, vorübergehend auch vier, Sitzungen pro Woche und sieht die Nutzung von Regression ausdrücklich als ein Charakteristikum des Verfahrens vor. 1995/96 machte diese Form genehmigungspflichtiger Richtlinien-Psychotherapie 18% der Fälle aus, 82% waren »tiefenpsychologisch fundierte« Psychotherapien (eine Minder«-Form von Psychoanalyse) mit dem Regelumfang bis zu 100 Sitzungen, meist ein bis zweimal wöchentlich mit begrenzter Zielsetzung und Begrenzung regressiver Tendenzen (Lieberz 1998). Berücksichtigt man die weiteren Instanzen, die außerhalb der Psychotherapie-Richtlinien der Gesetzlichen Krankenversicherung psychotherapeutisch tätig sind (Ärzte, Beratungsstellen u. a.), dann rückt die mehr oder minder »eigentliche« psychoanalytische Behandlung noch mehr an den Rand der psychotherapeutischen Versorgung.

Die in diesem Band versammelten Aufsätze sind der zweiten Gestalt von Psychoanalyse: der exoterischen Psychoanalyse gewidmet und setzen die anhaltende Bemühung des Verfassers um die Entwicklung einer umfassenden mannigfaltig anwendbaren psychoanalytisch-systemischen Beratungs- und Behandlungskonzeption fort. Es handelt sich um den Versuch der Konzeptualisierung dessen, was in Deutschland unter »tiefenpsychologisch fundierter« Psychotherapie verstanden wird und international (im anglo-amerikanischen Bereich) meist als »psychodynamische« Psychotherapie bezeichnet wird. Hoffmann hat vor kurzem den begrüßenswerten Vorschlag gemacht, in Deutschland die nur bei uns gebräuchliche Bezeichnung »tiefenpsychologisch fundierte Psychotherapie« durch »psychodynamische Psychotherapie« zu ersetzen (Hoffmann 2000).

Dies Feld der von der Psychoanalyse unterschiedenen psychoanalytisch begründeten Psychotherapie ist schon für sich recht umfangreich. Es umgreift neben der bis zu 100 Sitzungen umfassenden (Einzel-)Therapie kurztherapeutische und fokaltherapeutische Ansätze ebenso wie gruppenpsychotherapeutische, paar- und familientherapeutische, außerdem auch niedrigfrequente langfristige psychotherapeutische Begleitung (schwer gestörter Patienten). Als Grenzfall psychoanalytisch begründeter Psychotherapie in Richtung auf die »eigentliche« Psychoanalyse sieht der Verfasser die hochfrequente längerfristige, aber in begrenzter Zeit mit gutem Erfolg beendbare Analyse von strukturiert neurotischen Patienten an (siehe in diesem Band S. 55 f. und Fürstenau 1992, 1994).

Die experimentierende psychoanalytisch-psychotherapeutische Erfahrung hat jedoch in den letzten Jahrzehnten zunehmend zu einer weiteren Ausdehnung des psychodynamisch-psychotherapeutischen Erfahrungsfeldes geführt, und zwar durch Psychotherapiekombinationen. Pionier in dieser Hinsicht war und ist die stationäre psychoanalytisch orientierte Therapie. Die Behandlung in einer Klinik ist als eine kurztherapeutische Intervention von früh an von der Fragestellung beherrscht gewesen, wie man (meist stärker gestörten) psychisch Kranken in begrenzter Zeit am besten helfen könne. Die pragmatisch-experimentelle Haltung, die damit gerade auch hier nahegelegt war, führte sehr schnell vom Versuch einer mehr oder minder »reinen« Anwendung psychoanalytischer Methodik zur Erprobung der Kombination verschiedener mehr oder minder psychoanalytisch orientierter Behandlungsmethoden und Behandlungssettings. Als sinnvolle Ergänzung verbaler analytischer (psychodynamischer) Psychotherapie erwiesen sich körper- und bewegungstherapeutische sowie mannigfaltige sogenannte kreative Methoden (Gestaltungstherapie, Psychodrama, Mal-, Musik-, Tanztherapie). Diese Therapieformen wurden zunächst als Hilfstherapien verstanden, die der verbalen (analytischen) Psychotherapie zuarbeiten sollten (vgl. Janssen 1987).

Erst mit der Zeit wurde deutlich, dass sie damit unterschätzt und in ihrem therapeutischen Eigenwert nicht angemessen gewürdigt waren. Das führte zu der Einsicht, dass es nicht um die Aufrechterhaltung eines Primats analytischer Orientierung gehe, sondern um eine »echte« Integration unterschiedlich therapeutisch »ansetzender« gleichwertiger Verfahren innerhalb eines umfassenden konzeptuellen Rahmens, nicht etwa nur um Addition.

Damit war der erste Schritt zu einer Relativierung des Anspruchs psychoanalytisch begründeter Psychotherapie getan im Sinne einer Präzisierung und Anerkennung der Grenzen des eigenen (verbalen) Verfahrens und einer Würdigung der Vorzüge und Chancen einer Kombination und Kooperation mit »ganz anderen« Verfahren und deren Vertretern.

Dieser entscheidende Sprung von der selbstverständlichen Dominanz psychoanalytischer Gesichtspunkte zu einer gleichwertigen Kooperation mit »ganz anderen« Psychotherapierichtungen und deren Vertretern ist für viele Psychoanalytiker außerordentlich schwierig, wenn überhaupt vorstellbar, wie man als Supervisor in Kliniken mit psychoanalytischem und anderem Personal immer wieder beobachten kann. Psychoanalyse verführt sehr zu einem »selbstverständlichen« Macht- und Dominanzanspruch (Pohlen & Bautz-Holzherr 1995, Castell 1976).

Gegenüber der Kooperation von analytischen Psychotherapeuten mit Vertretern der sogenannten kreativen Methoden, die häufig – wie Psychodrama, Katathym-imaginative Psychotherapie, Konzentrative Bewegungstherapie, Gestalttherapie – eine psychoanalytische Akzentuierung erlauben, bedeutet die Kooperation mit Vertretern ganz anderer Psychotherapieverfahren wie Hypnose, Verhaltenstherapie, systemischer Therapie eine Steigerung der Kooperationsanforderung an beide Partner.

Manche frühe Arbeiten, die eine Kooperation von Psychoanalyse mit Hypnose (vgl. Kinzel 1993) oder Verhaltenstherapie (vgl. Wachtel 1977) vorschlugen und von einschlägigen Erfahrungen berichteten, blieben ziemlich folgenlos, weil eine wichtige Voraussetzung solcher Kooperation damals wohl noch nicht erfüllt war: die Manualisierung von Psychotherapieverfahren, d.h. eine möglichst genaue konkrete Beschreibung der jeweils spezifischen Operationen. Erst eine solche Präzisierung des Handlungsaspektes gegenüber den häufig allgemeinen, wenig handlungsbezogenen ideologischen, werttheoretischen und programmatischen Darlegungen arbeitet die Stärke (die sogenannte Kernkompetenz) eines Verfahrens so heraus, dass eine präzise Ausführung möglich wird. Erst damit werden neben der Stärke auch die Grenzen des jeweiligen Verfahrens deutlich. Dies wiederum ermöglicht klare Entscheidungen über Kooperation im Sinne sinnvoller wechselseitiger Ergänzung verschiedener Verfahren zu einem integrierten komplexen Behandlungsangebot (Fürstenau 1992, S. 126 ff.).
Der nächste dann naheliegende Schritt war die Entwicklung und Erprobung solcher komplexer »schulübergreifender« Behandlungsangebote für bestimmte Störungstypen, Syndrome wie Borderlinestörung, traumatisierte Patienten oder bestimmte psychosomatische Krankheitsbilder. Diese integrierten Behandlungskonzeptionen werden seit einiger Zeit unter dem Stichwort »Leitlinien« ausgearbeitet und zur Diskussion gestellt (vgl. Rudolf u. Eich 1999).
Damit wird niedergelassenen Praktikern und klinischen Behandlungsteams eine konkrete handlungsbezogene Information über bisher bewährte Formen des therapeutischen Umgangs mit den betreffenden Störungen geboten. Durch Behandlungsleitlinien soll die Anpassung dieser Behandlungsvorschläge an den Einzelfall durch den Praktiker oder das Behandlungsteam keineswegs ausgeschlossen werden. Leitlinien erleichtern im Gegenteil den jeweils Behandelnden behandlungsmethodische Entscheidungen durch Bereitstellung eines »Hintergrundes«, von dem sich die Erfordernisse des Einzelfalles klar abheben und bestimmen lassen. Dies setzt die Überwindung schultypischer rigider Anklammerung an Gebote und Verbote (Tabus) durch Entwicklung einer er-

fahrungsbezogenen persönlichen Behandlungskompetenz bzw. Teamkompetenz voraus (vgl. Fürstenau 1992, S. 23 ff.).
Eine solche persönliche Behandlungskompetenz entwickelt sich bei psychotherapeutischen Experten durch Akkumulierung der eigenen Einzelfallbehandlungserfahrungen und deren Verarbeitung in ordnenden, typisierenden, schematisierenden Prozessen, die zur »inneren« Ausformung eines persönlichen Pools mannigfaltiger unterschiedlicher Struktur- und Verlaufsmodelle führen (vgl. Buchholz 1999; auf breiter empirischer Basis Orlinsky 1994, Willutzki u. a. 1997, Schröder 1997).
Die skizzierte innovative Entwicklung im stationären Behandlungsbereich und die erwähnten Forschungen über die persönliche professionelle Karriere von Psychotherapeuten üben auf den in Deutschland massiv öffentlich-rechtlich geregelten Bereich der ambulanten Psychotherapie der Gesetzlichen Krankenversicherung zunehmend Druck aus. Die puristischen verfahrens-(schul-)bezogenen Regelungen werden den dargestellten klinischen Erfahrungen und Entwicklungen, d.h. dem Stand psychotherapeutischen Wissens und Könnens immer weniger gerecht. Es handelt sich hier um den letzten Versuch der Aufrechterhaltung puristischer Behandlungskonzeptionen (vgl. S. 37 f.).
Eine Deregulierung der ambulanten Kassenpsychotherapie könnte dementsprechend so aussehen, dass in den Psychotherapieanträgen eine schlüssige Behandlungskonzeption darzulegen wäre. Diese könnte in manchen Fällen »puristisch« aussehen, in anderen Fällen eine Integration unterschiedlicher Verfahrensweisen darstellen und in noch anderen Fällen die Kooperation mit fachlich anders orientierten »verbalen« oder »kreativen« Kolleginnen oder Kollegen beinhalten. Kriterium wäre in jedem Fall die Nachvollziehbarkeit der schlüssig dargestellten Behandlungskonzeption durch einen fachlich dazu kompetenten, d.h. einschlägig erfahrenen Gutachter.
Die skizzierte Entwicklung hat zu intensiven fachlichen Diskussionen geführt. Als erstes sind hier die seit Jerome Frank (1974) anhaltenden Bemühungen um Identifizierung genereller Faktoren zu nennen, die in jeder Art von Psychotherapie in unterschiedlicher Gewichtung und Ausprägung vertreten sind und deren Prä-

zisierung eine Überwindung schulischer Traditionen (und manchmal auch Absonderlichkeiten) anstoßen könnte.
Prominente Vorschläge in dieser Richtung sind Orlinskys Ansätze zu einer wissenschaftlichen Integration psychotherapeutischer Behandlungsmodelle (1994) und Grawes Beiträge. zu einer Allgemeinen Psychotherapie. In einer Arbeit unterscheiden Grawe und seine Mitarbeiterinnen drei basale Perspektiven: die Problemklärungs-, Problembewältigungs- und Beziehungs-Perspektive (Grawe u.a. 1994, S. 775 ff.) Anderenorts machen Grawe und Grawe-Gerber (1999) im Zusammenhang mit Problembewältigung auf Ressourcenaktivierung als ein vernachlässigtes therapeutisches Wirkprinzip aufmerksam.
Dieser Trend zielt auf eine Destruktion traditioneller theoretischer Zusammenhänge mit dem Ziel, den akkumulierten Erfahrungsschatz der Psychotherapie freizusetzen, zu sichten und neu zu ordnen.
Auf einer anderen Ebene bewegen sich die bereits angesprochenen Experimente, die Isolation der einzelnen Psychotherapieverfahren voneinander infolge des Reinheitsgebots durch gezielte reflektierte Kombinationen mit der Erwartung eines Synergieeffekts zu überwinden.
In diesen Kontext gehören die in diesem Band zusammengefassten Arbeiten des Verfassers. Sie gehen von der aus klinischer Erfahrung gewonnenen Überzeugung aus, dass die übertragungsanalytische Kernkompetenz der Psychoanalyse durch einen beharrlichen lösungsorientierten Blick auf Ziele und Ressourcen der Klienten ergänzt werden sollte, um einen optimalen Beratungs- und Behandlungserfolg zu erreichen; und umgekehrt: dass das lösungsorientierte systemische Vorgehen von der Integration eines fokussierten übertragungsanalytischen Ansatzes hinsichtlich Reichweite und Beratungs- bzw. Behandlungserfolges profitiert. Wie diese Integration gemeint ist, deutet der Titel dieses Buches an. Die drei Begriffe sollen im folgenden Beitrag näher erläutert werden, um in die Thematik weiter einzuführen.

Psychoanalytisch verstehen, Systemisch denken, Suggestiv intervenieren

Die Arbeiten des Verfassers aus den letzten Jahren werden hier unter dem Titel »Psychoanalytisch verstehen, Systemisch denken, Suggestiv intervenieren« zusammengefasst. Dieser Titel bezeichnet ein Programm, das kurz erläutert werden soll.

Psychoanalytisch verstehen

»Verstehen« heißt, menschliche Lebensäußerungen in ihrem Zusammenhang auf der Grundlage des eigenen Erlebens auszulegen, zu deuten, zu interpretieren. Wegen der mannigfaltigen Facetten (Bezüge) menschlicher Lebensäußerungen sind unbegrenzt viele Auslegungen alltagsmäßig möglich. Wissenschaftlich begründetes Verstehen bedarf daher einer Hinsicht, woraufhin die jeweiligen menschlichen Lebensäußerungen ausgelegt werden. Man kann auch sagen, wissenschaftlich begründetes Verstehen bedarf eines Auslegungshorizontes oder einer bestimmten Perspektive, Sicht auf die zu verstehenden menschlichen Lebensäußerungen in ihrem Zusammenhang. Wissenschaftlich begründetes Verstehen ist stets ganzheitlich, gestalthaft. Es modelliert konkret die jeweiligen Lebensäußerungen in ihrem Kontext in einer bestimmten Zentrierung, Fokussierung. Unterschiedliche Modellierungen (Schematisierungen) akzentuieren unterschiedliche Aspekte derselben Phänomenkonstellation (zur wissenschaftstheoretischen Eigenheit psychoanalytischer Hermeneutik vgl. Pohlen u. Bautz-Holzherr 1991, 1995, Schülein 1999, Buchholz 1999).

Diese modellierend-fokussierende Konstruktion unterscheidet sich (als moderne Form von Morphologie) von abstrahierender (reduktionistischer) Erkenntnis, wie sie (zumindest der klassischen) Naturwissenschaft (und damit auch dem Freudschen Denken) zugrundeliegt.

Abstrahierende Erkenntnis subsumiert Phänomene unter bestimmte abstrakte Begriffe, um erst auf der Ebene der Theorie zu einem »neuen« Zusammenhang zu gelangen (der von den konkreten Zusammenhängen wegführt). Die neue Morphologie akzentuiert Wechselbezüge, Kontexte, Netzwerke »konkret« in jeweils bestimmter Perspektive.

»Psychoanalytisches Verstehen« meint demgemäß Verstehen in einer spezifischen Perspektive. Ausgangspunkt für diese psychoanalytische Perspektive ist das Verständnis von Personen und Personenverbänden, als sich mit ihrer jeweiligen (mitmenschlichen und naturalen) Umwelt lebenslänglich in unterschiedlichen sozialen Rollen auseinandersetzend (psychoanalytische Ichpsychologie; Darstellung der menschlichen Entwicklung als lebenslange Abfolge familialer und altersbezogener psychosozialer Rollen). »Lebensmeisterung« heißt, sich den jeweils anstehenden Rollenanforderungen zu stellen und zu einer eher gelingenden oder eher misslingenden persönlichen Lösung zu kommen.

Für die psychoanalytische Perspektive ist die lebenslange Akzentuierung der Eltern-Kind-Beziehung zentral, die auch beim Erwachsenen bis ins Alter hinein »verbliebene Kindlichkeit« entdeckt und beschreibt. Dies hängt damit zusammen, dass Strukturbildung im Sinne der Persönlichkeitsformung jeweils zu Lösungen führt, die für den Beteiligten (und seine mitmenschliche Umgebung) zu einer Selbstverständlichkeit des Erlebens und Sichverhaltens werden und sich damit dem bewussten (reflektierenden) Erleben entziehen (»Unbewusstes«). Sie werden unreflektiert auf neue Lebenssituationen übertragen (»Übertragung«).

Die psychoanalytische Deutungsspektive akzentuiert diesen Aspekt der menschlichen Auseinandersetzung mit der relevanten Umwelt: Wieweit gelingt es Personen bzw. Personenverbänden wie Familien, ihre bewussten Ziele zu erreichen, der Erfüllung ihrer bewussten Wünsche näherzukommen und die jeweilige Lebenssituation bestmöglich, wenn nötig durch Entwicklung neuer Fähigkeiten, zu meistern; wieweit werden Personen bzw. Personenverbände durch ihre aus früheren Lebenssituationen (insbesondere Kindheit und Jugend) überkommenen unreflektierten Erlebnisweisen, Haltungen, Einstellungen und Erwartungen behindert oder eingeschränkt? In diesem Sinne ist Übertragung nach Auffassung des Verfassers die zentrale Verstehensperspektive der Psychoanalyse (so auch Gill 1996).

Für die in diesem Buch vorgetragene Position ist der ausdrückliche Brückenschlag zwischen der Übertragung und den bewussten Zielen, Wünschen, Aufgaben der jeweils beteiligten Person(en)

(Übertragung im Spannungsfeld mit bewussten Persönlichkeitsaspekten) charakteristisch. Ohne diesen Bezug ist Übertragungsanalyse perspektivenlos, beliebig, wissenschaftlich nicht präzisierbar (siehe S. 77).

Übertragung in diesem Spannungsfeld zu sehen, garantiert den Rückbezug des vom Psychoanalytiker aufgebauten Verständnisses seiner Klienten zu den bewussten Intentionen dieser Klienten und verhindert ein Abdriften des psychoanalytischen Verständnisses in die Eigenwelt des Analytikers ohne Nutzen für die jeweilige Klientel.

Da vielen Psychoanalytikern eine klare wissenschaftliche Präzisierung ihrer Verstehensperspektive fremd ist, ist es auch keineswegs so, dass Psychoanalytiker ihre Analysanden üblicherweise besonders gut verstehen. Wie die Beobachtung in behandlungstechnischen Seminaren und sonst bei Falldarstellungen immer wieder zeigt, führt die Subsumption beobachteten Verhaltens unter bestimmte abstrakte Begriffe häufig zu Einstellungen und Interventionen, die vom Analysanden weit weg und zu kämpferischen Auseinandersetzungen zwischen Analytiker und Klienten hinführen (euphemistisch »Widerstandsanalyse« genannt; vgl. S. 91 ff.).

Psychoanalytisches Verstehen hat im Gegensatz zum wissenschaftlich begründeten Verstehen menschlicher Werke und Zeugnisse wie Kunstwerke oder Texte den Vorzug, durch Rückmeldung des konstruierten Modells an den oder die Zuverstehenden innerhalb der therapeutischen Beziehung Bestätigung oder Korrektur zu erfahren. Erst dieser kreisförmige dialogische Prozess führt zu einem psychoanalytischen Verstehen, das für den oder die Klienten hilfreich sein kann. Zum psychoanalytischen Verstehen gehört somit das Erleben der Klienten, verstanden worden zu sein, und die Erwartung, auch im weiteren therapeutischen Prozess verstanden zu werden. Diese Grundgewissheit hilft dann beiderseits über vorübergehende Missverständnisse und Unstimmigkeiten, wie sie in jedem therapeutischen, wie überhaupt menschlichen Begegnungsprozess auftreten, hinweg.

Ersichtlich unterscheidet sich dieser zirkuläre Verstehensprozess von einem abstrahierenden psychoanalytischen Verständnis, das in eine dem Klienten unzugängliche »Tiefe« strebt und damit von dem weg, was der Klient selbst überprüfen und mit seinen Zielen, Wünschen, Interessen in Beziehung setzen kann. Dieser abstrahierende Prozess steuert mit der Zeit eher dahin, dass auch der Klient zu einem psychoanalytischen Tiefenexperten wird - wobei sehr offen ist, ob ihm bezüglich Lebensmeisterung dadurch geholfen worden ist. Das zirkulär-dialogische Vorgehen führt im Gegensatz dazu Schritt für Schritt zu einer Modifizierung bzw. Differenzierung des entstehenden (konstruierten) Modells durch Einfügung der jeweils neuen Beobachtungen und sonstigen Informationen. Je müheloser diese Einfügung neuer Informationen gelingt, desto mehr stabilisiert sich das erreichte Verständnis in einer modellhaften (gestalthaften) Struktur. Dieser Aufbau einer stimmigen Verständnisstruktur wird durch die Abrufung einschlägiger Operationen und Verlaufsmodelle aus dem Pool akkumulierter psychoanalytischer Erfahrung erreicht.

Je mehr sich das vom psychoanalytischen Psychotherapeuten aufgebaute Modell der Beziehungen und Eigenarten des Klienten (-systems) stabilisiert, ist es dem Therapeuten möglich, über noch fehlende Persönlichkeits- oder Beziehungsaspekte Vorhersagen zu machen oder diesbezüglich sinnvolle Fragen an das Klientensystem zu richten. Damit vertieft sich für beide Parteien der Verständigungsprozess.

Systemisch denken

Die dargestellte Auffassung vom psychoanalytischen Verstehen ist ersichtlich bereits systemisch akzentuiert. Freuds Begriff vom Ich als sich ständig zwecks Existenzsicherung mit der relevanten Umwelt auseinandersetzend ist ein sehr moderner Systembegriff. Die morphologische Aufgabe, die Wechselbeziehungen, Kompensations- und Belanceprozesse »innerhalb« der Person wie zwischen Personen modellhaft konkret darzustellen, ist ebenfalls schon von systemischem Denken geprägt. Systemisches Denken wird von der heuristischen Maxime bestimmt: diese Wechselbeziehungskonstellationen methodisch aufzuspüren und je nach Erfordernis zu präzisieren (Kottje-Birnbacher 2001). Demgemäß ist für psychoanalytisch- systemisches klinisches Denken ein wiederholtes Pendeln zwischen den Polen der jeweils untersuchten Beziehung oder den Gliedern des untersuchten Systems charakteristisch (dialektisches Vorgehen im Sinne Morgenthalers [1978]) im Gegensatz zu linearem oder perseverierendem klinischem Denken.

Für systemisches Denken ist eine hohe Flexibilität charakteristisch: Systemgrenzen können je nach praktischem Erfordernis enger oder weiter definiert werden. Außerdem können verschiedene Ebenen systemischer Zusammenhänge (Hierarchie) unterschieden werden. Dies ist für psychotherapeutische Zwecke zur Fokussierung unterschiedlicher Settings: Einzel-, Paar-, Familientherapie, Gruppentherapie wichtig.

Konsequentes systemisches Denken verhindert, Fokussierung und Akzentuierung bestimmter Beziehungskonstellationen durch Auswahl bestimmter Settings als eine völlige Ausblendung anderer relevanter Faktoren misszuverstehen. Settingmäßig »randständige« Beziehungsaspekte können auf unterschiedliche Weise in den Therapieprozess mit einbezogen werden. Ein wichtiges diesbezügliches Beispiel ist die Einzeltherapie, die dazu verführen könnte, die Beziehungen der betreffenden Person zu Partnern auszublenden. Die Einbeziehung von Partnerbeziehungen ist jedoch nicht an die Präsenz des Partners oder der Partnerin in der Behandlungssituation gebunden, sondern kann durch eine entsprechende Fragetechnik oder imaginative Technik trotz Abwesenheit erreicht werden (»Familientherapie ohne Familie«).

Morphologisches Denken im Sinne der konkreten Modellierung (Schematisierung) von Netzwerken, Kompensations- und Balanceprozessen funktioniert als (häufig blitzschnelle) Suche nach passenden Modellen, Operationen, typischen und atypischen Verlaufsstrukturen aus dem Schatz der dem einzelnen Psychotherapeuten verfügbaren klinischen psychoanalytischen Erfahrung (eigene Erfahrung, Supervision bzw. Konsultation, Informationsabrufung aus klinischen Datensammlungen).

Schließlich ist »systemisches Denken« hier gemeint im Sinne einer Bezugnahme auf systemische Therapie als eine spezifische Behandlungsmethode. Viele Ausprägungen systemischer Therapie, so auch die lösungsorientierte Variante von de Shazer und seinen

Mitarbeitern, gehen auf den sehr kreativen US-amerikanischen Hypnotherapeuten Milton H. Erickson zurück (vgl. S. 85).
Erickson und die systemischen Therapeuten beantworten die zentrale Frage einer jeden Psychotherapie, wie man den Klienten über ihre Hemmungen, Einschränkungen, Symptombarrieren zu weiterer persönlicher Entfaltung hinweghelfen könne, auf eine originelle Weise: durch Anknüpfung gerade an den symptomatischen (pathologischen) Erlebnis- und Verhaltensweisen und Umdeutung des »pathologischen« Erlebens. Dies setzt jedoch voraus, dass die Klienten angeregt und verführt werden, die Fixierung in Selbstmitleid und negativem Denken aufzugeben und sich – zunächst ganz hypothetisch und nur phantasiemäßig – ihren persönlichen Zielen, Wünschen, Zukunftserwartungen zuzuwenden und diese im therapeutischen Prozess zu klären, auszuarbeiten, schlicht: ernst zu nehmen (vgl. S. 70 f.).
Dieser Bereich bewusster mehr oder minder gesunder Aspekte wie Zielsetzung und Präzisierung von Zukunftserwartungen, ist in der Psychoanalyse überhaupt erst in den 80er Jahren durch die wichtigen Beiträge von Weiss, Sampson und Mitarbeitern (1986) thematisiert worden. Vorher verstaubte das Konzept »gesunde Ichanteile« vergessen im Keller psychoanalytischer Theorie. Ein konsequentes Weiterdenken der Gesichtspunkte von Weiss, Sampson und Mitarbeitern führt zu der hier vertretenen Position.
Zu Akzentuierung von Zukunftserwartungen und persönlichen Zielen kommt in der systemischen Therapie die Mobilisierung von persönlichen Ressourcen der Klienten hinzu. Auf Seiten der Therapeuten setzt dies einen Blick für die gesunden Aspekte voraus, der sich in einer die positiven Aspekte einbeziehenden »vollständigen« Diagnostik niederschlägt (vgl. S. 84).

Suggestiv intervenieren

»Suggestiv intervenieren« heißt, diejenigen Möglichkeiten innerhalb einer professionellen Beziehung zum Klienten(system) zu identifizieren, die dazu dienen, das Klientensystem trotz seiner Versteifung in (pathologische) Einschränkungen und Fixierungen zu einer Veränderung im Sinne gewünschter Weiterentwicklung anzuregen.

Das beinhaltet einerseits die Hinlenkung des Klienten(systems) auf die jeweils eigenen persönlichen oder gemeinsamen familialen Ressourcen durch entsprechende Gesprächsführung und Akzentuierung, andererseits die Anregung und Förderung der Distanzierung der Klienten von pathologischen Überzeugungen, Einstellungen und Erwartungen durch konfrontierende Anregung diesbezüglicher bewusster Reflexion und Verarbeitung. Der erste Aspekt ist der lösungsorientierte, entwicklungsbezogene, den Erlebnisraum des Klienten(systems) erweiternde, der zweite der übertragungsanalytische.

Die damit verbundene klare Orientierung des Psychotherapeuten an den bewussten Zielen, Wünschen, Plänen des Klienten(systems) findet sich innerhalb der Psychoanalyse am ehesten im Umkreis der Selbstpsychologie (vor allem Basch 1992, 1997).

»Suggestiv intervenieren« meint ein zweigleisiges Vorgehen: einerseits Stimulierung des Vertrauens der Klienten auf ihre eigenen Möglichkeiten, andererseits Anknüpfung an der gegenwärtigen Leidens-, Einschränkungssituation durch genaue Anpassung und Dosierung der Hilfe an den jeweiligen beobachteten (diagnostizierten) Grad der Regression (Fürstenau 1994, S. 109 f.).

Dies setzt die Ausübung mütterlicher bzw. väterlicher Funktionen analog der Situation mit Kindern des entsprechenden Alters voraus (s. Fürstenau 1994, S. 122 f.). Mit der Ausübung dieser »elterlichen« Funktion (fachlich gesprochen: dieser stellvertretenden Ausübung von Ich-Funktionen) geht eine dosierte Rückverlagung von Verantwortung auf die Klienten einher - mit dem Ziel, dass die Klienten mit der Zeit die volle Verantwortung für ihr Leben übernehmen.

Diese Aufgaben des Therapeuten erfordern Überlegungen bezüglich der Gestaltung des Kontaktes und der Beziehung zum Klienten(system).

Erforderlich ist eine genaue Einstellung auf das Erleben, die Mentalität und Eigenart der Klienten, insbesondere ihre sprachliche und nonverbale Expressivität mit besonderer Achtsamkeit auf Metaphorik und Gestik. Je mehr es dem Therapeuten gelingt, mit den Klienten eine diesbezügliche Gemeinsamkeit der Verständigung zu erreichen, desto größer sind seine Einflusschancen. Dieser Aspekt ist im Neurolinguistischen Programmieren besonders ausgearbeitet worden (Mohl 1994, 1996; zum Metaphergebrauch Buchholz 1996, 1998).

Das Sicheinlassen auf die Bevorzugung einer bestimmten Art von sinnlich-bildhafter Expressivität schlägt sich in der Wahl bestimmter Verfahrensweisen nieder. Szenisch-handelnde Möglichkeiten der Situationsdarstellung und des Ausprobierens von Lösungen bieten besonders die Katathym-imaginative Psychotherapie und das Psychodrama (zum ersten: Kottje-Birnbacher u. a. 1997; zum zweiten: Bosselmann u.a. 1996).

»Suggestiv intervenieren« meint, mit den Klienten so umzugehen, dass für sie eine Veränderung im Sinne des beiderseits gewünschten Wandels möglich wird. Der erste Schritt dazu ist eine Neubewertung der von den Klienten negativ eingeschätzten gegenwärtigen Leidenssituation, der sich die Klienten wehrlos ausgeliefert fühlen. Dies gelingt durch Umdeutung. Ziel der Umdeutung ist, die Klienten vom Gefühl der Wehrlosigkeit zu befreien, z. B. durch Stärkung ihres Selbstwertgefühls.

Eine wichtige spezielle Form der Umdeutung ist die positive Konnotation, die unterstellt, dass das Klientensystem die betreffende Überzeugung, Einstellung oder Erwartung seinerzeit aus guten Gründen (»zum Zwecke des Überlebens«) »gewählt« habe. Positive Konnotation ist besonders wertvoll und dienlich zur suggestiven Interpretation der Übertragung. Die gewöhnliche psychoanalytische Praxis ist stets in der Gefahr, Übertragungsdeutungen so zu geben, dass der Klient, das Paar oder die Familie in eine Widerstandsposition geht, die ihrerseits neue Interventionsprobleme schafft. Das ist innerhalb der Psychoanalyse schon vor Jahren diskutiert worden (vgl. Fürstenau 1994, S. 64 ff.), neuerdings auch (mit empirischen Befunden) in der klinischen Psychologie (Grawe u. a. 1994, S. 778 ff.).

Die aus der systemischen Therapie stammende Interventionsform der positiven Konnotation erleichtert es Klienten, von der überkommenen Überzeugung, Einstellung oder Erwartung Abstand zu nehmen. Dies wird weiter gefördert durch den »Sog«, der von der Zuwendung zu den persönlichen Zielen, Plänen, Wünschen ausgeht. Beides verstärkt die Bereitschaft des Klientensystems,

neue Möglichkeiten des Wahrnehmens, Sichvorstellens (Phantasierens), Denkens und Handelns zu entdecken.
Diese Bereitschaft wird seitens des Therapeuten durch Interventionen genutzt, die einerseits die persönlichen oder familialen gemeinsamen Ressourcen des Klienten(systems) direkt aufspüren, thematisieren und damit akzentuieren (z. B. durch das methodische Aufsuchen von »Ausnahmen«) oder die Klienten durch unterschiedliche Formen des Fragens auf Ressourcen aufmerksam werden lassen (zirkuläre, konditionale, zukunftsbezogene Fragen).
Die mit diesen Mitteln identifizierten Ressourcen werden durch gemeinsam abgesprochene Aufgaben in Handlungen innerhalb des Beziehungsnetzes des bzw. der Klienten umgesetzt. Die sich ergebenden Erfahrungen werden gemeinsam besprochen. Das führt dann zu weiteren Aufgaben, die die neue Erfahrung stabilisieren, verstärken oder erweitern. Der therapeutische Prozess spielt sich demgemäß im Gegensatz zur puristischen Psychoanalyse nicht primär ausschließlich im Bereich erörterter Gefühle ab, sondern im Bereich geplanter und durchgeführter interaktioneller Handlungen. Das ist der Hauptunterschied suggestiver (systemischer) Intervention der hier in diesem Buch vertretenen psychoanalytisch-systemischen Psychotherapie von der üblichen psychoanalytischen Praxis.

Welche Psychotherapie für unsere Gesellschaft?

Psychotherapie. Ein schillernd-sperriges soziokulturelles Phänomen

Der Autor möchte die Leser zu einem sozialwissenschaftlichen Spaziergang einladen, der dem schillernd-sperrigen soziokulturellen Phänomen der Psychotherapie gewidmet ist.

Die Rolle des sich in Erleben und Verhalten krank Fühlenden folgt dem Muster des körperlich Kranken, der an bestimmten Beschwerden leidet, für die er sich nicht verantwortlich fühlt, die ihn hilflos machen. Die Schwere des Sich-krank-Fühlens lässt sich als unterschiedlicher Grad der Regression zu Zuständen kindlicher Hilflosigkeit und Abhängigkeit von hilfreichen Erwachsenen beschreiben. Die Regression kann situativ und passager sein, mehr oder minder stark schwanken oder schon habitualisiert, chronifiziert sein. Zudem können Beschwerden mehr oder weniger weit über das gesamte Erleben und Verhalten ausgebreitet sein.

Durch die Beschwerden und Krankenrolle werden bestimmte Erlebens- und Verhaltensweisen eingeschränkt, behindert oder verunmöglicht, andere aber gerade ermöglicht und in diesem Zusammenhang von der menschlichen Umgebung ausnahmsweise toleriert. Damit werden die Beschwerden in vielen Fällen für den Betreffenden erträglich, und es kann die Frage aufkommen, ob es sich wirklich für ihn lohnt, die Beschwerden zu Gunsten eines gesünderen Lebens aufzugeben. So kann gerade auch die Anteilnahme hilfreicher Personen, noch dazu vielleicht über längere Zeit, die Last der Beschwerden so weit kompensieren, dass sich deren Aufgabe im Zusammenhang mit Bemühungen um ein gesünderes Leben nicht lohnt (mögliche Kompensations- und Komplizen-Funktion von Angehörigen und Therapeuten).

Wie bei körperlich Kranken gibt es auch hier die Perspektive der Gesundung, des Überwindens der Beschwerden mit eigenen Kräften (»spontan«), mit Hilfe von Nahestehenden oder mit professioneller Hilfe.

Die Gesellschaft hat es nicht leicht, sich auf solch schillernde Störungen des Erlebens und Verhaltens einzustellen. Wegen der Beweglichkeit solcher Beschwerden auf der Skala starker oder geringer Hilfesuche bei anderen ist z. B. ein irgendwie »objektiver« Bedarf an Hilfe nicht fixierbar (vgl. hierzu allgemein Krämer 1989).

Der Bedarf an Psychotherapie wird vom Verhalten aller drei beteiligten Faktoren: der Rahmen setzenden Gesundheitspolitik bzw. des Gesundheitsmarktes, der Klienten und ihres Beziehungsnetzes sowie der Berater bzw. Therapeuten, beeinflusst. Die Klienten können durch Bearbeitung ihrer Situation zu »spontaner« Besserung oder Verschlimmerung gelangen, ihre Angehörigen oder Freunde können ihnen zu einer Besserung verhelfen oder die Beschwerden verstärken, die gesundheitspolitischen Rahmenbedingungen können sich günstig oder ungünstig auswirken, und die Berater oder Therapeuten können mit mehr oder weniger Geschick und Aufwand je nach ihrer fachlichen Orientierung, persönlichen Kompetenz und ihren beruflichen Eigeninteressen auf die Klienten und deren Beschwerden Einfluss nehmen.

Drei Optionen des Umgangs mit erlebnisbedingt Kranken fallen besonders auf:

1. Sie medizinisch als körperlich Kranke zu behandeln – mit dem Risiko der Wirkungslosigkeit dieser Therapie und der Verschleppung angemessener psychotherapeutischer Hilfe (vgl. Janssen, Franz, Herzog, Heuft, Paar u. Schneider 1999).
2. Die zweite Möglichkeit ist die Zementierung des aktuellen Regressionsgrades zu einer fest umrissenen Krankheit mit der Gefahr der Vernachlässigung der Eigenverantwortung des Klienten und seiner Selbstheilungskräfte (Ressourcen). Mit dieser Option ist eine einseitige Pathodiagnostik des Individuums unter Vernachlässigung von Beziehungsnetz-Diagnostik und Ressourcenidentifizierung verbunden (s. S. 67, 84).
3. Die dritte Möglichkeit besteht in der Schaffung unterschiedlicher beratender und psychotherapeutischer Dienstleistungsangebote, die miteinander um die seelisch mehr oder minder stark Kranken konkurrieren. Diese Angebote können ihrerseits von Behörden organisiert, zumindest geregelt sein oder

sich innerhalb der Gesellschaft auf dem freien Markt der Dienstleistungen bilden.

Zu diesen Hilfeangeboten der Gesellschaft gehört die der Krankenrolle komplementäre des berufsmäßigen Beraters, Psychotherapeuten, der von dieser Erwerbstätigkeit lebt. Entsprechend der Mannigfaltigkeit der Klienteneigenheiten und -bedürfnisse gibt es die verschiedensten psychotherapeutischen Experten: Heiler, Gurus, Berater, Psychotherapeuten, Priester, die befremdliches Erleben und Verhalten, seelisches Leid »verstehen« und über eine jeweils bestimmte Form hilfreichen Umgangs mit der Klientel verfügen. Sie haben in der Regel bestimmte institutionelle Bezüge, arbeiten z. B. in einer Praxis, Beratungsstelle, Klinik oder einem religiösen Rahmen, haben eine berufliche Bezugsgruppe. Zugehörig sind häufig Medien der Informationsvermittlung wie Verlage, die die entsprechende Literatur produzieren, und Ausbildungsstätten.

Diese beiden komplementären Rollen und der institutionelle Rahmen finden sich schon in einfachen Kulturen und Gesellschaften: Heiler, Schamanen, Priester. Drei Aspekte seien hier hervorgehoben:

1. Die besondere Bedeutung des mit überlegener elternähnlicher Autorität ausgestatteten Heilers, der über ein exklusives Heilwissen und -können verfügt. Er weiß, wie die Kranken zu heilen sind, und hat ein selbstsicheres, nicht von Betroffenheit und Sentimentalität irritiertes Auftreten. Ihm stehen die Kranken gegenüber, die in großer Not sind und ihm kindlich-blind vertrauen, alle ihre Hoffnung auf ihn setzen.
2. Der Heiler verfügt über eine jeweils passende Heilmethode, einen Weg, eine Prozedur. Von den Kranken wird erwartet, dass sie diese Prozedur strikt einhalten.
3. Das Zusammenspiel der beiden führt zu einem inneren Prozess (einem Verarbeitungsprozess) im Kranken, der die Heilung günstigenfalls zustande bringt. Heiler wie Kranker vertrauen auf diesen inneren Prozess, ohne ihn zu kennen oder zu durchschauen. Sie verlassen sich beide auf tradierte Erfolgserfahrung.

Diese anthropologischen Grundlagen der Psychotherapie sind bis heute in allen Gesellschaften bis zu unserer wirksam (Frank 1974). Für unsere »postmoderne« Gesellschaft ist charakteristisch, dass alle möglichen historischen Erscheinungsformen solcher Therapie unseres eigenen wie anderer Kulturkreise heute bei uns nebeneinander stehen, angeboten und nachgefragt werden.

Umfangsmäßig und als Wirtschaftsfaktor spielen Esoterik, Gurus, Alternativmedizin, Teufelsaustreiber und viele andere eine beträchtliche, von uns häufig nicht wahrgenommene, Rolle. Vereine, Gruppen, Organisationen, ein umfangreiches Verlagswesen gehören zu diesem Bereich tradierter Psychotherapie und Beratung. Angebot und Nachfrage regeln sich auf dem freien Markt, den die Gesellschaft als Bühne darstellt. Viele Menschen regulieren ihr Wohlbefinden kompensatorisch durch die Teilhabe an solchen Beratungs- und Therapieangeboten bis zu kontinuierlicher Lebenshilfe durch langjährige Zugehörigkeit zu entsprechenden Gruppen.

Neben diesem Bereich tradierter autoritativ-suggestiver Hilfeleistung hat sich erfreulicherweise im Zusammenhang mit der modernen Körpermedizin die moderne Psychotherapie als Heilkunst seit der Entdeckung der Fixationsmethode der Hypnoseinduktion durch Braid Mitte des 19. Jahrhunderts entwickelt. Es handelt sich dabei um die Entdeckung der Einflussnahme auf das Erleben und Verhalten von Hilfe suchenden, Not leidenden Menschen durch Nutzung eines seelischen Ausnahmezustandes besonderer Empfänglichkeit, Konzentration und gesteigerter innerer Leistungsbereitschaft (Aktivität). Barrieren des gewohnten bewussten Erlebens und Reagierens können in diesem Zustand überwunden werden. Im Laufe der Zeit wurde deutlich, dass eine solche erfolgreiche Einflussnahme auch ohne ausdrückliche Trance zu erreichen ist.

Die gegenwärtige Situation der Psychotherapie lässt sich als sozialkulturelle Antwort auf die Entdeckung der Suggestion als Heilverfahren im Spannungsbogen zwischen Institutionalisierung und freiem Dienstleistungsmarkt beschreiben. Dabei spielt Wissenschaft als markantes Moment unserer Gesellschaft eine wesentliche Rolle.

Moderne dynamische kapitalistische Gesellschaften sind auf die ständige Verarbeitung von Beobachtungen und Erfahrungen im Sinne methodischer Reflexion angewiesen, da sie ihre Strukturen nicht nur leben, sondern kontinuierlich ändern und dafür erfahrungsbasierte Information und Orientierung brauchen. Daraus resultiert, dass Wissenschaft ein wichtiges Legitimationsinstrument darstellt, um gesellschaftliche Anerkennung für eigenes Tun zu erhalten. Sie dient der Legitimation politischer, z. B. gesundheitspolitischer Entscheidungen, wirtschaftlicher Entscheidungen und ist auch die Legitimationsbasis für die so genannten freien Berufe, zu denen Ärzte und Psychotherapeuten zählen. Die wissenschaftlich basierte Ausbildung und erreichte Qualifikation führen zur Berechtigung, einen solchen freien Beruf selbstständig auszuüben.

Wissenschaft als die Gesamtheit des mehr oder minder systematisierten Erfahrungswissens ist demgemäß auch die Basis der modernen Medizin. Naturwissenschaftliche und sozialwissenschaftliche Grundlagenforschung, experimentelle Forschung und die klinische Beobachtung von regelmäßigen und atypischen Verläufen samt darauf basierender Theorie und Konzeptbildung machen das Korpus (die Gesamtheit) des medizinischen Wissens einschließlich des psychotherapeutischen Wissens aus. Leider ist die Systematisierung dieses Wissens stets unvollkommen, die Vergleichbarkeit der verschiedenen Befunde begrenzt und der Grad der Evidenz variabel. Der Gesamtbereich ist zudem schwer übersehbar und last but not least: Die Positionen innerhalb dieses Wissens sind durchgängig kontrovers. Eigentlich ist es also das Gegenteil eines »Korpus«.

Unser Wissen vom Erleben und Verhalten hat sich trotzdem im 20. Jahrhundert, insbesondere seit den 20er Jahren, enorm erweitert und differenziert. Von der Elementen-Psychologie zu gestalthaftem, ganzheitlichem, strukturellem, interaktionellem Verständnis, kurz zum Verständnis komplexer Systeme und Vernetzungen mit den zugehörigen zirkulären Kompensations- und Balance-Prozessen, führt der Weg des Fortschritts der Erkenntnis menschlicher Lebensverhältnisse in diesem Jahrhundert. Dies Erkenntnisrepertoire gestattet uns heute, eine große Varianz unterschiedlichster menschlicher Lebensverhältnisse strukturell zu beschreiben und zu verstehen. Insbesondere ist damit eine Abkehr von Standard- und Normalitätsmodellen zugunsten typischer Variation bis hin zur Individualisierung menschlichen Erlebens und Verhaltens verbunden.

Zu diesem akkumulierten Wissen über personale und interpersonale Zusammenhänge und Verläufe haben die psychotherapeutischen Schulen und Fachrichtungen, von der Psychoanalyse angefangen, wesentlich beigetragen. Diese Schul- und Fachrichtungen lassen sich als historisch entstandene Stadien auf dem Wege der Entdeckung und Bahnung unterschiedlicher Zugänge zu seelischem Leid beschreiben. Sie stehen heute mehr oder minder unverknüpft, wenn auch gegenseitig stark beeinflusst, nebeneinander als konkurrierende Beratungs- und Therapieangebote. Diese Pluralität und Konkurrenz schlägt sich im Kampf um berufs- und sozialrechtliche Anerkennung und Zuteilung von Ressourcen deutlich nieder.

Der Kampf um die berufs- und sozialrechtliche Anerkennung hat, sozialwissenschaftlich gesehen, zu einer Oligopolbildung im Bereich der staatlich geregelten Psychotherapie geführt. Wie in den Handwerkszünften des Mittelalters ist die Argumentationsweise in diesen Auseinandersetzungen stets die, dass der Kunde (Klient) vor nicht qualifizierter Beratung und Therapie geschützt werden müsse und dass man nur selbst genügend und in der richtigen Weise qualifiziert sei, um Klienten verantwortungsvoll zu beraten und erfolgreich zu behandeln.

Der beobachtende Sozialwissenschaftler stellt demgegenüber fest, dass die Krankenkassen offenbar die so genannten Erstattungspsychologen sicher nicht jeweils weiter und kontinuierlich mit Behandlungen in den vergangenen Jahren betraut hätten, wenn ihre Mitglieder, die Patienten, mit dem Ergebnis der Arbeit der betreffenden Therapeuten unzufrieden gewesen wären.

Die Berufung auf Wissenschaft spielt in diesen Anerkennungskämpfen eine wesentliche Rolle. Jeder Anbieter psychotherapeutischer Dienstleistung versucht, wissenschaftliche Evidenz für sein Verfahren aufzubieten. Dabei wird die Eindeutigkeit der Befundlage in der Regel überinterpretiert. Weiter wird unterstellt, dass die eigene Praxis genau den erforschten Rahmenbedingungen und Methoden entspricht, die dem wissenschaftlichen Befund zugrunde liegen. Es wird übersehen, dass je präziser empirische Forschungsbefunde sind, sie nur für genau das Design gelten, das der Untersuchung zugrunde lag, und dass die Praxis, die durch die wissenschaftlichen Befunde legitimiert werden soll, diesem Design in der Regel nur ungenau entspricht, selbst die annähernde Übereinstimmung in der Regel nicht sichergestellt ist.

Erst neuerdings wird versucht, Anregungen aus dem Wirtschaftsbereich (Zertifizierungsverfahren) unter dem Stichwort der Qualitätssicherung auf den Bereich der Psychotherapie zu übertragen. Wie die Erfahrungen in der Wirtschaft zeigen, ist die Zertifizierung von Produktions- und Dienstleistungsabläufen mit einer massiven Unelastizität, das heißt einer Erschwerung kontinuierlicher Anpassungs- und Veränderungsprozesse, verbunden.

Bemühungen der Qualitätsverbesserung durch Behandlungsmanuale oder Leitlinien können dagegen durchaus auf die psychotherapeutische Praxis und ihre Routinen einen förderlichen Einfluss haben, sofern sie nicht mit dem Versuch perfekter Regulierung und Kontrolle verbunden sind.

Der Versuch der Reglementierung stößt in der Psychotherapie (wie auch sonst in der Medizin) auf Grenzen. Auch psychotherapeutische Heilkunst setzt verantwortungsvolle freie Ermessensentscheidung voraus: sowohl beim Umgang mit dem Einzelfall als auch beim Experimentieren mit neuen Methoden. Bei neuen Methoden, z. B. Shapiros EMDR-Therapie (Shapiro 1998), fehlt zunächst die wissenschaftliche Legitimation, Kriterium ist ausschließlich der beobachtete therapeutische Erfolg.

In unserer Gesellschaft existiert (zum Teil politisch gewollt) ergänzend zu den sozialmedizinischen Regelungen und Routinen ein freier Markt beratender und psychotherapeutischer Angebote, wenn auch nicht immer unter diesem Namen. Angebot und Nachfrage auf dem freien Markt konstellieren sich, möglicherweise unter erschwerten Existenzbedingungen der Anbieter, kompensatorisch zum geregelten Psychotherapieangebot und dessen Routinen. Unter den heutigen wirtschaftlichen Bedingungen suchen selbst Kassenärzte und bald wohl auch Psychologische Richtlini-

en-Psychotherapeuten die Palette ihrer Dienstleistungsangebote über die Richtlinien-Psychotherapie und kassenärztlichen Möglichkeiten hinaus zu erweitern, um ihre Existenz zu sichern und die unterstellte Nachfrage von Klienten nach weiteren Angeboten zu befriedigen. Sie sind dann auf beiden Märkten tätig.
Die strukturellen Veränderungen in unserer Gesellschaft erfordern die kontinuierliche Generierung von Neuem. Fortschritt ist in diesem Sinne zwingend, mag dies Psychotherapeuten gefallen oder nicht.
Neues zu entwickeln ist aber nur möglich, wenn und wo experimentierendes Handeln zugelassen ist. Innerhalb der sozialmedizinisch geregelten Psychotherapie war das lange im stationären Bereich im Gegensatz zum wenig elastischen ambulanten Bereich der Fall. Die Folge war eine zunehmende Spezialisierung von Kliniken mit schulübergreifender Integration (Kombination) unterschiedlicher behandlungsmethodischer Ansätze. Jetzt droht auch dem stationären Psychotherapiebereich eine auf Standardisierung, Routinierung und Nivellierung abzielende Reglementierung durch fachlich zu wenig differenzierte Klinikvergleiche (»Benchmarking«).

Spezialisierung durch Integration schulübergreifender Methoden lässt sich als *ein* Modell erfolgreicher Weiterentwicklung der Psychotherapie in unserer Gesellschaft identifizieren. Ein zweites Modell ist die Fortentwicklung tradierter Schul- und Fachrichtungen zu hinreichend differenzierten elastischen Behandlungskonzeptionen, die auf unterschiedlichste Klientenkonstellationen und -situationen anwendbar sind, das heißt einen breiten Anwendungsbereich haben. Ein drittes Modell sind schließlich Fachrichtungen und Verfahren, die nur eine bestimmte kreative Methode oder ein bestimmtes therapeutisches Medium zur Mobilisierung von Klienten anbieten und auf eine differenzierte Behandlungskonzeption und wissenschaftliche Fundierung ihrer Praxis weitgehend verzichten. Bei diesen Angeboten bleibt die Verantwortung und Einschätzung, ob und wie weit diese Angebote heilsam sind, den Klienten in besonderem Maße vorbehalten, sofern diese Verfahren auf dem freien Markt angeboten werden. Sie können jedoch auch in ein umfassendes Behandlungskonzept integriert sein, wie bisher schon häufig im stationären Bereich. Die

wünschenswerte Integration bzw. Vernetzung im ambulanten Behandlungsbereich steht erst am Anfang. Bisher ist die Dominanz verbaler Psychotherapiemethoden hier so ausgeprägt, dass Klienten, die eher über bestimmte andere Medien therapeutisch zugänglich sind, zumindest in der ambulanten Versorgung der Gesetzlichen Krankenversicherung stark benachteiligt sind.
Die Psychotherapieforschung hat gezeigt, dass für den Ausgang von Psychotherapien die von Klienten als hilfreich erlebte Beziehung zum Psychotherapeuten, das Zueinanderpassen der beiden, wesentlich größere Vorhersagekraft hat als die Besonderheit des angewandten Verfahrens (Luborsky 1988; Luborsky, Crits-Christoph, Mintz a. Auerbach 1988; Czogalik 1990; Tschuschke, Kächele u. Hölzer 1994). Das rückt die Bedeutung des Psychotherapeuten, der sich auf Klienten genau einstellen kann, des suggestivtherapeutisch kompetenten Experten, in den Vordergrund.

Unter einem Experten verstehen wir wissenschaftlich vorgebildete Therapeuten, die über die Jahre ein reiches differenziertes Erfahrungswissen über typische und atypische Konstellationen, Strukturen, Situationen, Verläufe und Methoden erworben und verarbeitet haben. Sie verfügen über ein großes Repertoire von Mustern, Modellen, Ablaufschemata. Dieser Erfahrungspool befähigt sie, ihr eigenes Wissen und Können sowie einschlägige wissenschaftliche Befunde auf unterschiedliche konkrete Beratungs- und Therapiesituationen erfolgreich zu beziehen. Sie lernen an jedem neuen Fall. Ihr Wissen und Können gibt ihnen suggestiv wirksame Autorität im Umgang mit den Klienten. Sie beweisen den Klienten durch Gesprächsführung und Verhalten, dass sie sie »verstehen« und dass die Klienten sich auf einen therapeutischen Prozess mit ihnen hoffnungs- und vertrauensvoll einlassen können. Schließlich sind sie sich ihrer Grenzen bewusst und vermeiden Situationen eigener Inkompetenz tunlichst. Unter den heutigen gesellschaftlichen Bedingungen ist der psychotherapeutische Experte zugleich ein Lebenskünstler mit der doppelten Fähigkeit, Klienten erfolgreich zu beraten und seine Existenz im Umgang mit den entsprechenden Instanzen und Regularien zu sichern.
Zunehmende Spezialisierung und Profilierung des eigenen Angebots könnte auch im ambulanten Psychotherapiebereich in dem

Maße Bedeutung gewinnen, in dem die Zahl der konkurrierenden Psychotherapeuten am Ort zunimmt. Es liegt nahe, unter solchen Umständen Schwerpunkte der eigenen Tätigkeit zu definieren und sich, wie es neuerdings mancherorts geschieht, zu Praxisnetzen zusammenzuschließen, die eine breite Palette unterschiedlicher psychotherapeutischer Spezialangebote und Zugangsweisen für unterschiedliche Klienten bereithalten und sich damit auf deren Bedürfnisse differenziert einstellen können.
Solche Spezialisierung oder Schwerpunktsetzung liegt nahe, um der großen Spannweite unterschiedlicher Klientensituationen Herr zu werden. Mit der Vermannigfaltigung der Lebensverhältnisse und der Klientel aus fremden Kulturen kommen auf die Psychotherapeuten Patienten zu, die vom gewohnten Mittelstandspatienten wesentlich abweichen und deren erfolgreiche Behandlung erst dem Facharzt für Psychotherapeutische Medizin und dem Psychologischen Psychotherapeuten ein hinreichend weites berufliches Betätigungsfeld und berufliche Legitimation geben (s. S. 139 ff.).
Obgleich die Klienten oft sehr hilfsbedürftig sind, haben doch viele von ihnen recht klare Vorstellungen von der Therapie und dem Therapeuten oder der Therapeutin, die sie suchen. Die Informiertheit der Klienten über Psychotherapie und die breite Angebotspalette haben in der letzten Zeit sehr zugenommen. Mit der stärkeren Konkurrenz unter den Anbietern wächst der Druck auf die Patienten, auszuwählen und sich zu entscheiden. Die Patienten nehmen diese Chance immer mehr wahr und suchen oft über Irrungen, Wirrungen, Mühe und Leid beharrlich den Therapeuten oder die Therapeutin, die ihnen wirklich zu helfen vermag. Sie sind regressiv in Bezug auf bestimmte Beschwerden und Verhaltensschwierigkeiten, aber nicht durchweg.
Durch die differenzierte Nachfrage erhalten auch ausgefallene Methoden und Anbieter eine mehr oder minder große Chance am Markt. Die Konkurrenz der Anbieter um die Klienten wird zunehmend den Respekt der Anbieter vor der Eigenart und dem Eigenwillen der Klienten fördern, das heißt, die Sensibilität für die Eigenart der jeweiligen Klienten, die suggestivtherapeutische Fähigkeit der genauen Abstimmung der Behandlungsmethode auf

die jeweilige Klientel. Das zwingt die historisch entstandenen Schul- und Fachrichtungen zur Weiterentwicklung ihres Angebots, letztlich unter dem Druck der beruflichen Existenzsicherung.
Zugleich wird die Gefahr zunehmen, dass die Anbieter ihre Klientel festzuhalten suchen, die Therapie als einen langen gemeinsamen Weg definieren und über den Weg das Ziel – den therapeutischen Erfolg – aus den Augen verlieren.
Letztlich wird jedoch der Erfolg, und das heißt die Zufriedenheit, aus der Sicht der Klienten über die Chance der verschiedenen Anbieter am Markt entscheiden, nicht die wissenschaftliche Legitimation und die Überzeugungen der Therapeuten oder die Richtlinien der Krankenversicherungen.
Dabei spielen komplexe kulturelle und gesellschaftliche Eigenheiten und Prozesse, Mentalitätsunterschiede, Moden eine beträchtliche Rolle: Erfolg versprechende Methoden werden manchmal nicht angenommen, bevorzugte andere sind nicht immer sonderlich erfolgreich. Für manche Angebote finden sich nach einiger Zeit einfach nicht mehr behandlungswillige Klienten. Die suggestive Ausstrahlung dieser Methoden verblasst.
Die historisch entstandenen Schul- und Fachrichtungen sind gezwungen, sich mit solchen Phänomenen auseinander zu setzen und sich verändernd weiterzuentwickeln. Das wird ihnen oft nicht leicht. Vor besonderen Problemen steht dabei der psychoanalytische Ansatz durch die zähe Verteidigung der hoch frequenten Langzeitanalyse als des vermeintlich exemplarischen Musters psychoanalytischer Therapie überhaupt.
Nur sehr zögernd wird in der psychoanalytisch-internen Diskussion akzeptiert, dass das umfassende psychoanalytische klinische Wissen und therapeutische Können über dies klassische Modell langwierig aufrechterhaltener, das heißt iatrogen forcierter Regression längst hinausgewachsen ist (s. S. 61).
Dabei handelt es sich um einen weltweiten Prozess der Entwicklung einer psychoanalytisch begründeten (»tiefenpsychologisch fundierten«) Psychotherapie, die unterschiedlichen Klientenbedürfnissen und -situationen angepasst werden kann und als kurz- und mittelfristige Therapie einzel-, paar-, familien-, gruppenthe-

rapeutisch ambulant oder stationär praktiziert wird. Diese Therapieform lässt sich mit körpertherapeutischen, psychodramatischen, kreativ-gestaltenden, aber auch verhaltenstherapeutischen oder systemischen Methoden kombinieren (Fürstenau 1994, 105). In Deutschland wurden im Rahmen der (ambulanten) Richtlinienpsychotherapie 1995/96 82 Prozent der genehmigten Therapien als tiefenpsychologisch fundierte durchgeführt, nur 18 Prozent als psychoanalytische Standardtherapien (vgl. Lieberz 1998). Die psychoanalytischen Ausbildungsinstitute und ihre Kandidaten haben schon seit langem nicht nur in Deutschland große Schwierigkeiten, überhaupt Ausbildungsfälle für höher frequente langfristige Therapien zu finden. Wenn die Therapeuten ihre Ausbildung hinter sich haben, sehen sie sich vor der Aufgabe, weit überwiegend psychoanalytisch begründete Psychotherapie niedriger Frequenz und kürzerer Dauer in verschiedenen Settings zu praktizieren, für die sie bisher nicht angemessen vorbereitet und ausgebildet sind. Nur widerwillig beugen sich viele Ausbildungsinstitute den berufs- und sozialrechtlichen Auflagen, ein umfassenderes Ausbildungsprogramm anzubieten und durchzuführen.

Innerhalb der psychoanalytischen Fachverbände kommt es jedoch zunehmend zu einer mehr oder minder offenen Auseinandersetzung zwischen Vertretern einer fundamentalistischen (im Wesentlichen Kleinianischen) »esoterischen« Position und Vertretern einer Haltung, die die Chance einer elastischen weiten psychoanalytisch begründeten Behandlungskonzeption erkennen und für Theorie und Ausbildung entsprechende Konsequenzen fordern (»exoterische Psychoanalyse«; s. S. 51 ff.). Das Beharren auf der esoterischen Position nimmt zunehmend den Charakter einer Realitätsverleugnung und eines Sich-Hineinmanövrierens in eine Sackgasse an.

In diesem Zusammenhang hat die Besinnung auf die Übertragungsanalyse (im Gegensatz zur Widerstandsanalyse) als zentralen Gesichtspunkt psychoanalytischer Therapie besondere Bedeutung (Gill 1984, 1996, 1997). Und die Analyse der Übertragung ist in erster Linie Analyse und Überwindung der aktuell behindernden Überzeugungen, Haltungen und Einstellungen (vgl. Sandler u. Sandler 1985). Fähigkeit und Sicherheit, Übertragung als aktuelle Behinderung schnell und präzis zu diagnostizieren und für den Patienten, das Paar oder die Familie in kürzeren, nicht unbedingt kurzen Behandlungsverfahren nutzbar zu machen, hat sich inzwischen sehr verbreitet. Artifiziell verstärkte massive langjährige Regressionsprozesse haben sich damit als *vermeidbare riskante Komplikation* herausgestellt.

Beispielhaft sei hier Basch (1997, 9 f.) etwas ausführlicher zitiert: »Die Erfahrung hat mich ... gelehrt, daß kürzere Behandlungsformen keinesfalls von Nachteil sein müssen. In der Mehrzahl der Fälle befähigt die kurzfristige Behandlung, nach den Regeln der Kunst angewandt, den Patienten durchaus, dieselben therapeutischen Ziele zu erreichen wie die langfristige Psychotherapie, und sie hat überdies den Vorzug, den Patienten entsprechend früher von seinem seelischen Leidensdruck zu befreien. Außerdem, glaube ich, kann man nicht von vornherein auf Grund der Symptome und der Charakterstruktur entscheiden, daß ein Patient aus einer Kurztherapie keinen Nutzen ziehen könnte. Vielmehr vertrete ich die Auffassung, daß man alle Patientinnen und Patienten, die weder psychotisch noch suizidgefährdet sind, bis zum Beweis des Gegenteils als für eine Kurztherapie geeignet ansehen sollte ... Es ist einfach ein Faktum, daß sehr wenige der Menschen, die mir zur Behandlung überwiesen werden, eine so ausgedehnte Behandlung benötigen.«
Er kommt dann auf die Klage von Kollegen zu sprechen, »die von den Krankenkassen verfügten Leistungseinschränkungen machten es ihnen unmöglich, ihre Patienten angemessen zu versorgen ... Die Ärzte waren sich darin einig, daß es die von den Kassen errichteten hohen Hürden nicht zuließen, irgendeine Art von Psychotherapie zu beginnen. Was konnte man schließlich zu erreichen hoffen, wenn die Zahl der Therapiestunden pro Patient willkürlich von vornherein eingeschränkt wurde? Eine ganze Menge, dachte ich, als ich die Falldarstellungen hörte. Ich wäre nur zu gern bereit gewesen, innerhalb der festgesetzten zeitlichen Grenzen mit diesen Klienten zu arbeiten. Ich brauchte nicht lange, um das Problem zu identifizieren, das einer angemessenen Behandlung dieser Patienten im Wege stand. Da sie an jeden Patienten mit

dem Schema herangingen, das Freud für die Behandlung neurotischer PatientInnen entwickelt hat – eine therapeutische Technik, bei der eine langwierige Erforschung der Kindheit unerläßlich ist –, waren diese TherapeutInnen blockiert, wenn die Behandlungsdauer von vornherein festgelegt war.« (ebd.)
Im Gegensatz dazu bringt Basch seine eigene entwicklungsbezogene Auffassung von Psychotherapie auf die kurze Formel, sie lokalisiere »das Problem des Patienten im jeweiligen Bereich, in dem seine Entwicklung blockiert gewesen zu sein scheint, und gibt sich gleichzeitig Rechenschaft über jene Gebiete, auf denen der Patient produktiv und handlungsfähig ist oder sein könnte. Damit vermeidet man unnötige Regression und langwierige Therapie, indem man von der Arbeitshypothese ausgeht, daß der Patient über die Ressourcen verfügt, um seine Probleme zu bewältigen, und daß es Aufgabe des Therapeuten ist, diese Ressourcen zu mobilisieren und zum Einsatz zu bringen.« (ebd., 11).

Es ist zu hoffen, dass solche Ansätze, lösungsorientierte systemische Aspekte und Interventionsformen mit der Analyse der aktuellen Übertragung zu verbinden (s. S. 48, 76 ff.), immer mehr von den Kolleginnen und Kollegen aufgegriffen und erprobt werden. In einigen Jahren wird dann noch mehr deutlich werden, dass dies ja schon immer das implizite Konzept der *tiefenpsychologisch fundierten Psychotherapie* war. Befremdlich Neues ist einfach zu bewältigen, wenn man Altbekanntes darin wieder entdeckt.

Freuds »Wege der psychoanalytischen Therapie« – 75 Jahre später

Freuds Budapester Kongressvortrag »Wege der psychoanalytischen Therapie« von 1918 steht an einer bemerkenswerten Stelle der Entwicklung psychoanalytischer Theorie und Praxis. Er ist vor den großen ichpsychologischen Arbeiten abgefasst, die zu einem vertieften strukturell-funktionalen Verständnis der Entwicklung der Person (des Ich), der psychopathologischen Phänomene und der Vorgänge in psychoanalytischen Behandlungen geführt haben. Der Vortrag markiert den Beginn von Freuds unglücklicher Auseinandersetzung mit der »aktiven Technik« von Ferenczi – einem zentralen Thema der Technikdebatte in der Psychoanalyse der 20er und 30er Jahre (Haynal 1989), das bis heute aktuell geblieben ist.

Gleich zu Beginn thematisiert Freud die Aufgabe seines Vortrags, sich mit neuen Gedanken zur Theorie und Praxis der Psychoanalyse zu beschäftigen:

»Wir sind ... immer bereit, die Unvollkommenheiten unserer Erkenntnis zuzugeben, Neues dazuzulernen und in unserem Vorgehen abzuändern, was sich durch Besseres ersetzen läßt.« (GW XII, 183).

Die heikle Frage, ob mit der Aufdeckung von Widerständen auch deren Überwindung gewährleistet werde, streift Freud nur kurz. Noch meint er, sie mit dem Hinweis auf die Bearbeitung als Übertragungswiderstand innerhalb der Übertragungsneurose zufriedenstellend beantworten zu können. In seiner nächsten ausdrücklich der Behandlungstechnik gewidmeten Schrift, knapp zwanzig Jahre später: »Die endliche und die unendliche Analyse« (1937, GW XVI, 57 ff.) wird er sich, was den massiven Widerstand bei strukturell ichgestörten Patienten betrifft, entschieden skeptisch äußern (vgl. Fürstenau 1992, 44 ff.). Jetzt, 1918, vertraut Freud noch ganz darauf, dass es keiner ausdrücklichen auf Synthese, Integration, Erziehung oder Führung bezogenen Aktivitäten des

Analytikers neben der Widerstandsanalyse bedarf: Die Psychosynthese (und damit die Weiterentwicklung des Analysanden) vollziehe sich »ohne unser Eingreifen, automatisch und unausweichlich« (186). Das Thema der Aktivität des Analytikers, von Ferenczi aufgeworfen, beunruhigt ihn aber so sehr, dass er sich schon jetzt zu Beginn der »Technikdebatte« veranlasst sieht, diesbezüglich einen »Grundsatz« zu formulieren, »dem wahrscheinlich die Herrschaft (!) auf diesem Gebiet zufallen wird« (187).
Um die ursprünglichen traumatisierenden Versagenssituationen in der Übertragung wieder lebendig werden zu lassen, sei es zwingend, »dafür zu sorgen, daß das Leiden der Kranken in irgendeinem wirksamen Maß kein vorzeitiges Ende finde. Wenn es durch die Zersetzung und Entwertung der Symptome ermäßigt worden ist, müssen wir es irgendwo anders als eine empfindliche Entbehrung wieder aufrichten, sonst laufen wir Gefahr, niemals mehr als bescheidene und nicht haltbare Besserungen zu erreichen« (188). Der Patient sei »aufs emsigste bemüht, sich anstelle seiner (sc. durch die Analyse aufgehobenen) Symptome neue Ersatzbefriedigungen zu schaffen, denen nun der Leidenscharakter abgeht« (188). Die Aktivität des Arztes müsse sich »in all solchen Situationen als energisches Einschreiten (!) gegen die voreiligen Ersatzbefriedigungen äußern« (189), innerhalb und außerhalb der Übertragung. In der Analyse müsse jede Verwöhnung verhindert werden: »Es ist zweckmäßig, ihm (sc. dem Kranken) gerade die Befriedigungen zu versagen, die er am intensivsten wünscht und dringendsten äußert.« (189) Dabei unterstellt Freud die Eindeutigkeit des Begriffs »Verwöhnung« und des korrespondierenden Begriffs »Abstinenz« (vgl. hierzu Cremerius 1984). Auf die Frage, ob schwerer gestörte Patienten (die Klientel Ferenczis) eine andere Umgangsweise des Analytikers erfordern als strukturierte Neurotiker, geht Freud zu Beginn der Technikdebatte hier nicht ausdrücklich ein. Seine Sorge jedoch, die »aktive Technik« könnte nichts anderes sein als eine unkritische Verwöhnung des Patienten und damit ein Gegenübertragungsagieren, wie man später sagen wird, ist offensichtlich.
Für uns heute ist die Passage noch aus einem anderen Grund von besonderem Interesse. Freuds Bemerkung über die Notwendig-

keit, gerade bei Symptombesserungen den Leidensdruck des Patienten unbedingt »durch energisches Einschreiten« aufrechtzuerhalten, enthält einen wichtigen Argumentations- und Erklärungszusammenhang bezüglich der Länge bzw. Nicht-Abschließbarkeit analytischer Therapien. Aus Sorge vor oberflächlichen, nur flüchtigen Besserungen oder Heilungen bzw. aus therapeutischem Einsatz formuliert Freud hier ein Prinzip konsequenter, perfekter Anwendung der psychoanalytischen Methode. Ganz selbstverständlich tritt Freud hier als der Experte auf, der darüber entscheidet, ob eine psychoanalytische Behandlung schon beendet oder noch weiter fortgeführt werden müsse, gleichgültig wie sich der Patient fühlt und was der dazu meint. Falls sich der Patient gut fühlen sollte, ist gegebenenfalls dafür zu sorgen, dass es ihm wieder schlechter gehe: dass er wieder stärker neurotisch leide.

Hier zeigt sich eine für die Frage: unbegrenzte analytische Behandlung für wenige oder kürzere Therapien für viele, brisante methodische Einstellungsalternative. Je mehr der Analytiker ausschließlich seine Methode fasziniert im Auge hat, die er konsequent und möglichst perfekt anzuwenden sich verpflichtet fühlt, desto größer ist die Chance, dass er eine vom Patienten gefundene – mit weniger oder keinem Leid verbundene – individuelle Lösung als »Ersatzbefriedigung« versteht und demgemäß mit den Mitteln der Widerstandsdeutung gegen sie »einschreitet«. Hier liegt der Grund, weshalb in vielen behandlungstechnischen Seminaren unserer Fachgesellschaften klinisch erfolgreiche analytische Behandlungen oder gar abgeschlossene Therapien als »Agieren auf beiden Seiten« bewertet werden. Oder anders ausgedrückt: Bei dieser Einstellung können analytische Behandlungen lege artis nicht abgeschlossen werden, da jede gute Lösung des Patienten, wenn ein in diesem Sinne konsequenter Analytiker sie anschaut, als Ersatzbefriedigung erscheint. Eine breite Anwendung der Erfahrungen aus psychoanalytischen Therapien innerhalb der medizinischen Versorgung der Bevölkerung setzt eine Auseinandersetzung mit dieser bis heute relevanten Position der Konzentration auf die ausschließliche Verfolgung »der psychoanalytischen Methode« voraus. Diese Position Freuds verkennt, dass Psychoanalyse immer in einem klinischen Kontext angewandt wird, der eine ausdrückliche Mit-Reflexion neben den für die psychoanalytische Methode »essentiellen« Gesichtspunkten erfordert. Eine Operationsmethode ist bekanntlich klinisch nur dann wertvoll, wenn sie sich in den präoperativen Untersuchungs- und Versorgungskontext, die Kooperation mit der Anästhesie und den operationsbegleitenden Untersuchungsverfahren sowie den postoperativen Versorgungskontext angemessen einfügt. So wie jede chirurgische Methode eine angemessene Berücksichtigung internistischer und weiterer Gesichtspunkte erfordert, um erfolgreich zu sein, erfordert eine angemessene Ausübung der psychoanalytischen Methode die Berücksichtigung nicht im engeren Sinne psychoanalytischer Faktoren des Behandlungskontextes, des »klinischen Entscheidungsraumes« (Fürstenau 1992 a, 1992 b).

Je stärker sich der Psychoanalytiker ausschließlich als Experte seiner Methode versteht, desto größer ist die Gefahr, dass er – entgegen seiner Theorie – die gesunden Ich-Anteile und damit die Vertragsfähigkeit seiner Patienten unterbewertet und unterschätzt. Das heißt: Es besteht die Gefahr der professionellen Bevormundung des Patienten (einer Variante von Verwöhnung).

Freud setzt sich mit dem Thema der Bevormundung des Patienten in der uns hier beschäftigenden Schrift ausdrücklich auseinander, ohne den eben erörterten Sachverhalt zu sehen. Er lehnt erzieherische (und weltanschauliche) Einflussnahme (neben der verwöhnenden) entschieden ab, gibt allerdings notgedrungen, widerwillig zu, dass bestimmte Patienten: »Haltlose«, »Existenzunfähige«, einen gewissen erzieherischen oder Halt gebenden (verwöhnenden?) Einfluss brauchen, wieder, ohne sich auf eine nähere Diskussion einzulassen.

Für den heutigen Leser ist interessant, dass Freud durchaus gesehen hat, dass sich die Suche nach Lösungen, er spricht von »Ersatzbefriedigungen«, häufig auf dem Gebiet der Partnerbeziehungen abspielt: Z. B. »wenn ein Mann eine voreilige Bindung an ein Weib aufsucht«, was er als ein Manöver aus Strafbedürfnis versteht (188 f.). Etwas verärgert kommentiert er dies Ausscheren von Analysanden aus dem Lager der behandlungswilligen Leidenden:

»Unglückliche Ehe und körperliches Siechtum sind die gebräuchlichsten Ablösungen der Neurose. Sie befriedigen insbesondere das Schuldbewußtsein (Strafbedürfnis), welches viele Kranke so zähe an ihrer Neurose festhalten läßt. Durch eine ungeschickte Ehewahl bestrafen sie sich selbst; langes organisches Kranksein nehmen sie als eine Strafe des Schicksals an und verzichten dann häufig auf eine Fortführung der Neurose.« (188 f.)
Hier erscheint kurz das Thema des Systembezugs psychoanalytischer Therapie: wie der Therapeut, der Patient und seine Partner zueinander stehen und was Manöver in diesem Beziehungsfeld für den psychoanalytischen Prozess bedeuten mögen. Aber dies Thema gehört der nachfreudschen Ära an. Es wird bis heute in der Psychoanalyse unbefriedigend verhandelt, obgleich gerade die Psychoanalyse die theoretischen Grundlagen zum Verständnis familiärer Beziehungsnetze und lebenslanger familiärer Bezüge von Personen geschaffen hat.
Freud greift dann das Thema der aktiven Therapie auf dem traditionellen Feld der Neurosenbehandlung (traditionell gegenüber Ferenczis Vorstößen in die Bereiche schwererer Störung) offensiv auf und skizziert aktive technische Maßnahmen bei Phobien und Zwangsneurosen als »Proben« neuerer Entwicklungen (191 f.). Für den heutigen Leser ist vor allem der programmatische, prophetische Satz bemerkenswert, mit dem Freud diesen Abschnitt einleitet. Er spricht von der »allmählich wachsenden Einsicht«, »daß die verschiedenen Krankheitsformen, die wir behandeln, nicht durch die nämliche Technik erledigt werden können« (191). Es war Freud nicht vergönnt, in seiner eigenen theoretischen Entwicklung diese Einsicht in den folgenden 20 Jahren zu konkretisieren.
In diesem Kontext kommt er schließlich auf die Frage der psychoanalytischen Behandlung »für die breiten Volksschichten, die ungeheuer schwer unter den Neurosen leiden« und für die »wir derzeit nichts tun« können (192). Er entwickelt zunächst sehr klar das Konzept der Neurose als Volkskrankheit, vergleichbar der Tuberkulose, mit dem Anspruch der Kranken auf Bereitstellung angemessener therapeutischer Versorgung durch den Staat; wobei private Wohltätigkeit eine Vorreiterfunktion übernehmen könn-

te. Diese Thematik scheint durch die Pläne Anton von Freunds veranlasst zu sein, bei dem Freud in Budapest wohnte, als er seinen Kongressvortrag ausarbeitete. Von Freund trug sich damals mit der Absicht, ein psychoanalytisches Ambulatorium privat zu finanzieren (Haynal 1989, 49). Dies Thema führt Freud schnell zu der Forderung, »unsere Technik den neuen Bedingungen anzupassen« (193). Diese selbst gestellte Aufgabe bringt ihn jedoch offensichtlich in große Verlegenheit. Denn er meint, »daß der Arme noch weniger zum Verzicht auf seine Neurose bereit ist als der Reiche, weil das schwere Leben, das auf ihn wartet, ihn nicht lockt und das Kranksein ihm einen Anspruch mehr auf soziale Hilfe bedeutet« (193). Wahrscheinlich ist Freud klar, dass unter diesen (von ihm so gesehenen) Umständen eine Analyse in der Versagung nicht so sehr viel auszurichten vermag. In seiner Ratlosigkeit fällt ihm als Erstes (!) der Rückgriff auf ein nun ganz und gar nicht analytisches Mittel, nämlich das der materiellen Unterstützung, ein:

»Möglicherweise werden wir oft nur dann etwas leisten können, wenn wir die seelische Hilfeleistung mit materieller Unterstützung … vereinigen können.«

Dann erst verfällt er auf die bekannte Formulierung: »Wir werden auch sehr wahrscheinlich genötigt sein, in der Massenanwendung (!) unserer Therapie das reine Gold der Analyse reichlich mit dem Kupfer der direkten Suggestion zu legieren, und auch die hypnotische Beeinflussung könnte dort wie bei der Behandlung der Kriegsneurotiker wieder eine Stelle finden« (193).

Die Unangemessenheit des Vergleichs der psychoanalytischen Neurosentherapie für die Armen mit der Therapie der Kriegsneurotiker zeigt die Verlegenheit Freuds überdeutlich. Denn er wird wohl kaum ernstlich gemeint haben, die »Neurosen der Armen« seien in erster Linie exogen ausgelöste traumatische Neurosen. Eine ähnliche vorsichtige Distanz zum Thema verrät der bei Freud sonst nicht vorkommende, singuläre Sprachgebrauch »Massenanwendung der Psychoanalyse«, der die Phantasie industrieller Massenproduktion aufkommen lässt. Der nächste Halbsatz macht Freuds Verlegenheit und Ratlosigkeit noch deutlicher: »Wie immer sich auch diese Psychotherapie fürs Volk gestalten, aus welchen Elementen sie sich zusammensetzen mag.« Er fährt dann eher beschwörend als überzeugt fort: »... ihre wirksamsten und wichtigsten Bestandteile werden gewiß (!) die bleiben, die von der strengen, der tendenzlosen Psychoanalyse entlehnt worden sind« (193 f.). Das traf ja schon auf die Kriegsneurosen nicht zu, deren wirksame Therapie in der kathartischen Behandlung bestand (vgl. GW XII, 322), nicht in der »tendenzlosen Psychoanalyse«.

Liest man dies Positionspapier Freuds von 1918 heute, dann spürt man sehr deutlich, dass sich Freud bewusst war, mit zwei brisanten Problemen konfrontiert zu sein: der Frage nach Eigenart und Umfang der Aktivität des analytischen Therapeuten bezüglich unterschiedlicher Gruppen seelischer Störung und der Frage der Modifikation der psychoanalytischen Behandlungstechnik im Zusammenhang mit der Aufgabe der neurosentherapeutischen Versorgung der Bevölkerung. Beide Themen haben sich durchaus als sprengend erwiesen: Die innerpsychoanalytische Diskussion der »aktiven Technik« hat psychotherapeutische Entwicklungen angestoßen, die über den Rahmen der psychoanalytischen Orthodoxie weit hinausgeführt haben, und die Entwicklung einer »tiefenpsychologisch fundierten« Psychotherapie für die breite Anwendung von Psychoanalyse hat zu einer Polarisierung von (analytischer) Psychotherapie und »eigentlicher Psychoanalyse« in einer endlosen, ergebnislosen Diskussion geführt (vgl. Wallerstein 1990).

Dabei hat gerade die theoretische und praktische Entwicklung der Psychoanalyse seit der Zwischenkriegszeit durch die Ausarbeitung des strukturell-funktionalen (systemischen) Verständnisses psychosozialer Phänomene die Voraussetzungen für eine umfassende differenzierte Behandlungskonzeption geschaffen, die sowohl die Frage der Aktivität des psychoanalytisch-systemischen Therapeuten in Bezug auf unterschiedliche Störungsgruppen als auch die Möglichkeit kürzerer psychoanalytischer Interventionen zu klären vermag (Fürstenau 1992 b). Allerdings hat das strukturell-funktionale (systemische) Denken zu einer Relativierung der Bedeutung der im eigentlichen Sinne psychoanalytischen Faktoren innerhalb dieser umfassenden Behandlungskonzeption in dem schon oben angedeuteten Sinne geführt. Die psychoanalytischen »Bestandteile« dieser Behandlungskonzeption sind nicht »die wirksamsten und wichtigsten«, sondern wirksam und wichtig neben und mit den anderen wirksamen und wichtigen Bestandteilen (im Sinne eines integrativen Konzeptes).

Aber ein später Triumph kann dem Genie Freud nicht vorenthalten werden: Freuds Verlegenheitsprophezeiung, Suggestion werde in der Zukunft bei der »Massenanwendung« von Psychoanalyse eine bedeutende Rolle spielen, hat sich bewahrheitet. Die Entwicklung der systemischen und der lösungsorientierten Therapieansätze außerhalb der Psychoanalyse, für deren Integration mit der fokussierten Übertragungsanalyse der Verfasser eintritt (Fürstenau 1992 b, 76 ff.), ist wesentlich von einer neuen Auffassung der therapeutischen Nutzungsmöglichkeit von Hypnose und Suggestion angestoßen, die wir Milton Erickson verdanken (vgl. Fürstenau 1992 b, 33 f., 79 f., 82, 86 f.). Erickson hat uns gezeigt, wie man suggestivtherapeutische Techniken zur Hinlenkung und Einstellung von Patienten(systemen) auf deren je eigene (interne) Ressourcen verwenden kann, sodass der Patient oder die Familie angeregt wird, ihre eigenen Lösungen zu finden. Dies neue Verständnis der therapeutischen Nutzungsmöglichkeit von Suggestion wird durch die traditionelle psychoanalytische Kritik an Suggestion nicht getroffen. Die Integration von fokussierter Übertragungsanalyse und solch lösungsorientierter Methodik bietet nach Auffassung des Verfassers optimale therapeutische Chancen und löst zugleich die Verlegenheit, was denn zu dem »tiefenpsychologischen Fundament« als Auf-Bau hinzukommen muss, um das Haus einer Erfolg versprechenden differenzierungsfähigen Psychotherapie zu errichten.

Die psychoanalytische Praxis – Perspektiven einer Öffnung

Esoterische Psychoanalyse, exoterische Psychoanalyse und die Rolle des Therapeuten in der lösungsorientierten psychoanalytisch-systemischen kurz- und mittelfristigen Psychotherapie

1. Der Bedeutungswandel innerhalb der Psychoanalyse

Seit Freud und Breuer entdeckten, dass bestimmte psychopathologische Phänomene auf traumatische Beziehungserlebnisse in der Kindheit zurückgeführt und unter bestimmten Voraussetzungen aufgelöst werden können, wenn die betreffenden Kindheitserfahrungen dem Patienten wieder zugänglich werden, hat die Psychoanalyse als Theorie und Praxis eine reiche Entwicklung genommen.

Von Anfang an trat Psychoanalyse in doppelter Gestalt gesellschaftlich in Erscheinung. Einerseits gab es innerhalb der Psychoanalyse die Tendenz, eine psychoanalytische Methode Schritt für Schritt auszuarbeiten, zu entwickeln und zu perfektionieren, die möglichst rein und klar auf das Originelle der Psychoanalyse (die »Essentials«) konzentriert ist. Andererseits entwickelte sich parallel dazu ein im Laufe der Jahrzehnte immer reichhaltigeres Feld von »Anwendungen der Psychoanalyse«. Menschen unterschiedlicher Berufe erkannten die Nützlichkeit psychoanalytischer Entdeckungen und Verfahrensweisen für ihre eigenen beruflichen Aktivitäten und integrierten Psychoanalyse in jeweils spezifischer Weise in das Gesamtkonzept ihrer Profession. Man kann diese beiden sich parallel entwickelnden Gestalten der Psychoanalyse als die esoterische und die exoterische Erscheinungsform der Psychoanalyse bezeichnen. Zunächst soll von der esoterischen die Rede sein.

Da Freud nie Theorie und Praxis der Psychoanalyse ausdrücklich kanonisiert und systematisiert hat, sondern in seinen theoretischen Überlegungen wie praktischen Erfahrungen immer wieder Neues produzierte, ohne die Stimmigkeit mit den bisherigen Konzepten und Verfahrensregeln zu überprüfen, besteht das psychoanalytische Theoriegebäude aus mannigfaltigen historisch unterschiedlich »alten« Konzepten und Theoriestücken, deren Verträglichkeit und Stimmigkeit miteinander weitgehend unklar ist. Das führt zu starken Unsicherheiten der Einschätzung von Phänomenen und Verfahrensweisen in der Kommunikation der Fachkolleginnen und -kollegen. Die Einheitlichkeit der Entwicklung der reinen psychoanalytischen Methode wird durch wenige überragende Begriffe wie »Übertragung« und »Widerstand« nur notdürftig gewährleistet, da die nähere Bestimmung auch dieser Begriffe und einiger weiterer zentraler ziemlich kontrovers ist.

In der letzten Zeit ist ein Aspekt der historischen Entwicklung der reinen Psychoanalyse immer deutlicher bemerkt und intensiv diskutiert worden, nämlich dass die Analysen mancher Psychoanalytiker, die sich besonders um eine reine Realisierung der psychoanalytischen Methode bemühen, im Laufe des Jahrhunderts immer länger geworden sind. Das trifft sowohl für therapeutische wie für Ausbildungsanalysen (Lehranalysen) zu. Die Psychoanalysen der Anfangszeit dauerten nur wenige Wochen bis zu einigen Monaten. Heute erstreckt sich der durch »äußere« Restriktionen wie Fremdfinanzierung möglichst wenig eingeschränkte freie psychoanalytische Prozess je nach der fachlichen Orientierung der betreffenden Analytiker über vier, sechs, zehn Jahre und mehr. Bei vier bis fünf Stunden pro Woche ergeben sich so schnell 1000 bis 1500 oder mehr Sitzungen (Cremerius 1987, 1990, 1991; Thomä 1991, 1992, 1994; Rotmann 1988).

Die reine psychoanalytische Methode wird heute besonders von Vertretern der Kleinianischen Schule repräsentiert, die in den letzten Jahren auch in Deutschland unter den Kollegen, die sich um eine reine psychoanalytische Methode bemühen, immer mehr Anklang gefunden hat (Thomä 1994, 290 ff.). Die Notwendigkeit der Länge und hohen Frequenz (vier bis fünf Wochenstunden) dieser Psychoanalysen wird mit der Schwere der Störung der betreffenden Analysanden begründet und mit der daraus folgenden Verpflichtung zu einer gründlichen Aufarbeitung besonders der frühen traumatischen Erlebnisse der Analysanden. Psychoanalytische Beziehungen über die Jahre in dieser Intensität aufrechtzuerhalten, gelingt nur, wenn der Analysand innerhalb des psychoanalytischen Prozesses tief regrediert und die Regression während dieses Prozesses langfristig bestehen bleibt. Hinter der reinen psychoanalytischen Methode steht die Überzeugung von der heilsamen Wirkung tiefer Regression: dass nur über einen lange Jahre aufrechterhaltenden regressiven Zustand des Analysanden mit zugehöriger massiver Abhängigkeit vom Analytiker eine psychoanalytische Aufarbeitung der traumatischen Erfahrungen, insbesondere derer der frühen Zeit, möglich sei.

Im Selbstverständnis dieser Psychoanalytiker ist dies ein naturwüchsiger Prozess, der sich einfach so ereignet, wenn man das hoch frequente langfristige Setting anbietet und sich psychoanalytisch korrekt innerhalb des kleinianischen Interpretationsrahmens von paranoid-schizoider, depressiver Position und projektiver Identifikation bewegt (zum Kleinianischen Ansatz vgl. Segal 1974; Hinshelwood 1993, 1997; Schafer 1997). Für den wissenschaftstheoretisch aufgeklärten Praxeologen ist der psychoanalytische Prozess das Produkt der psychoanalytischen Beziehung, die beide Parteien durch ihr jeweiliges Rollenverhalten gemeinsam gestalten und bestimmen. Das heißt: Außer durch die Eigenart der Analysanden wird der Prozess von dem eigenartigen methodischen (fachlichen) Verhalten des Analytikers einschließlich der seinen Interpretationen zugrunde liegenden Theorie geprägt (Thomä u. Kächele 1985; Gill 1984, 1996, 1997).

Seitens des Analysanden spielt eine entscheidende Rolle, dass kleinianische Psychoanalytiker insbesondere ichstrukturell schwer gestörte Patienten analysieren, die besonders auf eine stellvertretende Ausübung von Ich-Funktionen seitens des Analytikers angewiesen wären, um aus ihrer regressiven Position und Abhängigkeit schrittweise herauszufinden (Fürstenau 1992, 44 ff.). Diese Form von Hilfe finden sie jedoch bei den Psychoanalytikern, deren Analysen immer länger werden, kaum. Denn Regression und Abhängigkeit eines Analysanden kann man nur dadurch als

Analytiker jahrelang aufrechterhalten, dass man ihn möglichst täglich sieht, womöglich wenig in den Sitzungen mit seinen gesunden Ich-Anteilen kommuniziert und sämtliche Äußerungen des Analysanden auf unbewusste Operationen zwischen »paranoid-schizoider« und »depressiver Position«, insbesonders auf projektive Identifikationen deutend, zurückführt (vgl. kritisch Schafer 1997).

Indem sich die Deutungsmethodik in diesem Fall auf ein bestimmtes unterstelltes archaisches pathologisches Niveau des Analysanden konzentriert, werden der regressive Zustand aufrechterhalten und eine vermeintlich »vorzeitige« Klärung und Heilung verhindert. Die Verhinderung schneller Besserung beschäftigte Freud (s. S. 42 ff.). Für den an langfristiger Regression orientierten esoterischen Psychoanalytiker ist schon die Kommunikation mit den gesunden Ich-Anteilen des Analysanden, seinem bewussten Willen, seinen Plänen und Absichten ein Agieren, das die Deutung unbewusster pathologischer Anteile vermeidet (Etchegoyen 1991, Kap. 18–20).

Dadurch entsteht eine Beziehungsform, die für beide Seiten sehr strapaziös ist. An die Stelle einer Kommunikation mit den gesunden Anteilen des Analysanden anhand des Modells angemessener Kommunikation zwischen Erwachsenen über die gemeinsam erfahrene innere Welt des Analysanden tritt eine artifizielle (methodische) Umgangsweise, die den Analysanden bei der Beschäftigung mit seinen pathologischen, mehr oder minder archaischen Phantasien und Schwächen festhält (vgl. Pohlen u. Bautz-Holzherr 1995). Dafür dient heute weithin ein bestimmtes Verständnis von Containing als Rechtfertigung. Bions Begriff des Containing liegt eine bestimmte Auffassung der Mutter-Säugling-Beziehung zugrunde: Die Mutter erfasst die vorsprachlich ausgedrückte Affektivität und Befindlichkeit des Säuglings, nimmt seine diesbezüglichen Signale in einem traumartig-sensiblen Zustand wahr und in sich auf, verarbeitet sie intuitiv und antwortet dem Baby in einer Form, die ihm gemäß und förderlich ist (Bion 1984).

Dieser Begriff dient heute vielerorts zur Rechtfertigung dafür, dass die vom Analytiker gegenübertragungsmäßig klar erlebte vermeintlich frühkindliche Übertragung des Analysanden nicht vom Analytiker beantwortet wird. Stattdessen verschließt der Analytiker aus Verlegenheit, wie er den oft massiven Affekten des Analysanden begegnen sollte, seine Gegenübertragungsgefühle in sich und trägt sie höchstens in die Supervision oder in behandlungstechnische Seminare, wo er im Wesentlichen ermutigt wird, die Spannung weiter auszuhalten. Eine angemessene Beantwortung der Übertragung des Analysanden durch Auswertung der Gegenübertragung und darauf folgende Interventionen würde den regressiven Zustand lindern und damit tendenziell »vorzeitig« aus der für notwendig gehaltenen Regression herausführen. Es handelt sich also behandlungsmethodisch in diesen Fällen häufig gerade nicht primär um eine Übertragungsanalyse, sondern um einen psychoanalytischen Prozess, der von massiven langwierigen Widerstandsphänomenen bestimmt ist.

Die geschilderte Entwicklung der reinen psychoanalytischen Methodik im Laufe des Jahrhunderts mit der Folge immer längerer regressiver psychoanalytischer Prozesse stellt ein Beispiel für eine wissenschaftstheoretisch bekannte Erscheinung dar. So unterschiedliche Philosophen und Wissenschaftstheoretiker wie Heidegger und Kuhn haben das Phänomen beschrieben, dass wissenschaftliche Entdeckungen oder originelle philosophische Entwürfe, wenn sie immer mehr ausgearbeitet (elaboriert) und verfeinert werden, sozusagen durch monomane Übertreibung steril werden und in Sackgassen führen (Kuhn 1967; zu Heidegger vgl. Fürstenau 1958).

Heidegger spricht in solchem Zusammenhang von einer »Verfallsgeschichte« und stellt ihr die »ursprüngliche Wiederholung«, das heißt originelle, kreative Formen der Aneignung und Weiterentwicklung, gegenüber. Psychoanalytische Wissenschaftstheoretiker können auf den Gedanken kommen, es handle sich bei solchen Entwicklungen um eine unbewusste Rache der Schüler an ihrem Lehrer durch übertreibendes Ad-absurdum-Führen seiner Positionen (Pohlen u. Bautz-Holzherr 1991, 271).

Es soll an dieser Stelle nicht unerwähnt bleiben, dass es innerhalb des bisher hier besprochenen esoterischen Felds der reinen Psychoanalyse stets auch Vertreter gegeben hat, die sich der geschilderten extremen Entwicklung entgegengestellt haben, indem sie

z. B. eine enge Indikation für Psychoanalyse gefordert haben (z. B. A. Freud 1980; Wallerstein 1986, 678) oder/und eine psychoanalytische Methode vertreten haben, in deren Mittelpunkt nicht artifiziell induzierte und verstärkte Regression steht (z. B. Morgenthaler 1978; Gedo 1979; Greenson 1986).

Neben der skizzenhaft geschilderten Entwicklung der esoterischen Psychoanalyse, für die schon fraglich ist, ob sie sich als Therapie verstehen soll oder eben nur als freies Miteinander eines Analysanden mit seinem Analytiker, gebunden nur durch das psychoanalytische Setting und die psychoanalytische Situation, ohne Ziel, ohne Zeitbegrenzung, ohne Drittenfinanzierung, steht die zweite Entwicklungslinie innerhalb des (engeren) psychoanalytischen gesellschaftlichen Feldes, die der »angewandten Psychoanalyse«, wie Freud diese Aktivitäten schon früh nannte. Der wesentliche Unterschied dieser »Anwendungen« zur dargestellten reinen Psychoanalyse liegt darin, dass hier psychoanalytische Methodik in jeweils bestimmter Ausformung klar und deutlich unter Wahrung bestimmter Eigenart in umfassendere Sinn- und Zweckzusammenhänge integriert ist. Dabei handelt es sich, wenn man von der Rezeption der Psychoanalyse innerhalb von Kunst und Kulturwissenschaft absieht, meistens um Aktivitäten und berufliche Tätigkeiten, deren Sinn und Ziel ist, Menschen zu einer günstigen weiteren Entwicklung anzuregen.

In diesem weiten Feld von Beratung und Therapie haben sich mannigfaltige Formen psychoanalytisch begründeter oder tiefenpsychologisch fundierter Verfahrensweisen entwickelt, die psychoanalytische methodische Gesichtspunkte in unterschiedliche umfassendere Kontexte stellen. Dies Feld möglicher psychoanalytisch begründeter Ausgestaltungen reicht von verschiedenen Formen der Beratung und Psychotherapie bis zu gruppendynamischen Trainingsmethoden, Supervision, Organisationsentwicklung und Erziehung. Ein solcher umfassender Kontext ist auch die versicherungsfinanzierte Krankenbehandlung (in Deutschland: psychoanalytische Psychotherapie und tiefenpsychologisch fundierte Psychotherapie) mit ihren bestimmten Regularien.

Parallel zur esoterischen psychoanalytischen Praxis hat sich diese exoterische Praxis in den letzten Jahrzehnten reichhaltig und mannigfaltig entwickelt. Der exoterische (nicht nur Eingeweihten vorbehaltene) Gebrauch psychoanalytischer Methodik ist längst der Kontrolle seitens des engeren Kreises der Psychoanalytiker und ihrer Organisationen entwachsen und wird von sich nicht primär psychoanalytisch verstehenden Fachverbänden, berufsrechtlichen Behörden (z. B. Ärztekammer, Kassenärztliche Vereinigung, Gesetzgebung, Rechtsprechung) bestimmt oder wesentlich mitbestimmt.

Schon die alte Terminologie »angewandte Psychoanalyse« im Unterschied zur reinen Psychoanalyse macht deutlich, dass dieser Bereich vom Standpunkt der reinen Psychoanalyse ein minderwertiger, mangelhafter ist, der sich an der eigentlichen Psychoanalyse zu messen habe. Diese Position verkennt wissenschaftstheoretisch, dass auch die »reine Psychoanalyse«, wie immer sie verstanden wird, als Praxis eine »Anwendung« von Psychoanalyse und damit eine bestimmte, das heißt immer auch durch ihre Regularien begrenzte und in ihrer Begrenzung zu präzisierende gesellschaftliche Realisierung von Psychoanalyse ist (vgl. Pohlen u. Bautz-Holzherr 1991; Fürstenau 1994, 76 ff.).

Mit dem Argument, dass es sich um mindere Formen der Psychoanalyse handele, haben die esoterischen Psychoanalytiker die Entwicklung der analytischen Psychotherapie, der analytischen Gruppentherapie, der analytischen Paar- und Familientherapie, der analytischen Körpertherapie und analytischen Kurztherapie stets zunächst bekämpft. Viele dieser Aktivitäten haben sich gegen den Widerstand der eigentlichen Psychoanalytiker unter dem Einfluss und Schutz von Rechtsprechung, berufsrechtlichen und sozialmedizinischen Instanzen entwickelt. Manche damit zusammenhängende Auseinandersetzungen haben sich in der letzten Zeit zugespitzt.

Dies macht eine epochale Bedeutungsverlagerung und -umkehr deutlich: Der Anspruch der reinen (esoterischen) Psychoanalyse, als Theorie und Praxis exemplarisches Muster und Modell psychoanalytischer Gestaltung zu sein, wird wissenschaftstheoretisch und gesellschaftlich als unbegründet erkannt. Die reine (esoterische) Psychoanalyse ist nur eine bestimmte besondere (spezielle) und damit auch begrenzte Form, wie Psychoanalyse theoretisch ausgearbeitet und praktiziert werden kann (Fürstenau 1994; Gill 1997). Das theoretische wie praktische Interesse verlagert sich zu der Mannigfaltigkeit unterschiedlicher Aktivitäten, in die Psychoanalyse interdisziplinär als eine bestimmte Technik (Kunstlehre) integriert ist (Cooper 1988).

Diese mannigfaltigen therapeutischen und nicht-therapeutischen Kontexte spielen gesellschaftlich inzwischen längst eine sehr viel bedeutendere Rolle als die esoterische Psychoanalyse, die um ihre gesellschaftliche Existenz in den letzten Jahrzehnten immer mehr ringen muss. Seit mindestens zwei Jahrzehnten ist die Nachfrage nach Psychoanalysen im engeren Sinne weltweit im Rückgang: Dasselbe gilt für die Ausbildung zum Psychoanalytiker (vgl. für USA schon 1976 Pulver 1984, ferner Cooper 1988; Kernberg 1994; Gill 1997). Die geschilderte zweigestaltige Entwicklung der Psychoanalyse im gesellschaftlichen Feld verdeutlicht jetzt auch für die betreffenden Kolleginnen und Kollegen, dass »Psychoanalytiker« kein Beruf ist, sondern eine von bestimmten professionellen (fachlichen) Orientierungen geprägte Art, einen in der Gesellschaft vorfindlichen Beruf auszuüben. Das bedeutet aber, dass sich, wer an Psychoanalyse beruflich interessiert ist, mit der Totalität der für den betreffenden Beruf erforderlichen Anforderungen konfrontieren muss, die in jedem Fall in beträchtlichem Umfang auch »nicht-psychoanalytische« Aspekte umfassen. »Reine Psychoanalyse«, wie immer der Betreffende sie versteht, allein kann kaum mehr zu einer Existenzsicherung führen. Reine (esoterische) Psychoanalyse ist eine Privatsache von Analysanden-Analytiker-Paaren.

Die Integration psychoanalytischer Technik (Kunstlehre) in jeweilige berufliche oder sonstige Zusammenhänge impliziert (entgegen der Argumentation der esoterischen Psychoanalyse) keineswegs von vornherein einen Qualitätsverlust. Denn bei allen psychoanalytisch oder tiefenpsychologisch fundierten oder mitbegründeten Aktivitäten handelt es sich um anspruchsvolle professionelle Tätigkeiten, für die eine jeweils spezifische (nicht die esoterische psychoanalytische) Aus- und Weiterbildung Voraussetzung ist. Während sich, wie geschildert, die verschiedenen Aktivitäten, in die psychoanalytische Technik integriert ist, gesellschaftlich in den letzten Jahrzehnten sehr entwickelt und ausgestaltet haben, hinkt allerdings in vielen Fällen eine psychoanalytische Aus- bzw. Weiterbildung, die genau auf die betreffende Tätigkeit zugeschnitten ist, der gesellschaftlichen Entwicklung nach. Ein Großteil der spezifischen Ausbildung in dem jeweiligen Verfahren geschieht erst während der betreffenden beruflichen Tätigkeit (On-the-job-Training) und besteht dann zu einem guten Teil im Verlernen der bisher erlernten esoterisch-psychoanalytischen Orientierung.

Dadurch wird die Nutzung psychoanalytischer Technik (Kunstlehre) in den unterschiedlichen beruflichen Bereichen behindert und eingeschränkt. Dies hängt damit zusammen, dass bisher die Aufgabe, eine umfassende psychoanalytisch begründete Beratungskonzeption zu entwickeln, die für die Integration psychoanalytischer Technik in unterschiedliche berufliche oder Tätigkeitszusammenhänge einen hinreichend weiten, aber auch präzisen Rahmen bietet (Fürstenau 1992, 1994), nur von wenigen klar erkannt wird. Entsprechend unklar und unzureichend sind die Wege eines praxisbezogenen Trainings der zu erwerbenden komplexen Kompetenz, das heißt der jeweiligen Aus- und Weiterbildung, bisher in vielen dieser Bereiche.

Die geschilderte Entwicklung der exoterischen psychoanalytischen Praxis wird zunehmend von konzeptionellen neuen Ansätzen begleitet und gefördert, die wegen der Unübersichtlichkeit im Bereich der psychoanalytischen Theorie bisher nicht überall angemessen gewürdigt werden und daher auch in den verschiedenen Weiterbildungskurrikula unterrepräsentiert sind (s. S. 139 ff., 153 ff.).

Schon Ende der 30er Jahre ist Hartmann die Einseitigkeit und Begrenztheit der freudianischen Psychologie aufgefallen. Er hat sich in seiner Arbeit »Ich-Psychologie und Anpassungsproblem« (1960) um eine Erweiterung der psychoanalytischen Theorie im Dialog mit der akademischen Psychologie und der Soziologie bemüht mit dem Ziel, die Beschränkung der freudianischen Psychologie auf den Triebabwehraspekt zu überwinden und weitere »triebfernere« Aspekte der Person in ihrer Auseinandersetzung mit der relevanten Umwelt in die psychoanalytische Theorie einzubeziehen. Zielgerichtetes Handeln und damit Willen, bewusste

Motivation, Wertorientierung und zugehöriges Denken, Gesundheit und Normalität wurden von ihm in das psychoanalytische Theoriegebäude eingebracht.

Von dieser Zeit an interessierten sich psychoanalytische Forscher nicht mehr nur für die in psychoanalytischer Behandlung zu gewinnenden Informationen über psychopathologische Phänomene und Zusammenhänge, sondern engagierten sich stark in der psychoanalytischen Erforschung der normalen lebenslangen Entwicklung von der Mutter-Baby-Beziehung bis zum hohen Alter. Aus dieser Perspektive ergab sich auch ein neues Verständnis der psychoanalytischen Beziehung als einer therapeutischen. Weiss sah im psychoanalytischen Patienten nicht mehr in erster Linie ein hilfloses Opfer unbewusster für ihn undurchschaubarer Prozesse wie des »Wiederholungszwanges«, sondern einen Erwachsenen, der sich in eine psychoanalytische Beziehung begibt, um seine aus der bisherigen Entwicklung resultierenden pathologischen Überzeugungen, Erwartungen und Verhaltensweisen zu entkräften, und der hofft, aufgrund der erwarteten heilsamen Erfahrung innerhalb der psychoanalytischen Beziehung künftig gesünder leben zu können (Weiss, Sampson et al. 1986).

Diese Linie, pathologische Folgen unbewusster Prozesse mit den gesunden Ich-Anteilen der Person in Beziehung zu setzen und menschliche Entwicklungen und Schicksale aus diesem umfassenden Zusammenhang psychoanalytisch zu verstehen, führte weiter zu einer neuen Würdigung der Bedeutung der Übertragungsanalyse als des zentralen Instruments und Verfahrens der Psychoanalyse (Gill 1996).

Gill hat gezeigt, dass der originelle Beitrag der Psychoanalyse zum Verständnis und zur therapeutischen Beeinflussung menschlichen Erlebens und Verhaltens in der Analyse der Übertragung besteht mit dem Ziel, dem Analysanden zur Distanz gegenüber seinem bisherigen Beziehungserleben und Beziehungsverhalten zu verhelfen. Dies setzt voraus, dass dem Analysanden im ersten Schritt die (pathologische) Eigenheit seines Beziehungserlebens und -verhaltens im psychoanalytischen Prozess bewusst wird (sodass er sich bewusst damit auseinandersetzen kann). Im zweiten Schritt kann dann der Analysand ausdrücklich überprüfen, ob er seine

bisherigen Beziehungserwartungen, Überzeugungen und Verhaltensweisen aufgrund der neuen Erfahrung in der psychoanalytischen Beziehung ausdrücklich weiter aufrechterhalten oder durch andere – bessere, gesündere – ersetzen will (Auflösung der Übertragung). Dies setzt wiederum voraus, dass er innerhalb der psychoanalytischen Beziehung solch bessere, gesündere Erfahrungen macht (Diskrepanzerleben), was bei einer beständigen Atmosphäre von Machtkämpfen schwer denkbar ist.
Gill hat in diesem Zusammenhang auch die (wissenschaftstheoretisch korrekte) Auffassung ausgearbeitet, dass Übertragung ein interaktionelles Phänomen ist, das heißt Eigenart und Ausprägung des Übertragungserlebens und -verhaltens des Analysanden wesentlich mitbestimmt werden vom Verhalten des Analytikers. Dies wiederum hängt von der persönlichen Form ab, wie er seine Tätigkeit fachlich versteht und konkret in der Beziehung ausübt.
Schließlich hat Gill (1984) seine mehr oder minder implizite Kritik der esoterischen Psychoanalyse durch eine Thematisierung iatrogen forcierter Regression, das heißt vom Analytiker ausdrücklich aus bestimmten fachlichen Überzeugungen verstärkter Regression, abgerundet, und zwar im Zusammenhang einer Erörterung des Unterschieds von Psychoanalyse und Psychotherapie, das heißt esoterischer und exoterischer Psychoanalyse in unserer Terminologie. Er hat damit eine Selbstverständlichkeit der psychoanalytischen Tradition in Frage gestellt, nämlich dass konsequente langwierige vom Analytiker durch sein professionelles Verhalten induzierte und forcierte Regression heilsam sei. Damit ist ein Axiom der esoterischen Psychoanalyse in die Niederungen empirischer Erforschung, klinischer Überprüfung und Diskussion gerückt und der Stigmatisierung der exoterischen Psychoanalyse durch prinzipielle Vermutung ihrer Mangelhaftigkeit der Boden entzogen worden.
Empirische Forschung über psychoanalytische Langzeittherapien fehlt bisher fast völlig (Grawe et al. 1994, 171 ff.; Henry, Strupp et al. 1994). In Deutschland werden erst jetzt Forschungsprojekte bezüglich ambulanter langfristiger psychoanalytischer Therapien initiiert. Zudem verweisen die bisherigen empirischen Befunde darauf, dass die meisten psychoanalytisch orientierten Psy-

chotherapien im kurz- und mittelfristigen Bereich liegen (so z. B. Luborsky et al. 1988, 10; Kächele 1990). Auch das stützt die Vermutung, dass besonders lange psychoanalytische Therapien keineswegs besonders erfolgreich sind und dass sich der gegebenenfalls schließlich erzielte Behandlungserfolg auch mit wesentlich geringerem Aufwand (niedriger Frequenz und damit Sitzungszahl) hätte erreichen lassen (Grawe et al. 1994, 185; Strupp 1992).

Der Befund, dass die meisten psychoanalytisch begründeten Psychotherapien heute im kurz- und mittelfristigen Bereich liegen, entspricht einem generellen Trend der Psychotherapie der letzten Zeit. Garfield a. Bergin (1994, 9) konstatieren in der Einleitung zur neuesten Ausgabe ihres Handbuchs einen sich fortsetzenden klaren Trend zu der Praxis relativ kurzer Formen von Psychotherapie. Während lange Zeit wirkungsvolle Psychotherapie als ein langwieriger Prozess angesehen worden sei und Kurztherapie als dem Wesen nach oberflächlich, hätten sich die Standpunkte beträchtlich verändert. In der abschließenden Zusammenfassung von ihnen heißt es:

»Es ergibt sich aus den Trends in der Psychotherapieforschung, daß fast alle Psychotherapie heute kurz ist. Das wurde teilweise durch ökonomische Faktoren diktiert, aber es ist auch durch die Tatsache beeinflußt, daß ziemlich viel Veränderung in einer viel kürzeren Zeit angeregt werden kann, als früher gedacht wurde.«

Forschungsbefunde belegen, »daß etwa die Hälfte der Psychotherapiepatienten signifikante Besserung nach 8 Sitzungen zeigt, daß die meisten Fälle innerhalb etwa 26 Sitzungen oder 6 Monaten wöchentlicher Therapie zu optimalen Ergebnissen führen und daß den schwierigen Fällen signifikant innerhalb eines Jahres geholfen werden kann ... Wir müssen jedoch auch zugestehen, daß es therapieresistente Fälle gibt, wie gewisse Arten von Persönlichkeitsstörungen, die mehr als ein Jahr Behandlung erfordern oder sich als nicht behandelbar erweisen« (Bergin a. Garfield 1994 a, 826; vgl. auch Koss a. Shiang 1994).

Die intensive klinische und empirische Erforschung kurz- und mittelfristiger psychoanalytisch begründeter Therapien in den letzten 20 Jahren (vgl. zusammenfassend Luborsky et al. 1988; Luborsky 1988; Koss a. Shiang 1994) hat zu bemerkenswerten Fortschritten und Klärungen geführt, deren Konsequenzen für Behandlungsmethodik und Therapeutenausbildung zu ziehen Aufgabe der Gegenwart und nächsten Zukunft sein sollte.

Die Kompetenz von Therapeuten, beobachtete (diagnostizierte) aktuelle Übertragung für die Beratung bzw. Therapie der Patienten in ihrer gegenwärtigen Lebenssituation nutzbar zu machen, ohne in einen ausdrücklich langwierigen Prozess der Entwicklung und Auflösung einer »Übertragungsneurose« einzutreten, hat (nicht zuletzt aufgrund präziser Behandlungsmanuale bzw. -konzepte) enorm zugenommen. Voraussetzung dafür ist allerdings eine genaue Einstellung auf die gegenwärtige Lebenssituation des Patienten oder der Familie und auf die Behinderung seiner bzw. ihrer Lebensmeisterung durch überkommene pathologische Beziehungsmuster und Erwartungen. Erst aus den gesunden Motiven, bestimmte Lebensziele zu erreichen, ergibt sich für den Patienten oder die Familie eine entschiedene Bereitschaft, sich mit hinderlichen bisherigen Überzeugungen und Einstellungen auseinander zu setzen. Für die Identifizierung der aktuellen Übertragung stehen heute verschiedene Methoden und Konzeptualisierungen zur Verfügung (vgl. Luborsky 1988; Strupp u. Binder 1993; Weiss, Sampson et al. 1986; Basch 1992; vgl. auch Arbeitskreis OPD 1996, 48 ff.).

Die zweite wesentliche Klärung der letzten Jahre betrifft die Bedeutung der hilfreichen therapeutischen Beziehung für das Gelingen des psychotherapeutischen Prozesses (besonders Luborsky et al. 1988). Aus diesen Befunden lässt sich die Maxime ableiten, der Therapeut habe sich gegenüber dem Patienten so zu verhalten, dass der Patient die Überzeugung gewinnt und während des Prozesses aufrechterhält, der Therapeut verstehe ihn und könne ihm helfen. Dies impliziert die Anerkennung der zentralen Bedeutung suggestiv-therapeutischer Aspekte innerhalb psychoanalytisch begründeter Behandlungen. Zu dieser Konsequenz kommt auch Wallerstein (1986, 1990) in der Auswertung der umfangreichen Menninger-Studie über stationäre langfristige psychoanalytische Einzelbehandlungen. Er fand, dass suggestiv-therapeutische Methodenaspekte selbst in den ausdrücklich im engeren Sinne psychoanalytischen Psychotherapien eine beträchtliche Rolle spielten und dass die eher suggestiv-therapeutisch angelegten supportiven Therapien zu besseren und stabileren Behandlungsergebnissen führen, als vorher vermutet worden war. Damit ist der psychoanalytisch orientierte Therapeut gezwungen, sich mit Suggestion und suggestiv-therapeutischen Behandlungsaspekten auseinander zu setzen, einem weiteren Tabuthema der Psychoanalyse seit Freuds Abkehr von der Hypnose.

Diese Auseinandersetzung wird bisher weitgehend vermieden, und entsprechend vorsichtig, unsicher, halbherzig und konzeptionslos sind daher die Anleitungen zur aktiven Gestaltung der hilfreichen Beziehung der unter Beweis zu stellenden Empathie und des in bestimmten Behandlungssituationen für notwendig erachteten ausdrücklichen supportiven Intervenierens selbst in den neuesten Handbüchern der Psychotherapie, sofern überhaupt ausdrücklich darüber gesprochen wird. Selbst Luborskys Anweisungen und Beispiele in seinem Manual (Luborsky 1988) ist eine gewisse Umständlichkeit und Kargheit anzumerken. Und ein so erfahrener Praktiker der Krisenintervention und Psychotherapie wie Reimer sieht zwar klar die Notwendigkeit supportiver (suggestiver) Interventionen, allerdings nur unter bestimmten akuten Umständen innerhalb psychoanalytisch orientierter Therapien, hebt aber auch hervor, dass sich der diesbezüglich in der Regel nicht vorgebildete analytische Therapeut dadurch überfordert fühlen mag. »Denn der Spannungsbogen zwischen empathisch deutender tiefenpsychologischer Arbeit und dem direkten, sehr aktiven Vorgehen in der supportiven Psychotherapie ist groß« (Reimer 1997, 49).

Der Erkenntnis- und Erfahrungsstand bezüglich Suggestion ist in den letzten Jahrzehnten durch verschiedene Beiträge gegenüber der Situation von vor 100 Jahren wesentlich verändert. Einmal ist durch die vergleichende Psychotherapieforschung seit langem klar, dass alle Psychotherapie von der Ausnutzung der Suggestionsbereitschaft lebt: Menschen in Bedrängnis reaktivieren die aus der Kindheit stammende Bereitschaft, Schutz bei Erwachsenen, Überlegenen zu suchen. Dies gilt natürlich gerade auch für die psychoanalytische Therapie, für die ja die Verarbeitungen der Eltern-Kind-Beziehung ein zentraler Fokus sind. Kinzel (1993) ist in einer dankenswerten Studie der durchaus reichhaltigen, wenn auch bis heute wenig rezipierten Geschichte der Beziehungen zwischen Psychoanalyse und Hypnose nachgegangen. Darüber hinaus haben Pohlen u. Bautz-Holzherr (1991, 1995) in eindringlichen Analysen gezeigt, dass Freuds ursprünglichem Ansatz Suggestion zugrunde liegt: Freuds Bestreben war, Patienten dazu zu verführen, sich auf die psychoanalytische Situation und damit auf die Konfrontation mit ihrer Erlebensgeschichte, ihrer inneren Welt, einzulassen.

Schließlich sind die Möglichkeiten suggestiv-therapeutischer Einflussnahme durch den amerikanischen Hypnotherapeuten Milton Erickson wesentlich verfeinert und die Suggestivtherapie damit auf ein wesentlich anderes Kompetenzniveau gehoben worden, als es der deutschen Tradition entspricht (Haley 1996; Erickson, Rossi u. Rossi 1994; Grinder u. Bandler 1984; de Shazer 1989; Mohl 1994, 1996). Der Fortschritt besteht nicht nur in der Erweiterung und Verfeinerung des Repertoires zur Tranceinduktion, sondern vor allem in dem Gesichtspunkt der Ausnutzung (Utilisation) gerade auch der Symptomatik und der »Abwehr« des Patienten zur Mobilisierung der durch bewusste Instanzen blockierten unbewussten Potenziale (Ressourcen) des Patienten.

»Hypnotische Suggestionen sind nur in dem Maße wirksam, in dem sie Funktionsweisen der natürlichen geistigen Mechanismen und Assoziationen, die schon im Patienten vorhanden sind, aktivieren, blockieren oder verändern ... Um die Suggestion zu erleichtern, muß man lernen, effektiver zu kommunizieren.«

Die hypnotischen Kommunikationsformen Ericksons sind »Kommunikationskunstgriffe, die die Hervorrufung und Utilisation der eigenen Assoziationen, Potentiale und natürlichen Mechanismen des Patienten auf Wegen fördern, die gewöhnlich von Patienten als unwillkürlich erlebt werden ... Der Utilisationsansatz zur Trance-Induktion ... und die Utilisation des von Patienten präsentierten Verhaltens und seiner Symptome als integraler Teil der Therapie ... gehören zu Ericksons originalen Beiträgen auf dem Gebiet der klinischen Hypnose« (Erickson, Rossi u. Rossi 1994, 36 ff.).

Über die unmittelbare Anwendung von Trance hinaus hat die diesem Ansatz eigene Subtilität des Sicheinstellens der Therapeuten auf die Eigenheit und Mentalität der Patienten zwecks Mobilisierung von deren persönlichen Ressourcen die Entwicklung der Psychotherapie in den letzten Jahrzehnten sehr beeinflusst. Geht es doch dabei um die Ausschöpfung der Kompetenz der Therapeuten, Patientensysteme durch die Art der Kontakt- und Beziehungsgestaltung über ihre jeweiligen Blockaden hinweg zu einer günstigen Veränderung anzuregen. Die systemische Psychotherapie und damit auch die lösungsorientierten Verfahren sind von Ericksons Methoden der Ermöglichung von Wandel, Veränderung bestimmt (vgl. de Shazer 1989, 1992 a, 1992 b; Berg u. Miller 1993; Walter u. Peller 1996).

Im Mittelpunkt dieser Therapieansätze steht die Frage, wie Psychotherapeuten ihr Potenzial ausschöpfen können, Klienten (Einzelnen, Paaren, Familien oder Gruppen) zur Überwindung der ihre weitere persönliche Entwicklung behindernden Barrieren zu verhelfen. Entsprechend den Befunden der neueren Forschung über die Bedeutung der hilfreichen Beziehung setzt das einen kontrollierten, aber deutlichen (nicht halbherzig-zögerlichen) professionellen Einsatz persönlicher Kontakt- und Interventionsweisen voraus, die auf die Erlebnis- und Verhaltenseigenart des jeweiligen Klientensystems genau abgestimmt sein müssen. Erfolgreiche Psychotherapeuten verschiedenster Orientierung wussten das allerdings schon immer.

Das Neue der gegenwärtigen Situation liegt darin, dass eine elaborierte erprobte Behandlungsmethodik in der systemischen und lösungsorientierten Psychotherapie existiert, die für psychoanalytisch orientierte Therapien nutzbar gemacht werden kann, sofern analytisch orientierte Psychotherapeuten bereit sind, aus den Ergebnissen ihrer eigenen Forschung für Behandlungsmethodik und psychotherapeutische Ausbildung Konsequenzen zu ziehen und ihren üblichen mehr oder minder distanzierten, steifen, kargen Sprach- und Umgangsstil zugunsten einer professionell gesteuerten flexiblen direkten emotional modulierten Umgangsweise aufzugeben.

Weshalb psychoanalytisch vorgebildete Psychotherapeuten bisher davor zurückschrecken, die erforderlichen Konsequenzen aus den Befunden über den Stellenwert suggestiver bzw. supportiver

Behandlungsmomente zu ziehen, muss kurz erörtert werden. Alle Ermunterungen, mit Patienten oder Klienten direkter, freier und zugleich zielgerichteter, präziser und »konkreter« umzugehen, sind so lange fruchtlos, wie nicht geklärt ist, was die Therapeuten daran hindert.

Der geschilderte mehr oder minder typische Sprach- und Umgangsstil analytischer Therapeuten hängt unmittelbar mit der vermeintlich fachlich erforderlichen Einseitigkeit ihres therapeutischen Blickes auf die unbewussten Hintergründe der Pathologie ihrer Patienten zusammen. Indem im psychoanalytischen Bereich der Psychotherapie bis heute (siehe Arbeitskreis OPD 1996) Diagnostik fast ausschließlich als Diagnostik der pathologischen Persönlichkeitsanteile verstanden wird, ist ein »negativer« Blick auf die Patienten programmiert, eine negative diagnostische Grundeinstellung, die verständlicherweise im Umgang mit den Patienten Vermittlungs- und Kommunikationsschwierigkeiten bereitet. Diese schlagen sich im geschilderten distanzierten Sprach- und Umgangsstil nieder. Auf diesem Hintergrund ist eine Bewältigung suggestiv-supportiver Interventionserfordernisse nur unzureichend, holprig, halbherzig, kurz: wenig überzeugend und damit wenig wirkungsvoll zu erwarten.

Zu der Originalität Ericksons gehört vor allem das Aufspüren der Ansatzpunkte für veränderungsfördernde Interventionen. Während sich gerade in neuerer Zeit Empathie im psychoanalytischen Lager sehr als Betroffenheit, das heißt sentimental zeigt, liegt dem suggestivtherapeutischen Ansatz Ericksons der methodisch geschulte Blick auf die Ressourcen des jeweiligen Patientensystems zugrunde, der den Therapeuten befähigt, sämtliche Äußerungen des Patienten unter dem Gesichtspunkt zu sehen, wie sie für dessen gesündere Weiterentwicklung nutzbar gemacht werden können. Erst damit wird der Anspruch der Diagnostik, Patientensysteme fortlaufend ganzheitlich im Hinblick auf Therapie zu erfassen, erfüllt.

Und ersichtlich ist eine dermaßen geleitete Form der Empathie unmittelbar therapieförderlich (operational) ohne das genannte psychoanalytische Kommunikationsproblem. Denn wenn ich Patienten vor allem in Hinblick auf ihre eigenen guten Absichten

und Vorsätze, guten bisherigen Erfahrungen, erreichten Kompetenzen und ihre Entwicklungsmöglichkeiten beobachte und erlebe, kann ich mit ihnen frei kommunizieren, auch über ihre pathologischen Überzeugungen und Eigenarten.
Damit ist aber wiederum eine Bedeutungsverlagerung verbunden. Es geht dann nämlich nicht »zunächst und vor allem« um die Analyse der aktuell wirksamen Übertragung, wie in allen Formen der bisherigen psychoanalytischen Kurztherapie, sondern vorrangig um die Einstellung des Patientensystems auf Lösung durch Aktivierung der entsprechenden persönlichen Ressourcen. Nimmt man in dem geschilderten Sinne die Notwendigkeit suggestiv-supportiver Behandlungsaspekte ernst, dann wird Übertragungsanalyse auf diesem Hintergrund der primären Lösungsorientierung therapiedynamisch sinnvoll, präzisierbar und praktikabel – für beide Parteien der psychotherapeutischen Beziehung.

Die nachfolgende Skizze einer lösungsorientierten psychoanalytisch-systemischen Behandlungsmethodik für kurz- und mittelfristige Beratungen und Therapien stellt ein Konzept vor, das die Vorzüge der psychoanalytischen Übertragungsanalyse mit den Vorzügen einer bestimmten suggestivtherapeutischen Umgangsweise mit Patienten integriert, um über diesen Synergieeffekt eine weitere Verbesserung psychotherapeutischen Handelns anzuregen. Die Darstellung konzentriert sich auf die Aufgaben und Ziele des Therapeuten innerhalb dieses Konzeptes. Einzelne Aspekte hat der Verfasser an anderer Stelle ausführlicher behandelt (Fürstenau 1994). Weitere Informationen bietet die auf Seite 66 zitierte Literatur. Wenn im Folgenden von »Patienten« die Rede ist, ist eigentlich »Patientensystem« gemeint, also gegebenenfalls auch »Patientin«, »Paar« oder »Familie«. Wenn von »Therapeuten« geredet wird, ist »Therapeut« oder »Therapeutin« gemeint.

2. Die Rolle des Therapeuten in der lösungsorientierten psychoanalytisch-systemischen kurz-und mittelfristigen Psychotherapie

Erste Aufgabe des Therapeuten ist, sich dem Patienten als verstehender potenziell hilfreicher therapeutischer Partner darzustellen und damit den Patienten einzuladen, dem Therapeuten Vertrauen entgegenzubringen und auf den Erfolg der Therapie zu hoffen. Das geschieht durch die Bekundung von Verständnis für alle affektiven Äußerungen des Patienten einschließlich seiner affektiven Reaktionen auf den Therapeuten, ohne ihn inhaltlich damit zu bestätigen. Es handelt sich um eine Solidarisierung mit seiner Befindlichkeit, so wie der Patient sie gegenwärtig erlebt. Weiter geschieht es dadurch, dass der Therapeut Interesse an der gegenwärtigen Lebenssituation des Patienten bekundet, die er möglichst genau kennen zu lernen wünscht. Ziel dieser Intervention ist, eine Auseinandersetzung des Patienten mit seiner gegenwärtigen Lebenssituation als Aufgabe und Herausforderung unter Berücksichtigung sowohl seiner pathologischen Überzeugungen, der Übertragung, als auch seiner Lösungsressourcen und gesunden Ich-Anteile einzuleiten.

Zweite Aufgabe des Therapeuten sind ein positiv konnotierender Umgang mit der Symptomatik des Patienten und die Herausarbeitung des Musters seines bisherigen Beziehungsverhaltens anhand reportierter Informationen und des Behandlungsverhaltens (der Übertragung) in einer zur Distanzierung einladenden Form. Mit positiver Konnotation (Umdeutung) der Beschwerden und Eigenheiten des Patienten einschließlich seines Verhaltens gegenüber dem Therapeuten ist deren Verständnis als adaptiv zur Zeit ihrer Entstehung gemeint. Die entsprechenden Interventionen sprechen von der seinerseits bestmöglichen Lösung unter Einbeziehung der jeweils bereits bekannten Informationen. Ziel ist, der negativen Selbsteinschätzung des Patienten entgegenzuwirken (Selbstwertstärkung), das Muster der Übertragung für den Patienten bewusst verfügbar zu machen und zugleich durch Zeitrelativierung (»damals bestmöglich«) eine emotionale und kognitive

Distanzierung des Patienten von diesem Interaktionsmuster einzuleiten. Die ausdrückliche Herausarbeitung des Beziehungsmusters, das den Beschwerden, Eigenheiten und Problemen zugrunde liegt, stellt den ersten Schritt der Übertragungsanalyse nach Gill (1996) dar.

Für den Therapeuten ergibt sich aus diesen Operationen zweierlei: Vor welcher in der gegenwärtigen Lebenslage des Patienten anstehenden Aufgabe, das heißt vor welchem Entwicklungsschritt, schreckt der Patient zurück? Und: Zu welcher früheren Bewältigungsposition (Entwicklungsstufe) regrediert der Patient mit der Produktion oder Verstärkung seiner Symptomatik? Geht er z. B. auf eine bestimmte adoleszente Position zurück oder auf eine bestimmte Stufe später oder früher Kindheit? Die Beantwortung dieser beiden Fragen gibt dem Therapeuten eine Orientierung über das im Einzelnen mit dem Patienten noch auszuhandelnde Behandlungsziel und über das gegenwärtige Entwicklungsniveau des Patienten, auf das sich der Therapeut im Umgang mit ihm einzustellen hat.

Dritte Aufgabe des Therapeuten ist die ausdrückliche Hinlenkung des Patienten auf die ihm eigene Lösung seiner Probleme und Schwierigkeiten, die Stimulierung von sinnlich konkreten Vorstellungen über das Verhaltensziel, das der Patient erreichen möchte, und über konkrete beobachtbare Kriterien, woran die Umgebung des Patienten und er selbst merken werden, dass er seine Probleme gelöst hat (vgl. de Shazer 1989, 116 ff., 1992 a, 20 ff.).

Das Behandlungsziel muss im Kompetenzbereich des Patienten liegen, situationsspezifisch und konkret sowie mit seinen Werten und Loyalitäten verträglich sein. Ist das zunächst nicht der Fall, müssen Ziel oder Beziehungskonstellationen bzw. Wertorientierungen so modifiziert werden, dass Verträglichkeit erreicht wird. Der Therapeut regt den Patienten an, Ziel und Kriterien so plastisch situativ auszuphantasieren, als ob das Ziel schon erreicht wäre. Dem liegt die psychologische Beobachtung zugrunde, dass sinnlich konkret entwickelte plastische Zielphantasien unbewusst eine ähnlich motivierende und steuernde Wirkung entfalten können wie die bisherigen erfahrungsbedingten Einstellungen und Verhaltensweisen. Für die Stimulierung dieser Zielfindungsakti-

vität stehen dem Therapeuten verschiedene Techniken zur Verfügung (Walter u. Peller 1996, 99 ff.; Berg u. Miller 1993, 52 ff.).
Ergibt sich in den ersten Kontakten mit dem Patienten, dass seine Beschwerden oder Probleme mit Bezugspersonen zusammenhängen, mit denen er entweder eng verbunden ist oder zusammen lebt, empfiehlt es sich, diese Bezugspersonen (Partner, Eltern, Kinder) möglichst früh in die Behandlung einzubeziehen und die geschilderten Schritte der Behandlungseinleitung auf das Partner- und Familiensystem zu beziehen statt auf eine Einzelperson (vgl. Berg 1995). »Übertragung« meint dann das Muster der pathologischen Überzeugungen, Einstellungen und Verhaltensweisen, die das Paar oder die Familie bisher hindern, gesündere Umgangsformen und Möglichkeiten der Lebensmeisterung zu entwickeln. Auch für Paare und Familien gilt, dass sie gegebenenfalls vor bestimmten anstehenden Aufgaben der Lebensbewältigung zurückschrecken und auf bestimmte frühere Positionen regredieren.
Da sämtliche psychogenen Beschwerden und Probleme, die als individuelle (intrapsychische) von Patienten verstanden und deklariert werden, zugleich eine interpersonelle Seite haben, die für Entstehung und Aufrechterhaltung bestimmend ist, ist in den meisten Fällen ein gemeinsames Behandlungssetting (Paar-, Familienberatung und -therapie) das für verändernde Einflussnahme günstigste. In vielen Fällen suchen ja jetzt auch schon Paare und Familien von Anfang an eine gemeinsame Beratung oder Therapie. Paar- oder Familientherapie ist gerade für stärker regredierte (gestörte) Patienten indiziert, da sie in der Regel enge pathologische Arrangements mit ihren Partnern und diese mit ihnen entwickelt haben. Leben solche Patienten isoliert und allein, ist oft ein gruppentherapeutisches Setting angebracht. Nur wenige Patienten, nämlich nicht gruppenfähige alleinlebende, solche, bei denen es nur um eine Krisenintervention oder Beratung geht, und schließlich Patienten, deren Partner sich beharrlich weigern, an der Therapie teilzunehmen, sind Kandidaten für das einzeltherapeutische Setting.
Entscheidend für die Settingwahl sind jedoch nicht in erster Linie allgemeine Indikationskriterien, sondern die Einschätzung des Therapeuten, wie er dem betreffenden Patientensystem am ehes-

ten meint helfen zu können (optimale Zugänglichkeit des Patientensystems für verändernde Intervention; vgl. Fürstenau 1994, 93 ff., 105 f., 137 ff.). Das setzt in den meisten Fällen zumindest einen Untersuchungskontakt mit dem Paar oder der Familie zwecks Abklärung voraus. Vor der eigenen Settingempfehlung wird der Therapeut die Wünsche und Vorstellungen der Patienten sorgfältig auf ihre Angemessenheit prüfen und gegebenenfalls eine Überzeugungsarbeit auf sich nehmen, um mit dem Patienten oder dem Patientensystem zu einer einvernehmlichen Settingentscheidung zu kommen. Dies gilt auch für die Fälle, in denen das komplexe Behandlungsangebot einer stationären oder teilstationären Behandlung oder die Kombination von Psychotherapie mit einer somatischen Therapie angezeigt ist.

Neben dieser Settingentscheidung sind am Ende der Einleitungsphase Dauer und Frequenz der Behandlung seitens des Therapeuten einzuschätzen und mit dem Patienten oder dem Patientensystem zu vereinbaren. Die hier präsentierte lösungsorientierte psychoanalytisch-systemische Behandlungskonzeption ist dem Ziel einer zügigen, straffen und damit auch ökonomischen Behandlungsführung verpflichtet. Dem liegt die auf Erfahrung beruhende Überzeugung zugrunde, dass den meisten Patienten mit einem begrenzten Behandlungsaufwand geholfen werden kann. Von daher vermeidet der Therapeut jede Deklarierung, dass die Behandlung lange dauern würde (wie in vielen psychoanalytischen Therapien üblich), da dies zu entsprechenden Einstellungen und Erwartungen auf beiden Seiten der Behandlung führt (iatrogen induzierte lange Behandlungsdauer). Ebenso empfiehlt sich Vorsicht mit der Deklaration, dass die Behandlung besonders kurz sein würde, weil dies – zumindest in Deutschland – Patienten kränkt, sofern sie nämlich meinen, an besonders schweren Störungen zu leiden.

Ergibt sich aufgrund der ersten Behandlungskontakte das Bild einer klar umgrenzten Störung auf dem Hintergrund einer im Übrigen intakten Persönlichkeit mit einer starken Motivation, die durch die Beschwerden bedingten Einschränkungen zu überwinden, kann der erfahrene Therapeut einen begrenzten Rahmen mit einer bestimmten Sitzungszahl vorgeben, da einigermaßen intak-

te und stark motivierte Patienten solchen Rahmen als Herausforderung zu nutzen verstehen und damit die Chance eines erfolgreichen Behandlungsabschlusses in begrenzter Zeit besteht. Oft ist es opportun, zunächst ein kurztherapeutisches Setting zu wählen, um die behandlungsdynamische Herausforderung dieses Rahmens zu nutzen, ohne dass damit schon ein definitives Ende der Behandlung fixiert sein müsste. Im Laufe der Behandlung kann dann gegebenenfalls die anfängliche Einschätzung nach gemeinsamer Auswertung revidiert und ein weiterer Block von Sitzungen vereinbart werden.
Der Verfasser meint jedoch das hier vorgetragene Behandlungskonzept noch anders. Er versteht die Behandlungsführung so, dass dauernd geprüft wird, wie weit noch Anlass und Motivation zur Fortsetzung der Behandlung seitens des Patienten(systems) bestehen. Vermisst der Therapeut Anlass und Motivation zur Fortsetzung der Behandlung, ist dies eine Beobachtung, die zu klärenden diesbezüglichen Interventionen führt.
In der lösungsorientierten Psychotherapie gibt es die Empfehlung, jede Sitzung als erste und letzte anzusehen (Walter u. Peller 1996, 167 ff.), als ob sie die einzige wäre. Zur Ausschöpfung der Möglichkeiten der ersten Sitzung als häufig einziger regt das Buch »Single Session Therapy« von Moshe Talmon (1990) an. Britische Psychotherapeuten experimentierten mit einem »Zwei-plus-eins-Modell«: Zwei Sitzungen im Abstand einer Woche und eine weitere Sitzung drei Monate später (Barkham 1989; Shapiro, Barkham et al. 1990). Die Bemühungen im Brief Family Therapy Center Milwaukee, die erworbene klinische Erfahrung zur Reduktion der erforderlichen Sitzungsanzahl auf wenige Klientenkontakte zu nutzen, schildert de Shazer beeindruckend in seinem Buch »Der Dreh. Überraschende Wendungen und Lösungen in der Kurzzeittherapie« (1992 a).
Damit ist schon ein weiterer für die Frage der Behandlungsdauer relevanter Settinggesichtspunkt angesprochen: die Behandlungsfrequenz. Da für die hier vorgestellte Behandlungskonzeption die Bewältigung von Aufgaben, die das Patientensystem im Intervall zwischen den Sitzungen erfüllen soll, ein wesentlicher Teil der Behandlung darstellt und da häufige Sitzungen zudem der Über-

nahme von Verantwortung seitens des Patientensystems wegen der Begünstigung von Regression eher entgegenwirken, empfiehlt sich eine möglichst niedrige Behandlungsfrequenz von ein bis höchstens zwei Sitzungen pro Monat im Regelfall. Nur bei akuten Zuständen wie Kriseninterventionen ist eine höhere Behandlungsfrequenz anfangs angezeigt. Bei dieser Grundorientierung ergibt sich eine niedrige Gesamtstundenzahl selbst bei Therapien, die sich über längere Zeit erstrecken. Auf diesem Weg können gerade schwerer gestörte Patienten, Erwachsene wie Jugendliche, Paare oder Familien über beträchtliche Zeit mit begrenztem Aufwand entwicklungsfördernd begleitet werden, sofern nötig.

Dem Umgang mit der Symptomatik innerhalb der Therapie liegt die Erwartung zugrunde, dass der Patient seine Symptomatik nur in dem Maße aufgeben kann, wie er positive Schritte, das heißt neue gute Erfahrungen, in Richtung auf die Erreichung seines Behandlungsziels mit Hilfe des Therapeuten machen konnte. Dem trägt der Therapeut Rechnung, indem er

1. Verständnis für das Leiden des Patienten bekundet;
2. das Drängen des Patienten auf schnelle Befreiung von Beschwerden und Problemen dämpft, indem er eine angemessene Zeitperspektive dafür vorgibt und davor warnt, die den Beschwerden zugrunde liegenden Verhaltensweisen und Einstellungen vorschnell aufzugeben (»Sie sollten Ihre bisherige Haltung erst aufgeben, wenn Sie sicher sind, eine bessere Lösung gefunden zu haben«);
3. den Patienten durch die Vereinbarung entsprechender Beobachtungs- und Verhaltensaufgaben anregt, bewusste Kontrolle über die bisher »spontan« auftretende Symptomatik zu gewinnen. Zu diesem Zweck verschreibt er die Symptomatik bzw. die den Beschwerden zugrunde liegende Einstellung nach sorgfältiger Erkundung ausdrücklich unter Veränderung der Manifestationsumstände. Je nach Eigenheit der Beschwerden des Patienten handelt es sich dabei um ein sehr unterschiedlich gestaltetes Interventionsinstrument (vgl. de Shazer 1992 a, 115 f., 1989, 38 ff.). Diese Umgangsform mit der Symptomatik zielt darauf, die Ichfremdheit der Symptomatik zu überwinden und den strapaziösen fruchtlosen Kampf gegen die

Symptomatik möglichst zu dämpfen. Gerade die Patienten, die für eine nähere Problemerörterung wenig oder gar nicht zugänglich sind, ist eine symptomatische Besserung als erster Schritt am ehesten von Symptomverschreibung (paradoxer Intervention) zu erwarten;
4. Veränderungsprozesse in Hinblick auf die Symptomatik können leichter erweitert werden, indem der Patient veranlasst wird, Lebensbereiche zu erkennen und zu benennen, in denen bisherige Verhaltensweisen weiterhin sinnvoll sind und beibehalten werden sollten;
5. gehört zum Repertoire des Umgangs mit der Symptomatik im weiteren Verlauf der Therapie die Rückfallvorhersage in dem Sinne, dass im Seelischen nach Freud nichts untergehe und der Patient jeder Zeit die Symptomatik wieder produzieren könne, wenn er sie als Warnsignal im Beziehungsfeld brauche.

Die dargestellte Umgangsweise mit der Symptomatik und ihrem interaktionellen Hintergrund macht deutlich, dass eine Veränderung der Befindlichkeit des Patienten in erster Linie vom Fortschritt der Annäherung an die Lösung erwartet wird. Eine vollständige Distanz von den bisherigen pathologischen Überzeugungen im Sinne der Übertragungsauflösung nach Gill (1996) ist erst mit der Festigung neuer angemessener Einstellungen und Verhaltensweisen zu erwarten, das heißt vom Fortschritt der Therapie in Richtung auf das Behandlungsziel, die persönliche Lösung des Patienten. An die Stelle der Konzentration auf das Durcharbeiten, die wiederholte Beschäftigung mit den traumatisierten Erfahrungen unter nur leicht variierten Umständen innerhalb der analytischen Situation tritt die Mobilisierung der je eigenen Lösungsressourcen des Patienten. Der Schwerpunkt der therapeutischen Arbeit von Patient und Therapeut liegt also in der schrittweisen Annäherung an das Behandlungsziel mittels Ressourcenmobilisierung und -entwicklung. Sofern der Patient in die aufgrund seines Lebensentwurfs anstehenden familiären, beruflichen und sonstigen Rollen und Funktionen dabei sozusagen hineinwächst, kann man auch von einem weiterentwicklungsfördernden Behandlungsverfahren sprechen.

Dieser Ressourcen mobilisierende lösungsorientierte Teil des therapeutischen Prozesses setzt die mit der Einstellung des Patienten auf Lösung, auf sein persönliches Ziel, begonnene anfängliche Arbeit fort und benutzt die sinnlich konkrete Zielvorstellung als behandlungsdynamisches Steuerungsinstrument. Die dem Patienten eigenen Ressourcen zur Problemlösung werden mobilisiert, indem die Aufmerksamkeit des Patienten auf gegenwärtige oder frühere Situationen gelenkt wird (Beobachtungsaufgaben), in denen der Patient das betreffende Problem lösen konnte, weniger oder keine Beschwerden hatte, sich gut fühlte bzw. erfolgreich war. Das sind die »Ausnahmen« (Walter u. Peller 1996, 115 ff.). Durch Herausarbeiten des Musters der Ausnahmen (Lösung) wird dem Patienten die Diskrepanz zu dem Übertragungserleben und -verhalten deutlich (Diskrepanzerfahrung zwecks Distanzierung von der Übertragung). Zugleich ist damit eine weitere Selbstwertstärkung des Patienten verbunden.
Auf dem Hintergrund dieser Prozesse wächst die Bereitschaft des Patienten, neue Anläufe zur Meisterung der Aufgabe zu übernehmen, vor der er bisher zurückgeschreckt ist. Durch darauf bezogene, der Eigenart des Patienten und dem Stand der Therapie genau angepasste Verhaltensaufgaben und die sorgfältige Diskussion der dabei gemachten Erfahrungen wird der Patient zu weiteren Schritten der Annäherung an seine persönliche Lösung angeregt und ermuntert. Die jeweils erreichten Erfolge werden genau bestimmt, gewürdigt und damit gesichert. Misserfolge erfordern eine genaue Analyse und die Vereinbarung neuer nächster Aufgaben. Weiter steht ein reiches Interventionsrepertoire, z. B. Konditionalfragen (Was wäre, wenn …?), zur Verfügung, um den Patienten mit dem von ihm intendierten Lösungsverhalten innerlich, sinnlich, phantasiemäßig vertraut zu machen und damit Ängste und Schwierigkeiten zu überwinden (vgl. Walter u. Peller 1996).

Auf diesem Wege können auch massive Blockaden aufgrund traumatischer früherer Lebenssituationen mit dem Lösungspotenzial von heute überwunden werden. Jedoch sind im Falle schwer traumatisierter Patienten, die an die Traumasituation fixiert sind, ausdrückliche Vorbereitungen erforderlich, um sicherzustellen, dass sich die Konfrontation mit der traumatischen Situation als heilsam erweist. Diese Vorbereitungen zielen darauf ab, dass der Patient sich der ihm heute zur Verfügung stehenden Ressourcen ausdrücklich versichert, bevor er sich innerhalb der Therapie der traumatischen Situation konkret erinnernd zuwendet. Dadurch soll erreicht werden, dass der Patient diese Situation distanziert und dosiert wiederbelebt, beobachtet und neu verarbeitet. Dem dienen die Anleitung, einen sicheren Ort und eine hilfreiche Person in der Kindheit zu identifizieren (Reddemann u. Sachsse 1996), bzw. die Distanz erzeugende Suggestion, die traumatische Situation als Film wie im Kino zu vergegenwärtigen (Mohl 1996, 366 ff.).

Motivation und Dynamik zur Überwindung der bisherigen pathologischen Einstellungen und Überzeugungen entspringen der Dringlichkeit und Plastizität der erstrebten persönlichen Lösung. Erst angesichts der erstrebten persönlichen Lösung wird die überkommene Übertragungskonstellation als Hindernis zur Erreichung des betreffenden Ziels präzis konkret erlebbar und in dem Maße, wie sie der persönlichen Lösung, dem nächsten Entwicklungsschritt entgegensteht, für den Patienten zu einem zu überwindenden Problem. Die sich daraus ergebenden Bewältigungsschritte schließen die Distanzierung von der Übertragung im Sinne ihrer Auflösung ab.

Anzumerken ist, dass sich der vorgestellte lösungsorientierte psychoanalytisch-systemische Ansatz von einem traditionell-psychoanalytischen dadurch unterscheidet, dass gegenüber der Experteneinschätzung (der Expertendiagnostik) die Einschätzung des Patienten den Vorrang hat. Zum systemischen Denken gehört der Respekt vor der Autonomie des Patientensystems, das nicht nur über das Ziel, sondern auch über das Ausmaß der gemeinsam zu erreichenden Veränderung letzten Endes entscheidet. Dem Therapeuten verbleiben nichtsdestoweniger beträchtliche Einflusschancen, die er nutzt oder nicht.

Das skizzenhaft hier dargestellte Verhandlungsverfahren ist in den verschiedensten Settings und Behandlungssituationen anwendbar: im Einzel-, Paar-, Familien-, Gruppensetting, in der stationären Psychotherapie, der psychosomatischen Grundversorgung und der kurz- oder mittelfristig angelegten tiefenpsychologisch fun-

dierten Psychotherapie. Es kann somit mannigfaltig für die psychotherapeutsche Versorgung nutzbar gemacht werden, sofern die Therapeuten in ihrer Ausbildung die nötige aktive »positive« Grundeinstellung zum Patienten und die nötigen Verstehens- und Interventionskompetenzen erworben haben. Nach den bisherigen klinischen Beobachtungen führt das vorgestellte Verfahren zu einer wesentlichen Verkürzung effizienter Therapie hinsichtlich der für den Therapieerfolg nötigen Sitzungszahl wegen der niedrigen Sitzungsfrequenz. Die zugrunde liegende Vorstellung ist die, dass der Patient zur Umsetzung der vereinbarten Beobachtungs- und Verhaltensaufgaben Zeit braucht, ein angemessenes Intervall.
Außerdem gehört zu dem Behandlungsverfahren eine entschiedene antiregressive Tendenz: dem Patienten möglichst schnell und weitgehend die Verantwortung für sein interaktionelles Verhalten zuzumuten und nur so viel Regression zu ermuntern, wie für eine vertrauensvolle Zusammenarbeit mit dem Therapeuten und die Auflösung der aktuellen Übertragung erforderlich ist. Ziel ist, den Patienten aus der regressiven Verstrickung in sein pathologisches Erleben und Verhalten und die damit verbundenen Enttäuschungserlebnisse möglichst schnell durch Stärkung des Selbstwertgefühls, durch Entlastung und Erfolgserlebnisse herauszuführen und ihm zu Selbststeuerung (Autonomie) und Eigenverantwortung auf einem gesünderen Niveau erwachsener Lebensmeisterung zu verhelfen. Dies gelingt durch eine konsequente Verknüpfung der psychoanalytischen Übertragungsanalyse mit originellen suggestivtherapeutischen Verfahren, die die Mobilisierung der persönlichen Lösungsressourcen des Patienten fördern.
Die Kombination beider Therapieansätze in einem integrierten Konzept führt nach bisherigen Beobachtungen zu einer Wirkungssteigerung im Sinne eines Synergieeffektes.
Eine angenehme Nebenwirkung des Verfahrens ist die weitgehende Entlastung der Therapeuten von Machtkämpfen und sonstigen affektiven Verwicklungen mit den Patienten.

Stationäre Psychotherapie psychoanalytisch-systemischer Orientierung

1. Gegenwärtige Situation

Für den psychoanalytisch orientierten Psychotherapeuten und seine Mitarbeiter ist die stationäre Behandlung von Patienten eine besondere Herausforderung: Sie erfordert ein ziemliches Maß an Aktivität seitens des therapeutischen Personals, nicht zuletzt in der Auswahl jeweils geeignet erscheinender Therapieelemente, sie erlaubt unterschiedliche Gestaltungen des therapeutischen Milieus und der verschiedenen Behandlungsangebote, und sie zwingt zur Konzentration auf einen Behandlungsplan und eine Umgangsform mit dem Patienten, die in sehr begrenzter Zeit therapeutischen Erfolg erwarten lassen.

Das traditionelle Konzept ambulanter psychoanalytisch orientierter Therapie bedarf kräftiger Modifikationen, um stationäre Behandlung leiten und steuern zu können. In den letzten Jahren verblasst die Vorbildfunktion der langfristigen ambulanten analytischen Therapie für die stationäre. Die Orientierung der stationären Arbeit am Modell der ambulanten langfristigen hat die Anpassung der stationären analytischen Therapie an das Moment der Kurzfristigkeit lange Zeit erschwert und behindert, zumal die jüngeren Therapeuten der klinischen Einrichtungen meist parallel in der Ausbildung nach dem Konzept langfristiger analytischer Behandlung waren und sind. Umso wichtiger war es, dass im letzten Jahrzehnt intensive Bemühungen um ein eigenständiges Konzept stationärer analytischer Psychotherapie erfolgten. Unter diesen Ansätzen kommt dem integrierten Modell Paul Janssens (1987) eine besondere Bedeutung zu. Janssen hat gezeigt, wie die Integration unterschiedlicher Behandlungsangebote durch ein unter psychoanalytischer Leitung stehendes Konferenzsystem erreicht werden kann. Er hat in seinem in Essen erprobten Modell

den Effekt von Gruppenarbeit sowohl auf der Patientenseite als auch auf der Seite des behandelnden Teams ausgeschöpft und spezifische Vorstellungen über die Bedeutung und Funktion der verschiedenen spezialtherapeutischen Angebote wie Mal- und Musiktherapie entwickelt und umgesetzt. Anregungen aus Gruppen- und Organisationsdynamik wurden so für die stationäre psychotherapeutische Arbeit nutzbar gemacht.
Die organisatorisch bereitgestellten einzelnen Angebote der jeweiligen stationären Einheit sind vorfindliche Strukturen für den Patienten, die unterschiedlich genutzt werden können. Zu diesen Angeboten gehört ein interdisziplinäres Behandlungsteam, das durch ein Konferenzsystem in einer geregelten Kommunikation und Kooperation steht. Das strukturelle Angebot wird durch das Verhalten und Handeln der verschiedenen therapeutischen Mitarbeiter konkretisiert. Die Wirkungen der Angebote (Behandlungselemente) können dadurch für den einzelnen Patienten bzw. für die Patientengruppe verstärkt, abgeschwächt und individualisiert werden.
Im Laufe der Diskussion der letzten Jahre ist eine ziemliche Konvergenz der behandlungsmethodischen Auffassungen im stationären psychoanalytischen Bereich trotz mancher Unterschiede erreicht worden.
Einigkeit herrscht darüber, dass ein hoher Grad von Flexibilität der Angebote und des Verhaltens der Mitarbeiter erforderlich ist, um mit den Patienten auf jedem Niveau ihres gegenwärtigen Erlebens und Verhaltens (Coping) – von der stark ambivalenten symbiotischen Position bis zur triangulären – in Kontakt zu treten und zu bleiben. Halt gebende, grenzsetzende und mannigfaltige weitere entfaltungsfördernde und -fordernde Verhaltensweisen sind in dieser Hinsicht je nach Situation angezeigt. Das Mehr-Personen-Angebot der Klinik und die Bereitstellung verschiedener Settings und Medien erlauben es, den unterschiedlichsten Eigenarten und Copingniveaus von Patienten Rechnung zu tragen. Dazu ist eine Integration von Verständnis und Intervention aller an der Behandlung beteiligten Mitarbeiterinnen und Mitarbeiter durch einen kontinuierlichen Informationsaustausch unter psychoanalytischer Steuerung durch einen Leiter erforderlich. Diese

Steuerung gelingt in kleinen stationären Einheiten leichter (vgl. Stephanos 1973) als in größeren.
Einige der Schwierigkeiten in größeren stationären Einheiten sollen aufgrund von Beratungs- und Supervisionserfahrungen des Verfassers kurz angesprochen werden.

2. Psychoanalytische Grundorientierung

Das Modell psychoanalytischer stationärer Behandlung impliziert eine gewisse Verpflichtung des gesamten Personals auf eine psychoanalytische Grundorientierung, auch wenn die Mitarbeiterinnen und Mitarbeiter nicht selbst im engeren Sinne psychoanalytisch therapeutisch tätig sind. Dabei ist jedoch häufig ziemlich offen, was dies methodisch praktisch für die verschiedenen Berufsgruppen hinsichtlich Verstehens und Handelns bedeutet.
Häufig wird »psychoanalytisch« als Ermunterung der Beschäftigung des Patienten allein oder in der Gruppe mit der Geschichte seiner Beschwerden und Beziehungserfahrungen verstanden, als Entfaltung seiner Symptommanifestation im jeweiligen Setting oder Gestaltungsmedium – mit der Gefahr, dass in den verschiedenen Settings viel über die Beschwerden, symptomatischen Erlebnis- und Verhaltensweisen der Patienten geredet, gestaltet und gehandelt wird, ohne dass es zu der analytisch nach Gill (1996) intendierten Distanzierung von der Übertragung durch Überprüfung anhand neuer Erfahrungen kommt, da die bisherige Misere stimmungsmäßig und verbal den stationären Raum stark dominiert und sich auch in den Beziehungskonflikten innerhalb der Patientengruppe und mit dem Personal massiv wiederholt.
Häufig fehlen klare methodische Orientierung und Kompetenz, wie der Überflutung mit negativen bisherigen Reaktionsweisen und ausgetauschten Erfahrungen entgegengewirkt werden kann, um die Distanzierung von den bisherigen pathologischen Überzeugungen und Verhaltensweisen zu erreichen. Statt der intendierten Analyse der aktuellen Übertragung findet häufig ein Machtkampf der Patienten untereinander und des Personals mit

den Patienten statt, was als Widerstandsanalyse missverstanden und verklärt wird.
Es fehlt häufig eine methodische Orientierung, wie man Patienten anleitet, sich den Beschwerden und der Geschichte ihrer Traumaverarbeitung dosiert zu nähern, welche Vorbereitungen, etwa im Sinne von Reddemann und Sachsse (1996), dazu angezeigt sind, um mit all dem sicherzustellen, dass der Patient mit seinen gesünderen gegenwärtigen Ich-Anteilen seine Leidensgeschichte *distanziert* wiederbelebt und gesünder neu verarbeitet. Das setzt spezifische Interventionskompetenzen der Mitarbeiter voraus, vor allem die Fähigkeit, mit den gesunden Ich-Anteilen der Patienten zu kommunizieren und das Versinken der Patienten oder der Patientengruppe in symptomatisch-regressivem Erleben und Verhalten zu verhindern.
Dazu ist aber ein methodisches Instrumentarium vonnöten, das im Rahmen der bisherigen psychoanalytischen Praxeologie kaum anzutreffen ist. Die verschiedenen psychoanalytischen Kurztherapiekonzepte konzentrieren sich auf Anleitungen zur Identifizierung von Beziehungsmustern (Übertragungsmustern). Damit bewegt sich die Behandlung thematisch weitgehend im Defizienzbereich. Die Therapeuten sind darauf eingestellt, die Patienten mit den wiederkehrenden Mustern ihrer pathologischen Anpassung zu konfrontieren: durch das Setting ihrer verschiedenen Angebote und ihre verbalen Interventionen.
Dies bringt die therapeutischen Mitarbeiter jedoch häufig in große Schwierigkeiten, die als Gegenübertragungsproblematik bekannt sind. Die Mitarbeiter sind in Verlegenheit, wie sie die von ihnen erlebten oft massiven Übertragungsäußerungen der Patienten an diese therapeutisch heilsam rückmelden sollen. An die Stelle der intendierten Übertragungsanalyse, das heißt Rückmeldung an die Patienten, tritt häufig das mehr oder minder gelingende Aushalten und Ertragen der belastenden symptomatischen Erlebens- und Verhaltensweisen der Patienten. Dies Nicht-Ansprechen der Übertragung wird unter missverständlicher Berufung auf Bions Begriff »Containing« gerechtfertigt. Diese Praxis führt zu starker emotionaler Belastung des Personals, häufig wider Willen zu aggressiven oder Rückzugstendenzen oder zu Gleichgültigkeits-

reaktionen und zu Machtkämpfen mit den Patienten – aus bester therapeutischer Absicht.

Die geschilderten Vorgänge lassen sich durch Teamkonferenzen unter psychoanalytischer Leitung oder durch psychoanalytische Supervision häufig nicht genügend aufarbeiten. Zumindest sind die Kosten der diesbezüglichen Anstrengungen hoch: viel Zeit und seelische Kraft aller Beteiligten, der therapeutischen Mitarbeiter, des psychoanalytischen Leiters oder Supervisors und der Patienten.

Häufig wird in solchem Zusammenhang dem Patienten oder der Patientengruppe eine besondere Beharrlichkeit der Symptomatik, eine besondere Aggressivität gegenüber den Therapeuten oder schlicht Unbehandelbarkeit naiv realistisch aufgrund der Gegenübertragung unterstellt, was zu therapeutischer Resignation und Arbeitsunzufriedenheit führt. Dabei wird übersehen, dass die geschilderten Erscheinungen und Verhaltensweisen den Patienten nicht einfach als Eigenschaften zugeschrieben werden können, sondern in erster Linie ein Artefakt der jeweiligen professionellen Vorgehens- und Umgangsweise der therapeutischen Mitarbeiter sind. In diesem interaktionellen Zusammenhang müssen sie gesehen, untersucht und diskutiert werden, wie Gill (1996), Thomä und Kächele (1985) betont haben (vgl. auch Fürstenau 1994). Wissenschaftstheoretisch ist dies eine Trivialität: Die Ergebnisse einer Beobachtung oder Intervention sind immer abhängig von dem Beobachtungsarrangement und der angewandten Methode. Darüber hinaus sind wir in der letzten Zeit überhaupt sensibler dafür geworden, dass psychogene Beschwerden in unterschiedlichen interaktionellen Situationen sehr unterschiedlich erlebt und dargestellt werden. Darauf basieren ja wesentliche Voraussetzungen der günstigen Beeinflussung von Beschwerden innerhalb einer therapeutischen Beziehung.

Die geschilderten Phänomene sind eine Folge zweier Einseitigkeiten der bisherigen psychoanalytischen Praxeologie.

3. Praxeologische Einseitigkeiten

Einmal ist die Diagnostik fast ausschließlich eine Krankheits- oder Störungsdiagnostik bis zu den neuesten Vorschlägen einer »Operationalisierten psychodynamischen Diagnostik« (Arbeitskreis OPD 1996). Die Einschätzung gesunder Ich-Anteile (Ressourcen) ist auch hier nur rudimentär, das heißt ungenügend berücksichtigt. Diagnostik heißt aber durch und durch – das heißt ganzheitlich, nicht partiell erkennen. Die Einseitigkeit hat wegen der Steuerungsfunktion gerade der operationalisierten Diagnostik fatale Konsequenzen. Denn der erkennende und verstehende Blick der therapeutischen Mitarbeiter wird dadurch fast ausschließlich auf die negativen Aspekte der Patienten gelenkt, zumindest erfolgt keinerlei methodische, systematische Lenkung des diagnostischen Blicks auf die positiven, gesunden bzw. gesundungsrelevanten Seiten von Patienten, obgleich doch Therapie, insbesondere analytische Therapie, nach der bekannten Formel »Arbeit mit den gesunden Ich-Anteilen« beinhaltet. Die psychoanalytische Verstehens- und Interventionskompetenz fußt also weitgehend auf dem negativen diagnostischen Blick. Kein Wunder, dass Ohnmachtsgefühle und therapeutische Resignation so schnell aufkommen.
Das ist umso folgenschwerer, als gerade Kurztherapie (ambulant wie stationär) die Anforderung stellt, schnell die möglichen Ansatzpunkte für eine therapeutische Mobilisierung innerhalb der Untersuchungssituation zu erkennen, um entsprechend aktiv kompetent zielgerichtet die Behandlung organisieren und intervenieren zu können.
Das Fehlen einer methodischen, systematischen Einstellung auf die gesunden Ich-Anteile und gesundungsrelevanten Ressourcen ist noch aus einem zweiten Grund besonders erstaunlich: Gerade die psychoanalytische empirische Forschung hat in den letzten Jahren sehr klar herausgearbeitet, welche Bedeutung für das Gelingen von Psychotherapie eine vom Patienten als hilfreich erlebte Beziehung darstellt. Das hat zu einer expliziten Diskussion der Bedeutung spezifischer und unspezifischer suggestiver Aspekte auch in psychoanalytischen Behandlungen geführt. Allerdings ist

diese Diskussion noch sehr am Anfang. Insbesondere das traditionelle Vorurteil gegenüber Hypnose, das auf 100 Jahre alte Erfahrungen zurückgeht, sozusagen Übertragungscharakter hat, steht einer intensiven Diskussion bis heute im Wege. Ohne hier im Einzelnen auf die von Luborsky (1988), Wallerstein (1990), Gill (1984, 1996), aber auch Pohlen und Bautz-Holzherr (1991, 1995) angestoßene Diskussion näher einzugehen, möchte ich direkt darauf zu sprechen kommen, dass der US-amerikanische Hypnosetherapeut Milton Erickson (Erickson, Rossi u. Rossi 1994) in den letzten 20 Jahren eine Psychotherapierichtung angestoßen hat, die von suggestivtherapeutischen Möglichkeiten in einer neuen auch für psychoanalytische Kurztherapien relevanten Form intensiv Gebrauch macht.

4. Suggestivtherapeutische Aspekte

Zu der Originalität Ericksons gehört vor allem das Aufspüren von Ansatzpunkten für veränderungsfördernde Interventionen. Während sich gerade in neuerer Zeit Empathie im psychoanalytischen Lager sehr als Betroffenheit, das heißt sentimental, versteht, liegt dem suggestivtherapeutischen Ansatz Ericksons der methodisch geschulte Blick auf die Ressourcen des jeweiligen Patientensystems zugrunde, der den Therapeuten befähigt, sämtliche Äußerungen des Patienten, insbesondere auch die pathologischen, unter dem Gesichtspunkt zu sehen, wie sie für dessen gesündere Weiterentwicklung nutzbar gemacht werden können (»Utilisationsprinzip«). Erst damit wird der Anspruch der Diagnostik, Patientensysteme fortlaufend »vollständig« im Blick auf Therapie zu erfassen, erfüllt.
Und ersichtlich ist eine dermaßen geleitete Form der Empathie unmittelbar therapieförderlich, operational, ohne das vorhin geschilderte psychoanalytische Kommunikationsproblem: Denn wenn ich Patienten vor allem in Hinblick auf ihre eigenen guten Absichten und Vorsätze, guten bisherigen Erfahrungen, erreichten Kompetenzen und ihre Entwicklungsmöglichkeiten beobach-

te und erlebe, kann ich mit ihnen frei kommunizieren, auch über ihre pathologischen Überzeugungen und Eigenheiten, indem ich diese, wie die Systemiker sagen, »positiv konnotiere« (vgl. Fürstenau 1994). Anstößige Erlebens- und Verhaltensaspekte werden als die bestmögliche Lösung des Patienten zur Zeit ihrer Entstehung, das heißt positiv, vom Therapeuten verstanden und dem Patienten dargestellt. Werden Übertragungsmuster in dieser Form Patienten angeboten, enthält dies implizit die Botschaft einer möglichen Überprüfung und Revision unter gegenwärtigen *anderen* Bedingungen. Dadurch wird eine kränkende, peinliche oder resignative Wirkung der Konfrontation vermieden und die Distanzierung vom bisherigen Übertragungsmuster eingeleitet.
Mit dieser positiven Grundeinstellung der Therapeuten ist eine Akzentverlagerung im Therapieprozess verbunden. Es geht dann nämlich nicht »zunächst und vor allem« um die Analyse der aktuell wirksamen Übertragung, wie in allen Formen der bisherigen psychoanalytischen Kurztherapie, sondern vorrangig um die Einstellung des Patienten auf Lösung, die je eigene persönliche Lösung, durch Aktivierung der entsprechenden persönlichen Ressourcen. Das geschieht zunächst dadurch, dass die Aufmerksamkeit des Patienten auf gegenwärtige und frühere »Ausnahmen« (de Shazer 1992 a) gelenkt wird, das heißt auf Situationen, in denen der Patient seine Beschwerden nicht oder weniger hat oder hatte, und auf die Umstände dieser Situation (Beobachtungsaufgaben), dann dadurch, dass der Patient angeregt wird, sich bewusst zu werden, welche Möglichkeiten er selbst hat, diese günstigen Umstände wahrscheinlicher zu machen oder zu schaffen. Schließlich wird er darauf vorbereitet, dazu ermuntert und dabei begleitet, die nötigen Handlungen auch wirklich zu tun (Verhaltensaufgaben).

In diesem Zusammenhang, das heißt auf dem Hintergrund der primären Lösungsorientierung, stoßen dann Patient und Therapeut auf die Übertragung als Angstbarriere oder sonstige Behinderung des Erreichens der angestrebten Lösung. Dieser Kontext motiviert den Patienten, seine pathologischen Überzeugungen und Eigenheiten zu überprüfen, um das angestrebte persönliche Ziel wirklich zu erreichen. Die Übertragungsanalyse steht dadurch jetzt hier in einem klaren therapiedynamischen Zusammenhang und hat damit große Chancen, vom Patienten als Aufgabe angenommen zu werden. Bekanntlich erleichtert das entschiedene Wollen eines persönlichen Ziels die Bereitschaft, etwas Neues zu wagen und Altes in Frage zu stellen. Auf dem Hintergrund solcher suggestiv-therapeutischen Überlegungen lässt sich dann auch ahnen, welch folgenschwerer Schritt es war, dass die Psychoanalyse bis heute darauf verzichtet hat, das Wollen als zentrale menschliche Potenz zu würdigen.

5. Gesprächsführung

Für die Gesprächsführung mit dem Patienten in der stationären Psychotherapie bedeutet dies, dass drei Fragen im Mittelpunkt des Interesses und Engagements aller therapeutischen Mitarbeiter stehen:

1. Vor welcher Aufgabe der Lebensmeisterung, die in seinem individuellen Entwicklungsprozess ansteht, schreckt der Patient zurück? Die Beschäftigung mit dieser Frage impliziert eine gemeinsame Erkundung der gegenwärtigen Lebenssituation des Patienten, seines Beziehungsnetzes, seiner Pläne, Absichten und der von ihm erlebten Schwierigkeiten einschließlich gegebenenfalls der Schwierigkeit, sich überhaupt mit diesen Fragen zu befassen (Negativismus). Wichtig ist, dass die Therapeuten durch ihr Interesse daran bekunden, dass sie das Gespräch über diese Fragen für entscheidend wichtig halten, um dem Patienten zu mehr seelischer Gesundheit zu verhelfen.

2. Zu welcher *regressiven* Lösung im Sinne von Copingstrategie, Übertragungsmuster, pathologischen Überzeugungen und Verhaltensweisen geht der Patient angesichts der zu bewältigenden Lebensaufgabe zurück? Die Beantwortung dieser Frage führt einmal zu einem Verständnis des gegenwärtigen Copingniveaus des Patienten, um sich darauf im Umgang mit ihm genau einstellen zu können, andermal gibt sie den Informationsrahmen, um das Übertragungs-(Coping-)Muster zu iden-

tifizieren und den Prozess der Distanzierung von der Übertragung durch positiv konnotierende Rückmeldung einzuleiten.
Was den Umgang mit dem anfänglichen regressiven Copingniveau des Patienten betrifft, das heißt den verbalen und handelnden Umgang mit seiner Symptomatik und Verhaltenseigenart, verfügt die systemische Therapie über ein technisches Repertoire, das solch psychoanalytische Begriffe wie »Annehmen«, »Halt geben«, »Grenzen setzen«, »mütterliche« bzw. »väterliche Funktionen ausüben« operationalisiert. Diese Interventionen werden unter – zunächst leicht missverständlichen – Überschriften wie »Symptomverschreibung« und »Paradoxe Intervention« zusammengefasst. Dem liegt die Überlegung zugrunde, dass eine unmittelbare Behebung von Symptomen durch therapeutische Intervention wenig Chancen hat, da der Patient in seiner je gegenwärtigen Verfassung die Symptome zur Aufrechterhaltung seiner wenn auch beschränkten Funktionsfähigkeit braucht. Dementsprechend hat der Patient einerseits einen mehr oder minder starken Drang, die Beschwerden loszuwerden, andererseits mehr oder minder latent große Angst, ohne den Schutz der Symptome die betreffende Lebensaufgabe nicht bewältigen oder die betreffende Situation nicht ertragen zu können. Unter diesen Umständen kann die Verschreibung der Symptome in einer angemessenen Form für den Patienten eine markante Entlastung bedeuten, die ihn instand setzt, sich den Fragen seiner persönlichen Zielsetzung und der Ressourcen intensiver zuzuwenden.

3. Die dritte Frage ist schließlich: Wie können wir dem Patienten durch unsere Angebote und unser Verhalten helfen, die Barriere zu überwinden und den anstehenden Entwicklungsschritt zu tun? Welche Ressourcen des Patienten und welche Ressourcen der Klinik können dafür mobilisiert werden? Damit ist sowohl eine Richtung der weiteren Gesprächsführung mit dem Patienten in den verschiedenen Settings vorgegeben, nämlich: Erkundung und Mobilisierung der persönlichen Ressourcen des Patienten, als auch eine Anleitung, die Ressourcen

der Klinik möglichst passend für den Patienten auszuwählen und zu gestalten einschließlich des Interventionsverhaltens der Therapeuten. Dabei stehen die Förderung und Verstärkung positiver (gesünderer) neuer Erfahrungen in der Klinik und die Begrenzung negativer im Vordergrund.

Die Beschäftigung mit diesen drei Fragen konturiert ein Behandlungsprogramm, eine therapeutische Botschaft an den Patienten, sich von den persönlichen Zielen, Wünschen und Ressourcen her das bisherige Erleben und Verhalten kritisch anzusehen und neue Erfahrungen experimentierend auf der Station in den verschiedenen Settings und Medien und gegebenenfalls außerhalb zu machen und zu bewerten. Die klare auf Gesundung und bessere künftige Lebensmeisterung ausgerichtete Grundeinstellung und Gesprächsführung ist nach diesem Konzept *allen* Teammitgliedern *gemeinsam.* Sie ist ersichtlich nicht an eine spezifische psychoanalytische Fachkompetenz gebunden, das heißt den nicht-psychoanalytisch vorgebildeten Mitarbeitern leicht zu vermitteln; sie konkretisiert das Konzept der hilfreichen Beziehung und gibt der Behandlung der Patienten einen Rahmen, der die Auseinandersetzung mit bewussten Zielen, Wünschen und Schwierigkeiten der Lebensgestaltung in den Vordergrund rückt. Dadurch wird, wie erwähnt, die Motivation geweckt und gestärkt, die überkommenen pathologischen Überzeugungen und Verhaltensweisen zu überprüfen – zu entkräften im Sinne von Weiss, Sampson et al. (1986) – und durch gesündere zu ersetzen.

6. Schlussbemerkung

Dies ist ein Versuch, in aller Kürze einen Einblick in das Konzept einer lösungsorientierten psychoanalytisch-systemischen stationären Psychotherapie zu geben einschließlich der Begründung für diese Integration fokaler übertragungsanalytischer Aspekte mit systemischen Einstellungen und Interventionsweisen. Allerdings liegt der Teufel – wie überall – auch hier im Detail.

Die Therapeuten als Erfolgsfaktor der Psychotherapie

Einer der wichtigsten Befunde der empirischen Psychotherapieforschung der letzten Zeit ist die Bedeutung der hilfreichen Beziehung für die Voraussage des Erfolgs von Psychotherapie. Gemeint ist damit die Überzeugung des Patienten oder der Patientin, dass der betreffende Therapeut oder die an der Behandlung beteiligten Therapeuten unterschiedlicher Profession ihm oder ihr helfen können. Für die Therapeuten ergibt sich als erste wichtige Aufgabe, den Klienten oder die Klientin zu überzeugen, dass sie, die Therapeuten, für ihn bzw. sie hilfreich und förderlich sind bzw. sein werden innerhalb der weiteren Behandlung.

Damit rückt die Kontaktfähigkeit der Therapeuten in den Mittelpunkt des Interesses, ihre Fähigkeit, mit unterschiedlichen Patienten Kontakt herzustellen und aufrechtzuerhalten, um die beabsichtigte Wirkung auf die Patienten auszuüben. Dies bedeutet praktisch, dass Therapeuten und Patienten zueinander passen müssen. Je früher und klarer sich die Überzeugung, zueinander zu passen und miteinander produktiv arbeiten zu können, einstellt, desto besser, und im Gegenteil: Je früher aus einem Nicht-Passen durch Therapeutenwechsel Konsequenzen gezogen werden, desto besser für beide Parteien der Beziehung. Dieser zu den so genannten unspezifischen Faktoren der Therapeut-Patienten-Beziehung gerechnete Gesichtspunkt der Überzeugung, sich innerhalb einer hilfreichen Beziehung zu bewegen, wird gegenüber den spezifischen Beziehungsaspekten, der Diagnostik und Behandlungsmethodik der Therapeuten, häufig unterbewertet und damit vernachlässigt.

Einige weitere für das Zueinanderpassen von Therapeuten und Patienten relevante Beobachtungen aus behandlungsmethodischen Seminaren und Supervisionen sollen kurz angesprochen werden.

Häufig sind analytisch orientierte Therapeuten im Gespräch mit den Patienten ziemlich umständlich und distanziert. Dies zeigt

sich besonders bezüglich der zentralen Aufgabe in psychoanalytischen Therapien: der Identifizierung und Rückmeldung des Musters der Übertragung (der pathologischen Überzeugungen und Eigenheiten) an die Patienten. Schon die Identifizierung (Bestimmung) des Übertragungs- oder Copingmusters bereitet Schwierigkeiten. Die Kenntnis der in den kurztherapeutischen analytischen Behandlungskonzepten entwickelten Anleitungen zur Bestimmung des zentralen Beziehungskonflikts bzw. Musters der pathologischen Anpassung (vgl. Arbeitskreis OPD 1996, 48 ff.) ist bisher in der Praxis nicht sehr verbreitet.
Eine weitere Schwierigkeit ist die Rückmeldung des Übertragungsmusters an den Patienten. Die Therapeuten sehen sich häufig massiven pathologischen Beziehungsmanövern von Patienten ausgesetzt und sind dann in Verlegenheit, wie sie das Übertragungsmuster an den Patienten zum Zwecke der Einleitung der Distanzierung des Patienten von seinen bisherigen pathologischen Überzeugungen und Eigenheiten rückmelden sollen. Sie fürchten, den Patienten durch die Rückmeldung zu kränken, wütend zu machen oder depressiv-resignativ. Daher meinen sie, sie sollten die von ihnen erlebten massiven eigenen (Gegenübertragungs-)Reaktionen bei sich behalten, höchstens im Kollegenkreis oder im Team preisgeben mit der Hoffnung, dass es zu einem späteren Zeitpunkt möglich sein würde, mit dem Patienten darüber zu sprechen. Dabei berufen sie sich auf Bions Begriff des »Containing«, der zur Beschreibung der Mutter-Baby-Beziehung entwickelt wurde und die Empathie der Mutter meint, vorsprachliche Äußerungen des Babys hinsichtlich ihres Stimmungsgehaltes intuitiv zu verstehen, zu verarbeiten und in einer für das Kind angemessenen Form zu beantworten. Statt einer »angemessenen« Reaktion kommt es in den hier diskutierten Fällen eher zu einer Beziehungsverweigerung, einem Nicht-Reagieren, in Form von mühsam kontrollierter oder durch Rückzug regulierter Wut der Therapeuten.
Eine weitere Reaktion der Therapeuten im Kollegenkreis ist dann häufig, dem Patienten naiv-realistisch die negativen Eigenschaften zuzuschreiben, die man in der Beziehung mit ihm »gegenübertragungsmäßig« erlebt. Wenn der Patient nicht als massiv aggressiv

oder gar unbehandelbar diagnostiziert wird, wird die Verhaltensweise des Patienten zumindest als markanter Widerstand verstanden.

Häufig ergeben sich im Verlauf der Behandlung weiter Machtkämpfe der Therapeuten mit den Patienten, die die Therapeuten immer mehr vom angestrebten Modell entfernen, dem Patienten neutral durch Interpretation unbewusste Zusammenhänge zu erschließen. Da Erscheinungsbild und Verhalten der Patienten von der Methodik des Umgangs der Therapeuten wesentlich mitbestimmt werden – handelt es sich doch um eine Interaktion, an der beide Parteien beteiligt sind, die Therapeuten eben durch die von ihnen angewandte Methodik –, sollten die Therapeuten diese ihre jeweilige – offensichtlich nicht passende – Methode nicht immer weiter anwenden, sondern die geschilderten Beobachtungen aus dem Behandlungsprozess zum Anlass nehmen, ihre Methode zu ändern, um wieder in eine neutrale Position gegenüber dem Patienten zu kommen. Zu solch einer Änderung des Umgangs können Überlegungen anregen, welch »positiver« Sinn dem – vermeintlich »negativen« – Verhalten des Patienten zugrunde liegen könnte (positive Konnotation). Dies gebietet der Respekt vor dem Patienten als Person eigener Art und die Verpflichtung der Therapeuten, ihrerseits das Bestmögliche zu tun, um den Heilerfolg zu erreichen.

Diese Überlegungen gelten besonders für alle kurztherapeutischen Verfahren wie die stationäre Psychotherapie. Denn möglichst kurze Therapie meint nicht: Therapie mit Gewalt in Form von Machtkämpfen.

Zu der geschilderten Schwierigkeit, Machtkämpfe, abwertende Eigenschaftsbeschreibungen und stagnierende oder maligne Behandlungsverläufe zu vermeiden, trägt eine Eigenheit psychoanalytischer Therapie wesentlich bei: die einseitige Orientierung an Mängeln der Patienten (Defizienzorientierung). Die psychoanalytische Diagnostik ist entgegen dem Wortsinn, der eine »Durch-und-durch-Erkenntnis«, das heißt eine ganzheitliche Erkenntnis unter dem Gesichtspunkt von Therapie, meint, einäugig: Sie lehrt die Therapeuten nur die pathologische Seite der Patienten deutlich und klar sehen; auf dem anderen Auge ist sie blind und über-

sieht die gesunden Ich-Anteile und persönlichen Ressourcen der Patienten (selbst in der kürzlich vorgelegten »Operationalisierten psychodynamischen Diagnostik«, Arbeitskreis OPD 1996).
Die Therapeuten werden durch die einseitige Krankheits- und Störungsdiagnostik gehindert, einen »positiven« Blick für die gesundungsrelevanten Seiten der Persönlichkeit des Patienten zu entwickeln und zu trainieren. Die massive Defizienzorientierung führt folgerichtig sehr leicht und schnell zu Ohnmacht, Überforderung und massiver Betroffenheit auf der Seite der Therapeuten, da die pathologiebezogenen Eindrücke und Einschätzungen nicht durch den Blick auf die gesunden und gesundungsrelevanten anderen Persönlichkeitsanteile balanciert und relativiert werden. Damit sinkt das Zutrauen der Therapeuten, den Patienten beim Vollzug des jeweils nächsten Entwicklungsschrittes helfen zu können.

Das macht deutlich, welche Bedeutung der »positive« Blick für das Gelingen von Psychotherapie hat. Statt weitgehend, wie es in der psychoanalytischen Therapie geschieht, mit dem Patienten über seine pathologischen Anteile zu reden, wäre eine Gesprächsführung für den Behandlungserfolg entscheidend wichtig, die sich an das reflektierende (beobachtende, gesunde) Ich des Patienten wendet und mit ihm zusammen seine pathologischen wie seine gesundungsrelevanten Anteile (Ressourcen) thematisiert. Ein solcher Umgang verhilft dem Patienten zur Kontrolle (Relativierung) seiner Regressionstendenzen. Und dies wäre nicht nur für den Patienten gut, sondern auch – ersichtlich – für die seelische Verfassung des Therapeuten. Beiden würde eine solche Gesprächsführung Entlastung und die Chance der Konzentration auf produktive therapeutische Zusammenarbeit bringen. Beide könnten dann mehr Zutrauen zur Behandlung entwickeln und erkennbare Ansatzpunkte für ein Selbstwert steigerndes Gespräch über Ziele, Pläne, Wünsche des Patienten aufgreifen und weiterverfolgen. In diesem Rahmen wäre das Gespräch über die Hindernisse auf dem Weg zur Erreichung der nächsten Lebensziele, das heißt über die bisherigen pathologischen Überzeugungen und Verhaltensweisen (Beschwerden und deren Hintergründe), sinnvoll, für Patienten wie Therapeuten plausibel, motiviert und chancenreich. Wird die Therapie beidäugig in dem geschilderten Sinne geführt, ergeben sich für die Therapeuten in verschiedenen therapeutischen Settings drei Fragen, die das Gespräch mit den Patienten bestimmen:

Die erste Frage ist: Vor welchen Aufgaben der Lebensmeisterung, die in ihrem individuellen Entwicklungsprozess anstehen, schrecken die Patienten zurück? Die Beschäftigung mit dieser Frage impliziert eine gemeinsame Erkundung der gegenwärtigen Lebenssituation der Patienten, ihres Beziehungsnetzes, ihrer Pläne, Absichten und der von ihnen erlebten Schwierigkeiten einschließlich gegebenenfalls der Schwierigkeit, sich überhaupt mit diesen Fragen zu befassen (Negativismus). Durch ihr Interesse an diesen Themen bekunden die Therapeuten, dass sie das Gespräch über diese Frage für entscheidend wichtig halten, um dem Patienten zu mehr seelischer Gesundheit zu verhelfen.

Die zweite Frage ist: Auf welche regressive Lösung im Sinne von Copingstrategie, Übertragungsmuster, pathologischen Überzeugungen und Verhaltensweisen greifen die Patienten angesichts der jeweils zu bewältigenden Lebensaufgabe zurück? Die Beantwortung dieser Frage führt einmal zu einem Verständnis des gegenwärtigen Copingniveaus der Patienten, um sich darauf im Umgang mit ihnen genau einstellen zu können, zum anderen gibt sie den Informationsrahmen, um das Übertragungs-(Coping-)Muster zu identifizieren und den Prozess der Distanzierung von der Übertragung durch eine für die Patienten annehmbare Rückmeldung einzuleiten.

Was den Umgang mit dem anfänglichen regressiven Copingniveau der Patienten betrifft, das heißt den verbalen und handelnden Umgang mit Beschwerden und Verhaltenseigenarten, führt die Überlegung weiter, dass eine unmittelbare Behebung von Symptomen durch therapeutische Intervention wenig Chancen hat, da die Patienten in ihrer gegenwärtigen Verfassung die Symptome zur Aufrechterhaltung ihrer wenn auch beschränkten Funktionsfähigkeit offensichtlich brauchen. Dementsprechend haben die Patienten einerseits einen mehr oder minder starken Drang, die Beschwerden loszuwerden, der sich als Druck auf die Therapeuten auswirkt, andererseits mehr oder minder latent große Angst, ohne den Schutz der Symptome die betreffende Lebensaufgabe

nicht bewältigen oder die betreffende Situation nicht ertragen zu können.
Unter diesen Umständen kann eine markante Entlastung dadurch erreicht werden, dass die Therapeuten den Patienten bestätigen, dass ihre gegenwärtigen (pathologischen) Überzeugungen und Verhaltensweisen die bestmögliche Lösung darstellen, die sie zur Lebensmeisterung aufgrund ihrer bisherigen Erfahrungen gefunden haben, und dass es wichtig sei, die Beschwerden und Verhaltensweisen so lange zu akzeptieren, bis sie sicher seien, sie nicht mehr zu brauchen und durch bessere ersetzen zu können. Und das würde einige Zeit dauern. Diese Zeit kann dann, was die Beschwerden betrifft, genutzt werden, um die Aufmerksamkeit der Patienten darauf zu richten, in welchen Situationen, unter welchen Umständen die Beschwerden nicht oder weniger auftreten, also nicht »gebraucht« werden. Das wiederum kann zu Überlegungen führen, wie diese günstigen Umstände auch in bisher gemiedenen oder mit Angst verbundenen Situationen hergestellt werden könnten. Ein solcher Umgang mit den Beschwerden und Eigenheiten führt zu einem vertieften Verständnis für ihre Funktion innerhalb interaktioneller Lebenssituationen und mindert den Veränderungsdruck. Dadurch wiederum werden die Patienten freier, sich Fragen ihrer persönlichen Zielsetzung und neuen besseren Erfahrungen innerhalb und außerhalb der Therapie zuzuwenden.
Die dritte Frage ist schließlich – wie bereits im vorhergehenden Kapitel formuliert: Wie können wir dem Patienten durch unsere Angebote und unser Verhalten helfen, die Barriere zu überwinden und den anstehenden Entwicklungsschritt zu tun? Welche Ressourcen des Patienten und welche Ressourcen der Klinik können dafür mobilisiert werden? Damit ist sowohl eine Richtung der weiteren Gesprächsführung mit dem Patienten in den verschiedenen Settings vorgegeben, nämlich: Erkundung und Mobilisierung der persönlichen Ressourcen des Patienten, als auch eine Anleitung, die Ressourcen der Klinik möglichst passend für den Patienten auszuwählen und zu gestalten einschließlich des Interventionsverhaltens der Therapeuten. Dabei stehen die Förderung und Verstärkung positiver (gesünderer) neuer Erfahrungen in der Klinik und die Begrenzung negativer im Vordergrund.

Die Beschäftigung mit diesen drei Fragen konturiert ein Behandlungsprogramm, eine therapeutische Botschaft an den Patienten, sich von den persönlichen Zielen, Wünschen und Ressourcen her das bisherige Erleben und Verhalten kritisch anzusehen und neue Erfahrungen experimentierend auf der Station in den verschiedenen Settings und Medien und gegebenenfalls außerhalb zu machen und zu bewerten. Die klare auf Gesundung und bessere künftige Lebensmeisterung ausgerichtet Grundeinstellung und Gesprächsführung ist nach diesem Konzept *allen* Teammitgliedern *gemeinsam.* Sie ist ersichtlich nicht an eine spezifische psychoanalytische Fachkompetenz gebunden, das heißt den nicht-psychoanalytisch vorgebildeten Mitarbeitern leicht zu vermitteln; sie konkretisiert das Konzept der hilfreichen Beziehung und gibt der Behandlung der Patienten einen Rahmen, der die Auseinandersetzung mit bewussten Zielen, Wünschen und Schwierigkeiten der Lebensgestaltung in den Vordergrund rückt. Dadurch wird, wie erwähnt, die Motivation geweckt und gestärkt, die überkommenen pathologischen Überzeugungen und Verhaltensweisen zu überprüfen – zu entkräften im Sinne von Weiss, Sampson et al. (1986) – und durch gesündere zu ersetzen.

Neue Aufgabenfelder für die Psychoanalyse

Supervision auf dem steinigen Weg zu neuen Arbeitsfeldern

Supervision ist eine Tätigkeit, die sich erst in den letzten Jahrzehnten in unserer Gesellschaft entwickelt hat. Um das Originelle des Phänomens »Supervision« zu verstehen, empfiehlt es sich, auf die Ursprungssituation zurückzugehen. Ursprünglich war Supervision eine neue Form der Praxisanleitung, weil sich herausgestellt hat, dass weder intellektuelle Instruktion noch handwerkliche Ausbildungsformen der Aufgabe gerecht wurden, jungen psychoanalytischen Therapeuten oder Sozialarbeitern bei der Bewältigung ihrer ersten beruflichen Praxissituationen genügend zu helfen und sicherzustellen, dass sie das theoretisch Gelernte auch angemessen in die Praxis umsetzen. Psychotherapeutisch oder sozialarbeiterisch tätig zu sein, stellte sich als eine die Person des Beraters sehr involvierende Tätigkeit heraus. Verwicklungen mit den Klienten und persönliche Belastungen für den Therapeuten oder Sozialarbeiter erforderten eine ausbildungsmäßige Begleitung, die auf die konkreten Ereignisse in der Beziehung zwischen einem Therapeuten oder Sozialarbeiter und seinem Klienten oder seiner Klientin fokussiert ist.

Schnell ergab sich dann, dass Verwicklungs- und Belastungssituationen nicht nur innerhalb der Ausbildung, sondern auch später bei der beruflichen Arbeit häufig vorkommen, sozusagen ein ständiges Berufsrisiko dieser Berufsgruppen darstellen. Diese Beobachtung führte zu der weiteren Entdeckung, dass es sich eigentlich nicht um ein besonderes Problem von mit Klienten arbeitenden Berufen handelt, sondern dass bei allen Betätigungen, wo Menschen mit Menschen zusammenarbeiten, das heißt in allen Kooperationsbeziehungen, Verwicklungen und Belastungen entstehen, die Beratungsbedürfnisse provozieren. So entwickelte sich die Praxisanleitung von Therapeuten und Sozialarbeitern zu einem Instrument konkreter situationsbezogener Hilfe in schwierigen Kommunikations- und Kooperationsbeziehungen und -situationen unterschiedlichster Art.

Daraus ergaben sich weitere Schritte der Ausdehnung des Anwendungsfeldes von Supervision. Nicht nur die Arbeit mit Einzelnen, die man heute im Wirtschaftsbereich häufig »Coaching« nennt, sondern auch die Arbeit mit Gruppen von Angehörigen desselben Berufs, die an verschiedenen Orten ähnliche Arbeit tun, erwies sich als praktikable Form supervisorischer Hilfe und Förderung.

Es lag dann nahe, dies originelle erfolgreiche Verfahren auch auf Arbeitsgruppen, Teams, Projektgruppen auszudehnen, die in bestimmten Organisationen miteinander in unterschiedlichen beruflichen und organisatorischen Funktionen zusammenarbeiten. Dies bedeutete den Schritt von der berufshomogenen zu berufsheterogenen, interdisziplinären Zusammensetzung der Klientel in konkreten Supervisionssituationen. Damit war dann die berufliche Übereinstimmung des Supervisors mit seinen Klienten aufgehoben. So wie Manager nicht sämtliche Berufe absolviert haben können, die ihre Mitarbeiter jeweils repräsentieren, ist der Supervisor unter diesen Umständen nicht mehr von vornherein in beruflicher Übereinstimmung mit allen seinen Klienten, höchstens mit einem Teil von ihnen. Die logische Konsequenz dieser Entwicklung ist, dass Supervision wohl ein neuer eigener Beruf sein muss, solange man an Berufen und den mit ihnen verbundenen Vorstellungen von Professionalität, Standards und Regularien festhält.

Das heißt, dass für die Tätigkeit des Supervisors der eigene Grundberuf an Bedeutung verliert und neue Kompetenzen für ihn wichtig werden, die den Umgang mit sehr unterschiedlichen Rahmenbedingungen seiner Arbeit betreffen. Letztlich geht es um die Fähigkeit, sich auf die Eigenart der Klientel, das heißt der Auftrag gebenden Organisationen, so einzustellen, dass eine fachlich angemessene supervisorische Tätigkeit in dem betreffenden Kontext möglich wird. Dies erfordert wiederum, mit der Klientenorganisation so umzugehen und zu verhandeln, dass diese ihrerseits die Supervisionsbeziehung aus ihrem Selbstverständnis heraus für sinnvoll erachtet und bereit ist, sich auf dies neue Beziehungssystem, eben die Supervision, einzulassen und sie in ihrem Rahmen zu konstituieren.

Die letzte mögliche Ausweitung des Berufsfeldes des Supervisors ist schließlich die Beteiligung an Unternehmensentwicklungsprojekten, die die Gesamtheit einer größeren Organisationseinheit mit vielen Gliederungen und Arbeitsgruppen in vielfältiger Hinsicht umfassen. Ein wichtiger Aspekt solcher Unternehmensentwicklungsprojekte ist Personalentwicklung.
Vergegenwärtigt man sich diese Geschichte der bisherigen und der künftig möglichen Ausweitung des Tätigkeitsfeldes von Supervisorinnen und Supervisoren, dann ist klar, dass es sich vom sozialen (organisatorischen) Kontext her um potenziell äußerst verschiedene Situationen handelt. Mit dieser Spannweite unterschiedlicher Kontexte für Supervision umzugehen ist eine der Hauptherausforderungen an Supervisorinnen und Supervisoren, sofern sie sich nicht auf bestimmte Anwendungsfelder beschränken, mit denen sie, sei es durch Vorbildung, sei es durch Erfahrung, gut vertraut sind.
Zu dieser Spannweite von Unterschiedlichkeit kontrastiert der durchgängige gemeinsame Fokus jeglicher Supervisionstätigkeit: an Orten, wo Menschen mit Menschen zusammenarbeiten, Kommunikation und Kooperation durch einen Brückenschlag zwischen dem persönlichen Erleben der Arbeitenden und den Aufgaben und Anforderungen der Arbeitssituation zu fördern, die Fähigkeit der miteinander Arbeitenden, ihre Arbeit erfolgreich und persönlich befriedigend zu tun, zu entwickeln und damit zu Selbstreflexion, Motivation und Weiterentwicklung in der betreffenden Organisation beizutragen.
Ein solches Förderungsangebot im Sinne einer klar umrissenen Dienstleistung mit eigener Methodik gewinnt potenziell in dem Maße an Bedeutung, wie die Arbeitswelt strategisch und operativ unter starkem Veränderungs- und das heißt Weiterentwicklungsdruck steht. Das ist gegenwärtig bei uns, wie wir wissen, in hohem Maße der Fall. Werfen wir einen kurzen Blick auf den Arbeitsbereich in unserer Gesellschaft, die Kundenumwelt der Supervision!

1. Der so genannte Non-Profit-Bereich gemeinnütziger, sozialer, therapeutischer, karitativer, aber auch kommunaler und staatlicher administrativer Dienstleistung sieht sich zuneh-

mend dem Druck zu effizientem wirtschaftlichem Management, zum Teil auch in konkurrenz-, das heißt marktähnlichen Situationen, ausgesetzt. Ein Modernisierungsschub in Richtung auf mehr Transparenz, Vergleichbarkeit und betriebswirtschaftliche Spezifizierung ist deutlich. Gesichtspunkte der Qualitätssicherung und Evaluation werden künftig eine größere Rolle spielen und Wirkung auf das Management, die Arbeitsorganisation und Personalführung haben. Ohne strukturelle Veränderungen, Einstellungsänderungen beim Personal auf allen Ebenen und einen hohen Grad von Selbstreflexion der jeweiligen Organisation wird dies nicht zu bewältigen sein. Der Beratungsbedarf nimmt hier schon gegenwärtig zu. Das impliziert auch beträchtliche Chancen für Supervision. Bereiche, die bisher nur sektoriell mit Supervision Kontakt hatten, wie öffentlich-rechtliche Dienstleistungen, werden zu potenziellen Klienten von Supervision.

2. Die stärkste Rezession seit Kriegsende hat im Bereich der an Markt und Geld orientierten Produktions- und Dienstleistungsunternehmen strukturelle Veränderungen eingeleitet, deren Verlauf und Ende noch nicht abzusehen ist, wenngleich man erwarten kann, dass sich der Veränderungsimpuls mit dem konjunkturellen Aufschwung wieder abschwächen wird (vgl. Wimmer 1994 a,b). Nüchterne Überprüfung der eigenen Marktposition, strikte Kundenorientierung, Konzentration auf das Kerngeschäft, Überprüfung aller Tätigkeiten auf ihren Anteil an der Wertschöpfung, Dezentralisierung mit Verlagerung der wirtschaftlichen Verantwortung nach unten in selbstständig agierende überschaubare Einheiten, Verringerung der Hierarchiestufen markierten schlagwortartig massive Umstrukturierungsprozesse, die in unterschiedlichen Unternehmen unterschiedlich stark in Angriff genommen werden. Damit sind gravierende Veränderungen im Bereich der Personalpolitik, Personalentwicklung, Personalführung und Arbeitsorganisation verbunden, die an sämtliche Mitarbeiter massive Anpassungsanforderungen stellen und mit mehr oder minder starken persönlichen Belastungen verbunden sind. Kommuni-

kation und Kooperation verlangen künftig Kompetenzen und Einstellungen, die bisher vielerorts nicht gefordert oder erwünscht waren. Auf Personalführung und Personalentwicklung kommen Aufgaben zu, die schwer ohne Hilfe von außen gelöst werden können. Nur begrenzt werden interne Ressourcen der Unternehmen dazu ausreichen.

3. Innerhalb dieses Bereiches sei ein bestimmter Teil noch besonders hervorgehoben, für den persönliche Verwicklungen und Belastungen naturgemäß charakteristisch sind: Familienunternehmen. In vielen deutschen Familienunternehmen steht gegenwärtig der Übergang von der Nachkriegs-Gründergeneration auf die nächste Generation an. Wie wir wissen, ist dieser Übergang häufig mit starken Kommunikations- und Kooperationsproblemen verbunden, da zu üblichen Arbeitskonflikten jeweils die familiäre Verwicklung als Komplikation noch hinzukommt. Für die Unternehmen sind diese Verhältnisse ebenso nachteilig wie für die beteiligten Personen belastend. Hier ist ein wichtiger potentieller Markt für externe Supervision, sofern sich die Supervisorinnen und Supervisoren auf die Eigenart dieser Unternehmen einzustellen vermögen (vgl. Wimmer u. a. 1996).

Nach diesem kurzen Überblick über die Situation in der Arbeitswelt besteht offensichtlich kein Mangel an potenziellen Klienten für Supervision, selbst wenn man in Rechnung stellt, dass nach wie vor viele Unternehmen vor entschiedener Marktanpassung und struktureller Veränderung zurückschrecken und höchstens halbherzige Entwicklungsschritte tun. Die Nöte, in die diese Unternehmen mit dieser Strategie kommen, zwingen auch sie früher oder später, Hilfe von außen in Anspruch zu nehmen. Dabei werden sie aber versuchen, wie dies auch bisher schon oft geschieht, den Handlungsspielraum und die Arbeitsbedingungen für Supervision sehr eng zu gestalten. Supervision wird unter diesen Umständen freiwillig oder notgedrungen leicht zu einem Instrument der Stabilisierung unbefriedigender, spannungsvoller und langfristig nicht überlebensfähiger Unternehmenszustände. Hier ist das vorhin angesprochene Verhandlungsgeschick der Supervisoren

sehr gefordert, allerdings auch ihre Kompetenz, solche Verhältnisse möglichst schnell und genau zu durchschauen.
Blickt man jetzt kurz auf die Konkurrenten am Markt, dann sind dies in erster Linie gruppendynamische Trainer und Anbieter von Fortbildungsseminaren sowie Unternehmensberater, die gruppendynamische mit betriebswirtschaftlich-organisatorischen Aspekten in einer umfassenden systemischen Beratungsmethodik integrieren. Das Profil der Supervision lässt sich am Vergleich mit diesen beiden Konkurrenten herausarbeiten.
Wie vorhin ausgeführt, war Supervision ursprünglich personenzentriert und berufsorientiert. Die diesbezüglichen Kompetenzen von Supervisoren bleiben für die Einzelberatung von Fach- und Führungskräften (Coaching) nach wie vor relevant. Auf dem Weg von der Einzelsupervision über die berufshomogene Gruppensupervision zur interdisziplinären Teamsupervision stehen Supervisoren vor der Herausforderung, weitere Kompetenzen hinzuzulernen, die für die Förderung von Kooperation unter komplexen Bedingungen erforderlich sind. Es geht jetzt darum, den konkreten Kontext und die konkreten Aufgaben der Mitarbeiterinnen und Mitarbeiter der betreffenden Organisation zu erfassen.
Damit ist eine gewisse Relativierung der persönlichen beruflichen Identität der einzelnen Mitarbeiter in Richtung auf stärkere Flexibilität und Elastizität verbunden. Beschäftigungspolitisch wird es in Zukunft noch mehr auf die Fähigkeit der Mitarbeiter ankommen, sich in neue spezifische Arbeitsanforderungen und vor allem Kooperationsbedingungen gut und schnell hineinzufinden, eine Ausweitung von Anforderungen, die bisher eher Repräsentanten der Führungsebenen vorbehalten waren. Für die supervisorische Begleitung solcher Entwicklungsprozesse am Arbeitsplatz verfügen Supervisorinnen und Supervisoren im Unterschied zu Gruppendynamikern und Fortbildnern über den Vorteil, auf eine unmittelbare Fokussierung der konkreten Arbeitsbeziehungen ausgerichtet zu sein. Wie die miteinander arbeitenden Personen ihre reale Arbeitssituation erleben, was sie für Erwartungen, Einstellungen und Zielsetzungen in diese Situation einbringen, dieser Fokus der supervisorischen Arbeit unterscheidet sich von

dem der Gruppendynamik, die eher mit T-Gruppen, Laboratorien und Seminaren, distanziert vom Arbeitsplatz, operiert. Schwieriger scheint die Abgrenzung der Supervision von der systemischen Unternehmensberatung (vgl. Wimmer 1992, 1994). Systemische Unternehmensberatung wird erst auf der Grundlage einer umfassenden Verständigung mit dem betreffenden Unternehmen über Konzeption, Selbstverständnis, Entwicklungsziele, deren Konkretisierung und operative Umsetzung in bestimmten Unternehmensteilen interventionsmäßig aktiv. Wie weit es sinnvoll ist, ohne eine solche klare Abstimmung mit dem Klientensystem über dessen Konzeption und Entwicklungsziele, das heißt ohne vorherige ausdrückliche Beratung, interventionsmäßig im Sinne von Supervision tätig zu werden, scheint mir mehr als fraglich. Nach meiner Einschätzung krankt die Supervisionspraxis innerhalb von Organisationen schon heute häufig daran, dass sich Supervisorinnen und Supervisoren ohne genügende solche Abklärung auf allen betroffenen Ebenen, insbesondere der Team- und Leitungsebenen, auf Supervisionsprojekte einlassen. Misserfolge der Supervision hängen damit eng zusammen. Es fehlt unter solchen Umständen häufig an einer ausreichenden Verständigung darüber, was beide Parteien wollen und können, insbesondere wohin die gemeinsame Reise gehen soll. Es fehlt dann auch an klaren Kriterien, an denen alle Beteiligten, die Teams, die Leitung und der Supervisor, erkennen können, ob die Supervision erfolgreich war oder nicht.
Wenn diese Überlegungen richtig sind, ist eine Abgrenzung von der systemischen Unternehmensberatung nicht möglich und auch nicht erstrebenswert. Das bedeutet, dass die weitere Entwicklung der Supervision als Profession in Richtung auf systemische Unternehmensberatung gehen muss, wenn Supervision umfassende Ansprüche an Mitwirkung bei Personalentwicklungsprozessen reklamieren möchte. Denn für Personalentwicklung gilt ja Ähnliches wie für Supervision. Gerade die Rezession, die hoffentlich hinter uns liegt, hat ja gezeigt, dass auch Personalentwicklung nur im Rahmen umfassender Selbstreflexion der Unternehmen, und das heißt im Rahmen von Unternehmensentwicklungsprojekten, sinnvoll und Erfolg versprechend betrieben werden kann. Perso-

nalentwicklung und Supervision stehen vor der Aufgabe, sich verstärkt mit der Komplexität und Dynamik von Unternehmensführung im Sinne umfassender Reflexion auseinander zu setzen und die Hoffnung aufzugeben, man könnte Personalentwicklung doch noch als eine Sparte für sich betreiben und sich dafür eines begrenzten Instruments, der Supervision, bedienen.

Die Weiterentwicklung von Supervision als Profession in Richtung auf systemische Unternehmensberatung scheint mir nicht nur von der Klientenseite her geboten und erforderlich, sondern auch praktikabel. Wie in fast allen Berufen heute ist dies zwar auch ein Ausbildungsproblem, in erster Linie aber eine Aufgabe der kontinuierlichen lebenslangen Auswertung der bei der beruflichen Tätigkeit jeweils gemachten Erfahrungen und der Fortbildung. Sieht man die Situation so, dann könnte der junge Beruf des Supervisors und der Supervisorin einer der ersten sein, deren Repräsentanten erkennen, dass es in unserer Zeit darauf ankommt, enge traditionelle Berufsgrenzen zu überschreiten und sich kontinuierlich mit den Veränderungen am Markt, das heißt mit den Eigenheiten, den Bedürfnissen und Zielen der möglichen Klientel, auseinander zu setzen und dabei das Selbstverständnis von der eigenen Profession weiterzuentwickeln.

Nur durch enge gleichwertige Zusammenarbeit mit den Klientenunternehmen lassen sich sinnvolle, passende Arbeitsmodalitäten für Supervision finden und realisieren. Das beinhaltet aber ein entschiedenes Umdenken im Bereich der Supervision. Statt vorauszusetzen, dass Klientensystem und Supervisor dasselbe meinen, wenn die Klienten Supervision nachfragen und die Supervisoren sie anbieten, statt auf der Seite der Supervisorinnen und Supervisoren vorauszusetzen, dass der jeweilige Klient genau das braucht, was der Supervisor als Standardangebot verfügbar hat, müssten sich Klientensystem und Supervisor zunächst einmal auf einen Dialog einlassen, dessen Ziel ist zu klären, wo das Unternehmen hinsichtlich seines Selbstverständnisses gegenwärtig steht, wohin die Reise gehen soll, welche Konsequenzen das für die Personalentwicklung hat und in welcher Form Supervision den Prozess der Personalentwicklung unterstützen und fördern kann.

Auf der Seite der Supervisorinnen und Supervisoren bedeutet dies,

sich auf die Komplexität von Unternehmen und Unternehmensführung genau einzustellen und Personalprobleme in engem Zusammenhang mit der Eigenheit, dem Selbstverständnis und den Entwicklungsperspektiven des jeweiligen Unternehmens zu sehen. Dies organisationsbezogene (systemische) Denken ist bisher in der Supervision als Profession sicher unterentwickelt.
Häufig meinen Supervisoren, Kommunikation und Kooperation innerhalb von Institutionen dadurch fördern zu können, dass sie sich auf die Bearbeitung der Gefühle der Mitarbeiter konzentrieren. Damit droht die Supervision in eine Form privatistischer Beziehungsklärung oder Gruppenpsychotherapie zu entgleisen. Die Arbeitsaufgaben, Arbeitsanforderungen und der institutionelle Rahmen der Tätigkeit der Mitarbeiter einschließlich der Beziehung zur Leitung werden unter solchen Umständen nur unangemessen berücksichtigt. Als besonders problematisch erweist sich dabei die Vorstellung, dass die Supervision von Arbeitsgruppen, Teams ohne den zuständigen und zugehörigen unmittelbaren Vorgesetzten möglich und sinnvoll sei. Damit wird einem privatistischen Verständnis von Supervision Vorschub geleistet.
Allerdings kommen solche Verfahrensweisen häufig nicht nur dem Interesse der unmittelbaren Arbeitsgruppen, sondern auch dem Interesse von Vorgesetzten und Leitungsgremien entgegen, die von Supervision häufig nicht mehr als eine Regulation der Affekte der Mitarbeiterinnen und Mitarbeiter erwarten und froh sind, dass sie, statt sich selbst mit ihren Mitarbeitern im Sinne von Überzeugungsarbeit auseinander zu setzen, den Umgang mit den Mitarbeitern an den Supervisor delegieren können.
Allzu willig haben Supervisoren häufig diese Funktion übernommen und die Auseinandersetzung mit den Leitern der betreffenden Organisation vermieden. Auf diese Weise werden dysfunktionale Prozesse unangemessener Personalführung und unzureichender Selbstreflexion in den betreffenden Unternehmungen gestärkt, ohne dass die betreffenden Organisationen dies auch nur bemerken. Viele dieser Einrichtungen sind erst durch äußeren Druck ihrer Umwelt zu verstärkter Selbstreflexion veranlasst worden. Unter diesen Umständen ist es erfreulich zu registrieren, dass sich auch im so genannten Non-Profit-Bereich ein verstärk-

tes Interesse bemerken lässt, genauer zu prüfen, wer als Supervisor ins Haus kommen soll und welche Qualifikationen er mitbringt. Allerdings kommt es nach meiner Beobachtung bisher nur selten zu klaren Abstimmungen über Konzeptionen und Entwicklungsziele.

Die geschilderten Verhältnisse entsprechen zwar den unmittelbaren Bedürfnissen der Teams, der Leitungen wie der Supervisoren, werden aber einem angemessenen Managementdenken in Hinsicht auf längerfristiges Überleben innerhalb einer sich wandelnden Umwelt kaum gerecht.

Professionalisierung der Supervision bedeutet unter diesen Umständen, die vorhandenen Ressourcen deutlicher angesichts der Klientensysteme methodisch zu strukturieren. Versteht man Supervision, wie hier vertreten, als eine Variante von Beratung, dann ist jeder Kontakt mit einem oder mehreren Repräsentanten eines potenziellen Klientensystems eine Beratungssituation, in der Wünsche und Vorstellungen der betreffenden Unternehmensrepräsentanten vom Supervisor aufgegriffen und Schritt für Schritt professionell verarbeitet werden. Das bedeutet insbesondere ein vom Sachverstand des Supervisors oder der Supervisorin geleitetes Fragen, das den Repräsentanten des Klientensystems Gelegenheit gibt, einerseits ihre Vorstellungen weiter zu ordnen, Probleme zu präzisieren, Ziele zu benennen, andererseits supervisorische Arbeitsansätze und Arbeitsvoraussetzungen ihrerseits kennen zu lernen.

Dies setzt eine von der Professionalität des Supervisors geleitete Verhandlungsaktivität voraus. Eine solche schrittweise Abstimmung ist nach meinen Vorstellungen bei jedem weiteren der Anfangskontakte erforderlich, bis sowohl auf der Ebene der unmittelbar zu supervidierenden Arbeitsgruppen als auch auf den Leitungsebenen eine tragfähige Verständigung über die Eigenart und Situation des Unternehmens, Sinn, Ziele, Erfolgskriterium, Methodik und Rahmen der Supervision erreicht ist.

Nur in einem solchen Informationsaustausch- und Verhandlungsprozess gewinnen beide Seiten das nötige Zutrauen und die nötige Orientierung, um sinnvoll miteinander arbeiten zu können. Dieser Prozess des Suchens und Findens einer tragfähigen gemeinsamen Arbeitsgrundlage sollte vom eigentlichen Supervisionsprozess deutlich abgehoben und als solcher deklariert und markiert sein (vgl. Wimmer 1988). Ob man das, worauf sich das Klientensystem auf den verschiedenen Ebenen mit dem Supervisor letztendlich einigt, als Supervision oder Teamentwicklungsberatung bezeichnet, könnte sich dagegen als nebensächlich herausstellen. Wichtig scheint dagegen, dass der Supervisor gegenüber dem Klientensystem sein Dienstleistungsangebot deutlich macht und es mit der Eigenart der betreffenden Unternehmung so in Beziehung setzt, dass der Klient motiviert wird, sich auf Supervision einzulassen.

Das impliziert vor allen Dingen auch eine Methodik des Umgangs mit Repräsentanten des Klientensystems, die der Supervision reserviert oder negativ gegenüberstehen. Denn gerade diese Klienten verkörpern in der Regel wichtige Aspekte des Selbstverständnisses der Organisation. Ein Ernstnehmen ihrer Reserve zahlt sich darin aus, dass deutlicher wird, ob eine Supervisionsarbeit dieses Supervisors oder dieser Supervisorin mit diesem Unternehmen zu dieser Zeit sinnvoll und möglich ist oder nicht.

Eine wichtige Voraussetzung des Erfolgs der Supervision ist die angemessene Organisation (Gestaltung) der Supervisionsbeziehung. Es ist Aufgabe des Supervisors, in dem geschilderten Aushandlungsprozess nicht nur die Eigenart des Unternehmens und dessen gegenwärtige Situation kennen zu lernen, um sich darauf einstellen zu können, sondern auch dem Unternehmen Gelegenheit zu geben, Voraussetzungen, Fokus, Grenzen und Zeitstruktur seiner Arbeit zur Kenntnis zu nehmen und zu prüfen, ob und wie die Etablierung einer Supervisionsbeziehung mit der Arbeitsorganisation in Einklang gebracht werden kann. Gelingt eine diesbezügliche Einigung nicht zur Zufriedenheit beider Parteien, ist von der Aufnahme einer Supervisionsbeziehung eher abzuraten, da ihre Erfolgsaussichten gering wären.

Die Gestaltungsmöglichkeiten von Supervision sind nach dem bisher Ausgeführten vielfältig. Teamsupervision kann auf den verschiedensten Ebenen angesiedelt sein, auf der Ebene der unmittelbaren Produktion oder Dienstleistung, auf einer der mittleren Managementebenen oder auf der Topebene. Außerdem besteht die Möglichkeit einer Supervision einzelner Führungs- oder Fachkräfte im Sinne des Coaching. Bei dem hier vertretenen Konzept von Supervision ist es durchaus möglich, auf mehreren Ebenen eines Unternehmens gleichzeitig tätig zu werden, wenn man sich als Supervisorin oder Supervisor strikt an die Regel hält, stets die Rolle und Funktion dessen zu fokussieren, mit dem man es gerade zu tun hat.

Hinsichtlich der Methodik der Supervision soll abschließend noch eine wichtige Alternative angesprochen werden. Supervision war ursprünglich methodisch von bestimmten Tendenzen der damaligen Psychoanalyse sehr beeinflusst, die die Aufdeckung der »unbewussten« Hintergründe des jeweiligen Erlebens und der jeweiligen Einstellungen der Klienten in den Vordergrund stellte. Unter bestimmten Umständen kann dies dazu führen, dass sich die Klienten immer mehr in negative Situationen vertiefen, es ganz genau wissen wollen, warum sie bestimmte Probleme haben und aus dieser Beschäftigung mit Defiziten nicht herausfinden. Diese Tendenz findet man auch, z. B. als Schuldzuweisungen, bei Fach- und Führungskräften und bei Arbeitsgruppen. Hält der Supervisor es für seine Aufgabe, primär diesem emotionalen Prozess als solchem immer mehr Raum zu geben – in der Hoffnung, dass dies zu einer Überwindung der defizitären Situation führt, dann versinken leicht beide Parteien in der Beschäftigung mit früherer und gegenwärtiger Misere.

Neuere methodische Entwicklungen in der Psychoanalyse und der Supervision haben zu der Erkenntnis geführt, dass es von entscheidender Bedeutung ist, ob es dem Psychoanalytiker oder Supervisor gelingt, die Klienten zu verantwortlicher Beschäftigung mit Zukunft, mit Zielen und Lösungen anzuregen. Dabei spielen gute neue Erfahrungen innerhalb der Supervision eine entscheidende motivierende Rolle. Dazu ist aber auf der Seite des Supervisors ein anderer Umgang mit dem Defizitären, das Klienten vorbringen und beschäftigt, erforderlich. Gelingt es nämlich, den Klienten zu vermitteln, dass ihre negativen Verhältnisse und Erfahrungen guten Motiven entsprangen und zur damaligen Zeit bestmögliche Lösungen darstellten, können sich die Klienten mit einem besseren Selbstwertgefühl leichter auf Zukunft, Ziele und mögliche bessere Lösungen einlassen und ihre diesbezüglichen Ressourcen mobilisieren. Das gilt für Einzelpersonen, Gruppen wie Organisationen.

Fortbildungskonsultation und -supervision für Supervisorinnen und Supervisoren

I.

Supervision ist ursprünglich eine Methode der Ausbildung in den Berufen und Tätigkeiten, die eine höchstpersönliche Dienstleistung erfordern. In dieser Funktion soll Supervision sicherstellen, dass auch die Klienten von Ausbildungskandidaten eine fachlich angemessene Beratung, Behandlung oder Versorgung erfahren. In diesem Kontext hat der Supervisor all das beizutragen, was der Kandidat zur Meisterung der Klientenbeziehung braucht und noch nicht selbst zur Verfügung hat. Dabei lernen die Kandidaten anhand der konkreten Klientenbeziehung die Ausübung des betreffenden Berufs.

Die berufliche Situation des ausgebildeten im Beruf stehenden Supervisors unterscheidet sich (nach einiger akkumulierter Berufserfahrung) markant von der Ausbildungssituation. Die Auseinandersetzung mit den Klippen der Akquisition und des Vertragsabschlusses, den wichtigsten methodischen Prinzipien und den wiederkehrenden kritischen Situationen innerhalb des Supervisionsprozesses liegt nach Abschluss der Ausbildung und ersten eigenständigen beruflichen Erfahrungen hinter den betreffenden Supervisoren. Eine erste Konturierung des eigenen Stils, der eigenen konzeptuellen und methodischen Auffassungen mit Wahl des bevorzugten Praxisfeldes und der präferierten Art von Klientenbeziehungen hat stattgefunden.

Die in dieser Anfangszeit selbstständiger beruflicher Tätigkeit erarbeitete, aber in einem gewissen Ausmaß häufig auch erlittene Sicherheit der Berufsausübung wird jedoch im weiteren Verlauf der beruflichen Karriere immer wieder durch eine Reihe von Faktoren in Frage gestellt.

Wenn sich die Supervisoren von neuen Erfahrungen nicht vollständig abschirmen (was schwierig ist), werden sie zunehmend

entdecken, dass viele Angebote von Klientenbeziehungen vom (fiktiven) einschlägigen Standardmodell wesentlich abweichen (»atypische Klientenbeziehungen«). Die in der Ausbildung erlernte Fähigkeit, eine bestimmte Methode auf eine Klientensituation »anzuwenden« und dabei die »wesentlichen Erfordernisse« der Methode gegenüber Klienten zu vertreten, scheitert zunehmend an der Klippe der atypischen Klientenbeziehungen. Die Supervisoren stehen damit vor der neuen Aufgabe, für jedes Beratungs-(Supervisions-)Projekt die angemessene Form des Umgangs und der Methode zu finden. Supervision wandelt sich (ob man dies in der Bezeichnung zum Ausdruck bringt oder nicht) zur Projektkonsultation, das heißt einer Konsultation, deren Methode projektbezogen vom Supervisor/Berater im Kontakt mit den Klienten jeweils zu entwickeln ist.
Dies liegt noch näher, wenn sich der Klientenauftrag hinsichtlich Komplexität wesentlich vom Modellfall des einen Supervisors, der eine Arbeitsgruppe berät (Teamsupervision), unterscheidet. Soll der Supervisor mit mehreren Arbeitsgruppen (vielleicht sogar auf mehreren Hierarchiestufen) innerhalb einer Institution arbeiten oder müssen mehrere Supervisorinnen und Supervisoren innerhalb eines komplexen Projektes miteinander kooperieren, dann erfordert dies eigene Überlegungen, Absprachen und Verfahrensweisen, konkret und »individuell« für das betreffende Projekt.
Auch wenn man heute davon ausgehen kann, dass sich in den verschiedenen Arbeitsfeldern unserer Gesellschaft ähnliche Entwicklungsprozesse, wenn auch häufig mit einer gewissen zeitlichen Distanz, abspielen (s. S. 139 ff.), bleiben doch gewisse nicht unbeträchtliche kulturelle Differenzen der verschiedenen Arbeitsfelder bestehen, deren Berücksichtigung Voraussetzung einer erfolgreichen Supervisions- und Beratungsarbeit ist. Der Supervisor, der sich einem solchen für ihn neuen Praxisfeld zuwenden möchte, bedarf der ausdrücklichen Vorbereitung im Sinne des Erwerbs einschlägiger Grundinformationen und -orientierungen über die in der betreffenden Arbeitskultur üblichen Umgangsformen, Denkweisen und Verfahren.
Selbst wenn Supervisoren auf neugierige Expeditionen zu komplexen Klientenbeziehungen oder neuen Arbeitsfeldern verzich-

ten, werden sie nach einiger Zeit feststellen, dass sich die Arbeitsbedingungen der gewohnten Klientel verändern: Was im letzten Jahr noch selbstverständlich oder üblich war, ist es dies Jahr überraschend nicht mehr. Was im vorigen Jahr nur gelegentlich auftrat, ist dies Jahr schon fast ubiquitär. Die Veränderungen in der Klientel, der beruflichen Umwelt des Supervisors, zwingen den im Beruf stehenden Supervisor kontinuierlich zu einer umweltbezogenen Auseinandersetzung, die Rückwirkungen auf sein Verständnis der Klientel und sein berufliches Selbstverständnis (einschließlich seiner konzeptionellen und methodischen Orientierung) hat.
Dies Phänomen spiegelt sich in der Weiterentwicklung der Supervision als Profession. Berufsauffassung, konzeptuelle Orientierungen und Methodenrepertoire befinden sich als Aspekte angewandter Sozialwissenschaft in einer ständigen Entwicklung. Dabei spielen z. B. gegenwärtig neue Anforderungen wie Qualitätsnachweis und -sicherung eine wesentliche Rolle. Die Veränderungen auf der Klientenseite wie auf der Seite der eigenen Profession verdammen Supervisorinnen und Supervisoren zu einem lebenslangen Lernen, das – andererseits – zu ständiger Kreativität und Vitalität stimuliert.

II.

Zur Professionalität des ausgebildeten Supervisors gehört, dass er sich eigenverantwortlich beruflich fortbildet und die Maßnahmen ergreift, die ihm zu dieser ständigen Fortbildung jeweils angemessen erscheinen. Unter den mannigfaltigen Fortbildungsweisen spielt Konsultation bzw. Supervision eine hervorragende Rolle, da sie konkret, projektbezogen, das heißt gezielt, Fortbildung ermöglicht. Nach dem bisher Ausgeführten ist deutlich, dass der Ausdruck »Kontrollsupervision« der Funktion dieses Fortbildungsinstrumentes nicht gerecht wird. Denn nicht die Kontrolle des betreffenden Supervisors steht im Vordergrund, sondern die Anregung von Fortbildung und Entwicklung in Hinblick auf neue bzw. atypische Klientenbeziehungen einschließlich der dafür erforderlichen konzeptionellen und methodischen Orientierungen. Es handelt sich eher um eine Art Rückversicherung oder

Konsultation im Hintergrund zur Meisterung gerade anstehender schwieriger Projekte oder neuer Arbeitssituationen.
Eine solche Arbeit stellt an den Berater der Supervisorinnen und Supervisoren spezifische Anforderungen. Seine Klienten sind erfahrene Kolleginnen und Kollegen. Die Situationen und Prozesse, die diese Kollegen einbringen, sind nicht-trivialer Natur und lassen sich nicht mit Standardorientierungen, wie sie Ausbildungsprogrammen zugrunde liegen, lösen. Die Kollegen erwarten nicht nur eine projektbezogene Beratung, sondern auch die Vermittlung eines transferierbaren Methodenverständnisses. Sie wollen das, was sie beim Supervisorenberater erfahren, so präsentiert bekommen, dass es zugleich für künftige Klientenbeziehungen ähnlicher Art nützlich und anwendbar ist. Das heißt: An den Supervisorenberater werden erhöhte didaktische Ansprüche der Orientierungs- und Methodenvermittlung gestellt. Ein wesentlicher Aspekt dieser didaktischen Anforderungen ist, die Fähigkeit und Einstellung zu vermitteln, für jedes komplexe oder neue Projekt die Beratungsregularien und -methodik eigens in Zusammenarbeit mit dem jeweiligen Klientensystem zu entwickeln, statt ausschließlich auf vom Supervisor »mitgebrachte« Konzepte, Methoden und Orientierungen zu vertrauen.
Für den Supervisorenberater bedeutet dies, dass er sich durchaus auf das Angebot einer spezifischen Kompetenz spezialisieren (und beschränken) kann, z. B. auf eine bestimmte (neue) Konzeption, eine bestimmte (neue) Methodik der Intervention oder eine Expertise in einem bestimmten Praxisfeld. Er kann aber auch im Sinne der oben skizzierten Entwicklung die Herausforderung annehmen, sich – wie seine Klienten, die Kollegen – auf für ihn neue, gegebenenfalls überraschende Supervisionsfälle einzulassen und gemeinsam mit den Kolleginnen und Kollegen eine fallbezogene Orientierung und Strategie zu erarbeiten (im Einzel- oder Gruppensetting).
Der Verfasser bietet in diesem Sinne seit vielen Jahren Beratung für Supervisoren und Unternehmensberater (je nach Wunsch im Einzel- oder Gruppensetting) an, häufig im Rahmen von Methodikseminaren über psychoanalytisch-systemische Teamsupervision und Unternehmensberatung oder als Hintergrund- und Fort-

bildungskonsultation für Unternehmensberatungsfirmen bzw. kollegiale Gruppen von Unternehmensberatern, Supervisoren, Seminarexperten und Trainern.
Manche dieser Beratungsbeziehungen mit Kollegengruppen haben sich über viele Jahre erstreckt. Obgleich jeweils unterschiedliche Projekte eingebracht wurden, entstand durch die Kontinuität der jahrelangen Beziehung ein Effekt der schrittweisen Verständigung und des schrittweisen Profitierens, aber auch der allmählichen Ausschöpfung des Potenzials des Beraters im Laufe der Zeit. Der Verfasser hat daraus die Konsequenz gezogen, auch diese kollegialen Konsultationsbeziehungen wie Supervisionsbeziehungen sonst als zeitlich begrenzt zu konzipieren, zugleich aber eine hinreichend lange Zeit projektbezogener Kontakte vorzusehen, um berufsbezogene persönliche Weiterentwicklung/Fortbildung zu ermöglichen. Nach den Erfahrungen des Verfassers braucht persönliche Weiterentwicklung im beruflichen Feld durchaus ihre Zeit, abhängig von den persönlichen Verhältnissen der betreffenden Kollegen, der Eigenheit und Intensität ihrer beruflichen Tätigkeit und der Häufigkeit der Beratungskontakte.
Bei der Supervisorenberatung ist es für den Verfasser stets wichtig gewesen, zwei Gesichtspunkte von seiner Seite möglichst klar zu deklarieren: das Angebot einer umfassenden psychoanalytisch-systemischen Beratungskonzeption und die Offenheit für unterschiedlichste Beratungs-, Supervisions-, Fortbildungs- und Seminarprojekte, um die Spannweite der genannten Konzeption zu zeigen. Dahinter steht die Auffassung, dass Unternehmensberater, Supervisoren, Trainer und Fortbildner eine möglichst umfassende sozialwissenschaftliche (Grund-)Konzeption zur Verfügung haben sollten, die eine Konkretisierung in verschiedener Hinsicht je nach der Eigenart der Klientenbeziehung und der Bedürfnisse der Klientel erlaubt. Außerdem sollte diese Konzeption sich aufgrund der jeweils gemachten unterschiedlichen Erfahrungen sozusagen autopoietisch fortentwickeln. In diesem Sinne hat der Verfasser durch die Beratungsarbeit mit den Kolleginnen und Kollegen mindestens so viel über die Jahre profitiert wie – hoffentlich – seine Kollegenklienten.

Abschließend sollen einige Themen benannt werden, die in den geschilderten Kollegenkonsultationen bzw. -supervisionen häufiger auftraten.
Wenn die einzelnen Kolleginnen und Kollegen im Laufe der Zeit mehrere Projekte in die gemeinsame Arbeit einbringen, besteht die Chance, auf persönliche Eigenheiten und Beziehungsprobleme aufmerksam zu werden und sie projektbezogen zu behandeln.
Wichtiger scheinen dem Verfasser jedoch die mannigfaltigen Schwierigkeiten und Konflikte mit Klienten, die professionell bedingten Umgangsweisen der Supervisoren, ihrem Verständnis professioneller Normen, Regeln, Orientierungen, Konzeptionen, Methoden und Einstellungen entspringen. Quelle der Verwicklungen sind hier die persönlichen Interpretationen der in der Ausbildung vermittelten oder später bevorzugten Theorie und Methodik.
Auf dem Wege der Verinnerlichung professioneller Normen und Regularien kommt es häufig zur Anwendung professioneller Normen, die von bestimmten Klientensituationen und -beziehungen abgeleitet und unberechtigt verallgemeinert wurden auf Klientenbeziehungen anderer Art, zu denen sie nicht passen. Oder anders herum: Der betreffende Supervisor merkt nicht, dass es sich bei einer bestimmten Klientenbeziehung um eine »neue, andere« handelt, da er bisherige bestimmte Erfahrungen oder theoretisch-normative Orientierungen unzulässig generalisiert hat.
Manche der Kolleginnen und Kollegen leiden sehr darunter, wenn sie aus gutem Kontakt zu ihren Klienten Umgangsweisen und Interventionsformen praktizieren, die als Normenverstoß in den Augen ihrer gelernten oder bevorzugten Theorie und Methodik gelten. Sie fühlen sich schuldig, dass sie in konkreten Situationen nicht sauber, korrekt im Sinne der betreffenden Theorie operieren. Manchmal verstehen sie dabei die gelernte Theorie »falsch«, in vielen Fällen wird jedoch erst im Umgang mit »neuen«, »atypischen« Situationen deutlich, dass die betreffende Theorie eben einer bestimmten begrenzten Erfahrung entsprang. Statt des schlechten Gewissens ist in diesen Fällen eine Fortentwicklung der Theorieproblematik angezeigt. Das Aufdecken dieser Zusammenhänge führt zu einer beträchtlichen persönlichen Entlastung der betreffenden Kolleginnen und Kollegen.

In Deutschland ist die Entwicklung von Konsultation und Supervision sehr von psychoanalytischen Überzeugungen und Regularien beeinflusst. Die Diskussion um ein »erweitertes psychoanalytisches Paradigma« (Fürstenau 1992, 1994) ist daher für das professionelle Selbstverständnis von Supervisoren und Beratern, soweit sie sich mehr oder minder ausdrücklich (auch) an Psychoanalyse orientieren, von besonderer Bedeutung. Dem entsprechend spielt diese Thematik in den Kollegenkonsultationen und -supervisionen des Verfassers eine wesentliche Rolle.

Für manche Kollegen ist es zunächst schwer, sich auf den Fokus »Arbeit, aus dem Arbeitsverhältnis sich ergebende Aufgaben der Klienten, Arbeitskontext der Klienten« klar und entschieden einzustellen. Folgerichtig haben sie Schwierigkeiten, alle Gefühlsäußerungen, Emotionen, Affekte innerhalb ihrer Klientensituationen mit den Arbeitsaufgaben der Klienten, der Struktur und den Regularien des betreffenden Arbeitskontextes in Beziehung zu setzen und aus einem solchen strukturellen, integrativen (psychoanalytisch gesprochen: ichpsychologischen) Verständnis heraus zu intervenieren. Hinzu kommt häufig eine (ebenfalls psychoanalytischem Einfluss verschuldete) Orientierung an Mängeln, Problemen, Negativem und komplementär dazu ein Übersehen der Ressourcen des Klientensystems. Entsprechend fehlen im Repertoire dann häufig Interventionen, die zur Ressourcenmobilisierung auf der Klientenseite anregen (z. B. Verstärkungen von Diskrepanzerfahrungen, positive Konnotation, paradoxe Intervention, Identifizierung von Ausnahmen und guten Lösungsansätzen, Verstärkung guter Lösungen).

Einen anderen thematischen Komplex bilden die Folgen starker Identifizierung des Supervisors bzw. Beraters mit bestimmten sozialwissenschaftlichen Erkenntnissen oder politischen Positionen. Hierzu gehören Verwicklungen im Konsultationsprozess, die aus einer Solidarisierung mit Teilen des Klientensystems auf Kosten anderer Teile, das heißt mit einer ungenügenden Fokussierung der Organisation im Ganzen, zusammenhängen, wie eine Bevorzugung der Basis gegenüber der Hierarchie oder eine Solidarisierung mit den »progressiven« Teilen des Klientensystems unter Vernachlässigung der Arbeit mit den »veränderungsresistenten«. In

solchen Fällen ergeben sich Schwierigkeiten daraus, dass der Berater dem Klientensystem Auffassungen oder Projekte aufzuzwingen versucht, die – aus welchen Gründen auch immer – nicht oder noch nicht zum Selbstverständnis der Klientenorganisation passen (Thematik der professionell bedingten Werthaltungen).
–Systemisch orientierte Kolleginnen und Kollegen können z. B. von den Konzepten »Autopoiese«, »Selbststeuerung von Systemen« so fasziniert sein, dass sie bestimmten Klientensystemen zu wenig notwendige Hilfen geben, Selbstreflexion und Selbststeuerung in sich zu entwickeln.
Schließlich gibt es bei komplexen Beratungs- oder Supervisionsprojekten typische Schwierigkeiten, die damit zusammenhängen, dass die beteiligten Kolleginnen und Kollegen den Zeitaufwand unterschätzen, der zur gegenseitigen Information und Abstimmung der Zusammenarbeit in solchen komplexen Projekten erforderlich ist.

Warum braucht der Organisationsberater eine mit der systemischen kompatible ichpsychologisch-psychoanalytische Orientierung?

1. Organisationsberatung als Interpenetration sozialer und personaler Systeme

Organisations- oder Systemberatung wird hier als eine geregelte Kommunikation zwischen zwei sozialen Systemen verstanden, die das Ziel hat, das Klientensystem seitens des Beratersystems zu einer eigenständigen (autopoietischen) Weiterentwicklung anzuregen und diese Entwicklung zu begleiten, solange das Klientensystem dies wünscht und es dem Beratersystem sinnvoll erscheint. Anlass einer solchen Beratung ist, dass das Klientensystem mit seinen bisherigen Verfahrensweisen ein Problem nicht lösen kann und deshalb um eine Systemberatung nachsucht. Es handelt sich dabei nicht um eine Problemlösung durch weitere Differenzierung auf dem bisherigen Niveau, sondern um eine systemverändernde Lösung, die zu finden und zu realisieren sich das Klientensystem ohne Beratung außerstande sieht.

Das bedeutet, dass sich die Klientenorganisation (explizit oder implizit) als durch ihre eigene Tradition zu befangen erlebt, um die nötige Veränderung zu identifizieren und zu implementieren. Dem liegt in der Regel ein mehr oder minder diffuses Bewusstsein zugrunde, da das Überleben der Organisation aufgrund von Veränderungen in der Umwelt des Systems bedroht ist. Zur relevanten Umwelt der Organisation als eines sozialen Systems zählt nicht nur der Markt, sondern auch das Personal, das das soziale System in unterschiedlichen Rollen und Positionen beschäftigt, und die räumlich-dingliche Gestalt und Ausstattung des Unternehmens. Das Klientensystem als Unternehmen ist also ein geistiges (kommunikatives) Gebilde.

In der Systemberatung begegnen sich Klientensystem und Beratersystem in dem Sinne, dass sie füreinander zu relevanten Umwelten werden. Die Beratung als Prozess ist also eine Interpenetration zweier sozialer Systeme im Sinne Luhmanns (1984). Dabei kommuniziert das Klientensystem ein mehr oder minder artikuliertes Bild von sich selbst in Bezug auf seine Umwelt in bestimmter Fokussierung und Perspektive, die um das bisher nicht gelöste Problem zentriert ist. Das Beratersystem kommuniziert sich selbst der Klientenorganisation gegenüber als professionelles System angewandter Sozialwissenschaft, fokussiert auf das vom Klientensystem präsentierte Bild von sich mit dem Ziel der Anregung autonomer Weiterentwicklung des Klientensystems durch geeignete Interventionen (Kommunikationen). Da das Problem des Klientensystems durch direkte Fachberatung auf dem bisherigen Niveau des Unternehmens nicht lösbar war, steht die Systemberatung vor dem schwierigen methodischen Problem, in direkter Kommunikation die Klientenorganisation zu einer Systemveränderung (autopoietischen Weiterentwicklung) anzuregen, die zwar an den bestehenden Zustand des Klientensystems anschließt (um wirksam zu werden), zugleich aber auf eine Veränderung abzielt, die nur das Klientensystem selbst durch einen »Sprung« auf ein neues Niveau finden und realisieren kann.

Der erste Schritt in dieser Richtung ist die Konstituierung der Beraterbeziehung als gemeinsames soziales (Beratungs-)System. Als geregelte Kommunikation ist die Beratung für beide Systeme etwas Neues, anderes, das Veränderungs-(Entwicklungs-)Chancen beinhaltet: für das Klientensystem als Anregung zu einer fokussierten Neuorientierung, für das Beratersystem als spezifische Erweiterung seiner professionellen Erfahrung. Dies allerdings nur, wenn die Einrichtung der Beratung als Ritual (Regelung) effektiv einen Unterschied zur bisherigen Praxis des Klientensystems setzt. In diesem Fall wird mit der Organisationsberatung als Kommunikation der beiden Systeme eine neue Struktur geschaffen, die systemverändernde Wirkungschancen im Klientensystem hat. Andernfalls handelt es sich nicht um Systemberatung mit der

Chance der Anregung einer Systemveränderung des Klientensystems, sondern um Betreuung, emotionalen Beistand für das Personal beim Ertragen des ungelösten Problems auf dem bisherigen Niveau.

Beide soziale Systeme kommunizieren miteinander über personale Systeme, für die das jeweilige soziale System, dem sie als Personal zugeordnet sind, relevante Arbeitsumwelt ist. Das heißt, auch der Berater als Person ist auf das professionelle (sozialwissenschaftliche) System, dem er sich verpflichtet fühlt, als relevante eigene Arbeitsumwelt bezogen. Er ist als Person von diesem professionellen sozialen System (Wissenschaft) zu unterscheiden.

Zugleich ist das Personal beider sozialer Systeme auf das soziale System des jeweils anderen als relevante Umwelt in der Beratungsbeziehung bezogen, was sich aus dem Zweck der Beratung ergibt. Man kann daher auch sagen, dass die an der Beratungskommunikation beteiligten Personen und Gruppen als Personal ihr jeweiliges Arbeitssystem gegenüber dem Personal des anderen Systems repräsentieren. Personen und Gruppen sind als Repräsentanten sozialer Systeme Akteure der Beratungskommunikation.

Soziale Systeme entfalten sich (realisieren sich autopoietisch) innerhalb des ihnen eigenen Mediums (Wirtschaft, Gesundheit, Verwaltung usw.) gegenüber ihrer Umwelt jeweils durch Organisationsschritte, die man auch als Regelungen, Ritualisierungen, ordnende Kommunikation usw. bezeichnen kann. Durch die Produktion (Emergenz) solcher Regelungselemente schränken sie ihre Gestaltungsmöglichkeiten ein (Kontingenz) und regulieren damit Grad und Art der Komplexität, mit der sie umgehen wollen und können.

Der jeweilige Gestaltungszustand wird durch das Personal repräsentiert und damit zugleich interpretiert. Die Regelungen sind im Klientensystem wirksam (geltend) in der Interpretation des jeweiligen Personals. Das Beratersystem stößt in der Beratungsbeziehung auf diese Interpretationen der geltenden Regelungen seitens des Personals des Klientensystems. Und entsprechend stößt die Klientenorganisation ihrerseits in der Beratung auf das Beratersystem (angewandte Sozialwissenschaft) in der Interpretation

des Beraters oder der Beratergruppe, mit der das Klientensystem kommuniziert.
Die Eigenart der Interpretationen des Personals des Klientensystems hängt einerseits davon ab, in welcher Perspektive das jeweilige Personal, mit dem es der Berater (oder die Beratergruppe) zu tun hat, sein Arbeitssystem fokussiert wahrnimmt, das heißt an welchem Ort innerhalb der Organisation sich das betreffende Personal befindet (welche Position innerhalb des Unternehmens es innehat) und wie weit dort der Blick in die Organisation reicht. Andererseits hängt sie davon ab, wie sich die Mitarbeiter als Personen selbst jeweils in Bezug auf das Unternehmen erleben, was für sie persönlich anstößig, beschwerlich, problematisch ist.
Der Berater steht daher vor einer dreifachen Aufgabe der Relativierung bzw. Relationierung: Da sein Klient nicht das Personal des Unternehmens, sondern das Unternehmen selbst als soziales System ist, hat er die Sicht des Personals

- als personale Interpretationen von Regelungen des Klientensystems zu verstehen, und das heißt zu relativieren, einzuschränken,
- diese Interpretationen auf den »Ort« innerhalb des Unternehmens hin zu relativieren und
- die affektiven Befindlichkeitsäußerungen des Personals auf Eigenheiten der Regelungen des Unternehmens, das heißt auf strukturelle Eigenheiten des Klientensystems, zu beziehen. Nur in dieser Hinsicht sind sie für eine Organisationsberatung relevant.

Das heißt: Aufgabe des Systemberaters ist es, die Äußerungen (Kommunikationen) des Personals der Klientenorganisation in der Beraterbeziehung daraufhin zu verarbeiten, was sie über die Klientenorganisation als autopoietisches System von Ordnungen, Regelungen, Strukturen, Kommunikationen besagen.
Da für personale Systeme (Personen) charakteristisch ist, dass sie sich in Bezug auf relevante Umwelt und damit auch ihre Arbeitsstätte jeweils in einer Weise wahrnehmen, erleben und verhalten, die von einer affektiven Tönung begleitet ist, hat der Berater in der Beratungsbeziehung dauernd mit solch affektiv getönter Kom-

munikation seitens seiner Beziehungspartner zu tun. Die affektive Tönung akzentuiert Unterscheidungen (Differenzen) des Erlebens und Sichverhaltens und damit auch der Kommunikation. Auch der Berater ist gegenüber dem Klientensystem als Person stets mehr oder minder stark durch affektive Tönung (Stimmung) mitbestimmt. Innerhalb der Beratung als Interpretation zweier sozialer Systeme ist die affektive Tönung der Kommunikation vor allem als wechselseitiger Erwartungsdruck, der zu Entscheidungen (Kommunikation, Antworten) drängt, bemerkbar.
Hinsichtlich der Kompetenz des Beraters als Fähigkeit zu spezifischer Unterscheidung relevanter Umwelt in der Beratungsbeziehung und zu entsprechend differenziertem Umgang mit dem Klientensystem ergibt sich aus der bisherigen Darstellung Folgendes: Der Berater muss

1. sich auf die betreffende Klientenorganisation als originelles, einzigartiges geschichtliches soziales System fokussiert einstellen und dementsprechend originell (spezifisch) kommunizieren können. Dies setzt
2. voraus, dass er einschlägige sozialwissenschaftliche (organisationswissenschaftliche, wirtschaftswissenschaftliche, verwaltungswissenschaftliche, auf das Gesundheitswesen bezogene ...) Orientierungen, Konzepte und Befunde für ein Verständnis des betreffenden Klientensystems auszuwerten und nutzbar zu machen imstande ist.
3. muss er mit personalen Systemen (Personen und Gruppen) in dem Sinne umgehen können, dass er in Bezug auf das Personal des jeweiligen Klientensystems dessen Repräsentationsfunktion für das Klientensystem von dessen sonstigen (insbesondere privaten) Funktionen kontinuierlich unterscheiden und entsprechend dieser Unterscheidung mit dem Personal kommunizieren kann.
4. Schließlich muss er sich selbst als Person in seiner Funktion als Repräsentant seiner Profession, der angewandten Sozialwissenschaft, gegenüber relevanter Umwelt von sich als Person in anderen Funktionen gegenüber anderen Umwelten kontinuierlich unterscheiden und entsprechend mit sich selbst kommunizieren können.

Der Berater bedarf also, gerade weil er auf eine Veränderung des Unternehmens als sozialen Systems abzielt, einer umfassenden Kompetenz des Umgangs mit personalen Systemen, da er das soziale System nur über seine Repräsentanten, Einzelpersonen und Gruppen, erreichen kann.
Hieraus ergibt sich die Frage, welche wissenschaftlichen Theorien und Konzeptionen ihm die dazu nötige professionelle Orientierung bieten können. Was die beiden zuerst genannten Kompetenzen betrifft, ist dies die Theorie sozialer Systeme (Luhmann 1984; Willke 1987, 1991; Wimmer 1991), die es gestattet, organisationsbezogenes Wissen der jeweils einschlägigen Disziplinen für die Beratung eines bestimmten sozialen Systems fokussiert nutzbar zu machen. Was die an dritter und vierter Stelle genannte Kompetenz bezüglich personaler Systeme betrifft, kann dies nur eine systemisch ausgerichtete Theorie sein, die

1. Personen als autopoietische Systeme versteht, die sich selbst (emergent) in Bezug auf ihre relevante Umgebung differenzieren und gestalten sowie diesen Prozess der kontinuierlichen Selbstgestaltung in Hinblick auf Umwelt zu reflektieren vermögen,
2. ihre Maximen und Methoden der Anwendung auf Beratung (parallel der Theorie sozialer Systeme) aus ihrer Leitdifferenz, das heißt aus der diese Theorie selbst konstituierenden Differenz, gewinnt und schließlich
3. einen hinreichenden Grad von Elaborierung aufweist.

Als elaborierte wissenschaftliche Theorie personaler Systeme bietet sich hierfür die psychoanalytische Ichpsychologie in ihrer auf Umwelt bezogenen (»objektbeziehungstheoretischen«) Fassung an (Blanck u. Blanck 1978, 1980, 1986; Fürstenau 1992). Sie entfaltet die Komplexität personaler Systeme anhand der Differenz von Ich und Nicht-Ich, das heißt bezogen auf relevante, insbesondere soziale Umwelt (»Objekte« = Beziehungspersonen), als autopoietischen Prozess des Aufbaues sinnbezogener, kommunikativer Strukturen und Funktionen des Erlebens, Sichbefindens und Sichverhaltens. Zentrale modellhafte Bedeutung für diesen (geschichtlichen) Differenzierungsprozess hat die als Interpretation verschiedener personaler Systeme verstandene stets affektiv getönte Kommunikation zwischen Eltern und Kind. In diesem Kommunikationsraum bildet sich das Ich des Kindes über verschiedene Entwicklungsstufen aus. Erziehung ist in diesem Sinne Förderung der Emergenz (Differenzierung) der inneren (sinnbezogenen) Welt des heranwachsenden Kindes bei gleichzeitiger Kontingenzreduktion (Persönlichkeits-, Charakterbildung).

Dieser Prozess der Differenzierung des Ichs in der Interpenetration mit relevanter personaler (und naturaler) Umgebung setzt sich nach dem Erwachsenwerden in der Kommunikation mit Partnern im familiären und in den außerfamiliären Bereichen lebenslang fort. Krisen der Ich-(Persönlichkeits-)Entwicklung unterschiedlichen Ausmaßes markieren jeweils den Übergang zu einer neuen Entwicklungsstufe (»Sprung«). Die Anpassung an die relevante Umgebung ist auf jeder neuen Entwicklungsstufe eine spezifische Herausforderung an das Ich. Jedesmal geht es darum, auf neue Umweltbedingungen (z. B. Partnerschaft, Elternschaft, Eintritt in die Arbeitswelt, Veränderungen des beruflichen Lebens, Erwachsenwerden der Kinder) eine neue eigene (persönliche) Antwort zu entwickeln, zu produzieren.

Die besondere Bedeutung der psychoanalytischen Ichpsychologie für das Verständnis erwachsener personaler Systeme beruht darauf, dass sie einerseits ein Modell *gelingender* differenzierter Anpassung an jeweils sich verändernde Umwelt enthält – mit Konsequenzen hinsichtlich des Unterschiedes von Erleben und Sichverhalten in Arbeitskontexten und in familiären und sonstigen privaten Kontexten, andererseits aber ein Modell *misslingender*, unzureichender Anpassung an neuen Umweltbedingungen. Indem in der psychoanalytischen Ichpsychologie zwischen »progressiven« (gelingenden) und »regressiven« (defizienten) Lösungen des Ichs unterschieden wird, verfügt die Theorie über ein Erklärungspotenzial, das misslingende Lösungen unterschiedlichster Form aus den autopoietischen Bedingungen des jeweiligen Ichs (der Person) zu identifizieren und auf den Entwicklungsprozess der Person, das heißt auf frühere Kommunikationserfahrungen, zurückzuführen erlaubt. Im Zusammenhang damit hat die Theorie ein Repertoire von »Abwehr«-Operationen entwickelt, das die unterschiedlichen Formen misslingender Anpassung einschließlich ihrer strukturellen Auswirkungen zu beschreiben gestattet. Dieses klinisch langjährig erprobte und elaborierte Erklärungsinstrumentarium entspricht der Theorie der Traditionsbildung mit dem Risiko übermäßiger Rigidität in Bezug auf soziale Systeme (Organisationen).

Dieses klinische Operationsrepertoire der psychoanalytischen Ichpsychologie ist für die Organisationsberatung ersichtlich von großer Praktikabilität, weil es Rollen- und Repräsentationsverhalten von Personen und Gruppen hinsichtlich Gelingens und Misslingens differenziert zu analysieren gestattet (ichpsychologisch ausgerichtete Rollenanalyse und Gruppendynamik).

Der entscheidende Vorteil der psychoanalytischen Theorie des Ichs hinsichtlich der Anwendung für Zwecke der Organisationsberatung liegt jedoch darin, dass sich die Maximen und Methoden von Beratung im Sinne von Autopoiesis-Förderung aus der Theorie selbst ableiten lassen. Beratung ist eine professionelle Weise affektiv getönter kommunikativer Interpenetration nach dem Muster der Eltern-Kind-Kommunikation. Jede Beratungsbeziehung enthält ein mehr oder minder ausgeprägtes Moment der Hilfsbedürftigkeit, das heißt des Sich-auf-überlegene-Partner(»Autoritäten«)-angewiesen-Fühlens und der Bereitschaft, Hilfe von einem solchen Partner anzunehmen; dies natürlich unter Erwachsenenbedingungen. Diese mehr oder minder ausgeprägten Anklänge an die Eltern-Kind-Beziehung machen das suggestive Moment (Chance und Risiko) jeder Beratungsbeziehung aus (s. S. 29 ff.).

2. Funktionen der ichpsychologisch-psychoanalytischen Orientierung innerhalb der Organisationsberatung

Es soll nun in einem zweiten Teil gezeigt werden, wozu eine solche ichpsychologisch-psychoanalytische Orientierung, die sich auf personale Systeme bezieht, aber an eine auf soziale Systeme bezogene Theorie *anschlussfähig* ist, innerhalb der Organisationsberatung notwendig ist, das heißt, welche spezifischen Funktionen sie innerhalb der Organisationsberatung erfüllt. Sie vermag das Beratersystem bei der Verfolgung folgender dreier Ziele innerhalb des Beratungsprozesses zu steuern:

1. das Klientensystem mittels Aufbaues von Kommunikationsstrukturen in eine gemeinsame persönlich engagierte Auseinandersetzung mit der Aufgabe der produktiven Weiterentwicklung des betreffenden Unternehmens mittels Selbstreflexion zu verwickeln;
2. mit den Beratungsanlässen, den präsentierten Problemen und als anstößig oder mangelhaft empfundenen Vorkommnissen so umzugehen, dass Selbstachtung und Zutrauen bezüglich Weiterentwicklung gestärkt werden und eine Distanzierung von den identifizierten unzureichenden Regelungen und unangemessenen überkommenen Überzeugungen und Orientierungen erreicht wird;
3. das Klientensystem anzuregen, sich auf neue, bessere Lösungen projektmäßig ausdrücklich einzustellen und den Prozess der Progression, des Findens und Umsetzens neuer, »besserer« Lösungen und Regelungen auf einem neuen Emergenzniveau direkt interventionsmäßig zu fördern.

Das Klientensystem mittels Aufbaues von Kommunikationsstrukturen in eine gemeinsame persönlich engagierte Auseinandersetzung mit der Aufgabe der produktiven Weiterentwicklung des Unternehmens mittels Selbstreflexion zu verwickeln ist eine komplizierte Kommunikationsaufgabe. Die Ausgangssituation der Beratung macht dies, wie oben schon bemerkt, deutlich. Wenn das Unternehmen ein Beratersystem kontaktiert, leidet es zwar unter bestimmten Problemen oder anstößigen, widrigen Vorkommnissen, weiß aber aufgrund der herrschenden Verhältnisse keine Lösung, da die unternehmenseigenen gebräuchlichen Lösungsstrategien nicht greifen. Es wendet sich an das Beratersystem in einer mehr oder minder hilflosen Lage und erwartet vom Beratersystem entscheidende Anstöße zur Lösung. Es entsteht die eben erwähnte suggestive (Abhängigkeits-)Beziehung, die das Beratersystem unter mehr oder minder massiven Druck der Stellungnahme bzw. des Handelns stellt (Angebote, Lösungsvorschläge). Auch wenn das Beratersystem bezüglich konkreter Vorschläge (hoffentlich) zurückhaltend ist, besteht doch die Gefahr, dass es die Problemformulierung des Klienten als Auftrag übernimmt. Dabei ist beratungstheoretisch klar, dass die Problemformulierung des Klientensystems nicht zu einer angemessenen Lösung führt. Für das Beratersystem entsteht daher die kommunikativ schwierige Aufgabe, zwar die Bedürftigkeit des Klientensystems voll und ganz, das heißt auch emotional deutlich, zu akzeptieren und sich entschieden für die erforderliche Beratung zur Verfügung zu stellen, das heißt die Beraterrolle zu akzeptieren, nicht aber die Problemdefinition des Klientensystems. Dazu ist eine gewisse Kompetenz im Umgang mit mehr oder minder demoralisiertem, desorganisiertem, zwiespältigem Personal nötig. Primäres Ziel der Kommunikation seitens des Beratersystems ist, eine doppelte Kommunikation mit dem Klientensystem zu erreichen. Nämlich einerseits das Klientensystem zu ermuntern, die Mängel und Probleme dem Berater in der von ihm erlebten Form genau darzustellen. Dies dient zunächst vermeintlich nur der nötigen Information des Beratersystems, um es instand zu setzen, »zu helfen«. Zugleich aber bedeutet es die Einleitung eines Selbstreflexionsprozesses des Klienten, da die genaue Darstellung von problematischen Regelungen und Missständen einschließlich der zugehörigen Überzeugungen und Wertorientierungen das Klientensystem auf die Hintergründe und Implikationen, den Kontext, der beklagten Missstände erstmals aufmerksam werden lässt. Die Darstellung für das Beratersystem leitet damit die Selbstbeobachtung des Klientensystems ein und macht das Beratersystem nach und nach überflüssig.

Andererseits muss das Bestreben des Beratersystems darauf gerichtet sein, die Originalität des Klientensystems, die Besonderheit seiner unternehmerischen und organisatorischen Eigenheiten und Lösungen, zu erfassen und durch entsprechende Interventionen als solche für das Klientensystem zu würdigen. Im Zusammenhang damit fällt beträchtliches Licht auf die gut funktionierenden, erfolgreichen, »positiven« Aspekte oder Bereiche des Unternehmens. Auf diese Weise wird erreicht, dass die Kommunikation zwischen Klientenorganisation und Beratersystem sowohl die als defizient erachteten als auch die vom Unternehmen als erfolgreich, gut funktionierend, charakteristisch oder kreativ angesehenen Regelungen und Lösungen umfasst, eine für den weiteren Beratungsprozess entscheidende Differenz. Zur Etablierung dieser doppelten Kommunikation ist einerseits natürlich eine gute sozialwissenschaftliche (sozialsystemische) Kompetenz erforderlich, andererseits aber eine differenzierte kommunikative, psychologische. Die suggestiven Angebote des Klientensystems müssen so angenommen werden, dass sich sowohl eine Kommunikation auf dem Niveau der vom Klientensystem erlebten Hilflosigkeit und Angewiesenheit auf Beratung einspielt als auch ein Ernstnehmen und Bestätigen des Klientensystems auf dem »erwachsenen« Niveau reifer origineller unternehmerischer Kompetenz und kreativer Entwicklungsmöglichkeit.

3. Umdeutung von Mängeln und Problemen

Basale Aufgabe des Beratersystems ist, Selbstexploration und Selbstreflexion anzuregen. Das setzt seinerseits eine Stärkung von Selbstachtung und Selbstvertrauen des Unternehmens bezüglich kreativer Weiterentwicklung voraus. Auf diesem Hintergrund kann dann eine *Distanzierung* von den identifizierten unzureichenden, aber bisher praktizierten Regelungen und den unangemessenen überkommenen Überzeugungen und Orientierungen (Traditionen) erwartet werden. Das bedarf wegen der Gebundenheit des Unternehmens an die unzureichend an Umweltbedingungen angepasste geltende Ordnung besonderer kommunikativer (psychologischer) Überlegungen und Kompetenzen; droht doch im Beratungsprozess eine Überflutung beider Parteien der Beratungsbeziehung mit Negativem, Mangelhaftem, Anstößigem, Ärgerlichem samt zugehöriger Schuldzuweisungen, Geschichtsforschungen und Verdächtigungen.
Aufgabe des Beraters ist es, eine solche Überflutung der Beratungskommunikation mit Negativem zu verhindern. Dazu ist die

Akzentuierung der Kommunikation über die positiven und originellen Aspekte des Unternehmens förderlich, weil dadurch die Kommunikation balanciert und die Selbstachtung des Unternehmens gestärkt werden kann, die bei immer stärkerer Vergegenwärtigung von Negativem gefährdet ist. Mit diesem zweigleisigen Interesse des Beratersystems erweitert sich nicht nur das Verständnis des Beratersystems für das Unternehmen über den unmittelbaren problematischen Komplex hinaus, sondern das Klientensystem erhält damit das Angebot einer erweiterten Perspektive, die negative Erscheinungen in einem neuen Licht zu sehen gestattet.

Seitens des Beratersystems kann dies durch Interventionen gefördert werden, die die präsentierte Problematik in einem anderen (neuen, erweiterten) Kontext stellen (»Umdeuten«). Die ausdrückliche Umdeutung seitens des Beratersystems kann durch indirekte Verfahren wie fragende Inbeziehungsetzung unterschiedlicher Unternehmensrepräsentanten (»zirkuläres Fragen«) ersetzt werden.

Die Befreiung des Klientensystems zu einem weiteren Entwicklungsschritt in Richtung auf ein neues Systemniveau setzt jedoch darüber hinaus eine kontinuierliche Umgangsweise mit den präsentierten Mängeln im Sinne »positiver Konnotation« voraus. Dies bedeutet, dass das Beratersystem die anstößigen bzw. mangelhaften, jedoch in Geltung befindlichen Regelungen, Orientierungen und Überzeugungen nicht direkt kritisiert oder in deren Kritik seitens des Klientensystems einstimmt, sondern dem Klientensystem aufgrund eigenen erzielten Verständnisses und darauf basierender diesbezüglicher Intervention zu einem positiven, das heißt mit den Wertorientierungen, Überzeugungen und Absichten des Unternehmens kongruenten Verständnis verhilft. Es handelt sich dabei um eine wichtige Variante der Umdeutung.

Indem das kommunikativ geschulte Beratersystem für die negativen, anstößigen »Beschwerden« der Klientenorganisation plausible wertkongruente Erklärungen anbietet, ermöglicht es dem Klientensystem, seine Selbstachtung und damit kreative Weiterentwicklungsfähigkeit wiederzuerlangen und in einen Prozess der Distanzierung von den problematischen Praktiken und Überzeu-

gungen einzutreten. Dies Verfahren der ausdrücklichen Identifizierung und verstehenden Einordnung (Umdeutung) bisheriger Muster von Erfahrung als Voraussetzung für eine Distanzierung von diesen Mustern ist in der psychotherapeutischen Psychoanalyse entwickelt und in der systemischen Therapie modifiziert worden (Gill 1982; Fürstenau 1992; Selvini Palazzoli u. a. 1978, 1984; Watzlawick et al. 1974). Positive Konnotationen können z. B. die Botschaft enthalten, dass die anstößigen Regelungen und unangemessenen Orientierungen und Überzeugungen zu einer bestimmten Zeit oder in einem bestimmten Fall oder unter bestimmten Umständen durchaus sinnvoll, das heißt bestmögliche Lösungen waren bzw. sind oder einer bestimmten guten Absicht und Zielsetzung entsprachen bzw. entsprechen – mit der Perspektive für das Klientensystem, dass es darauf ankomme, unter den heutigen externen und internen Bedingungen eine entsprechend »gute« neue Lösung auf neuem Niveau zu finden (s. oben S. 76 ff.). Wiederum ist für die situationsgerechte Konkretisierung dieser Maxime einerseits eine differenzierte sozialwissenschaftliche (sozialsystemische) Kompetenz erforderlich, andererseits setzt die angemessene Formulierung solcher Interventionen ein psychologisches Verständnis und eine kommunikative Interventionskompetenz voraus, die sich nicht selbstverständlich aus einer sozialsystemischen Analyse ergibt.
Das wird besonders im Umgang mit Klientensystemen deutlich, die dem Beratersystem merkwürdig, befremdlich, aggressiv, abweisend, verschlossen oder sonst schwierig entgegentreten, das heißt dem Konzept eines »guten«, kooperativen Klienten nicht entsprechen. Statt in einen Machtkampf einzutreten, sich gekränkt-irritiert zurückzuziehen oder sich längere Zeit ohnmächtig und unsicher zu fühlen, fördert das Beratersystem die Beratung, indem es sich zur Maxime macht, all dies »negative«, defiziente Verhalten des Klientensystems zunächst selbst positiv in Bezug auf gute Absichten und honorige Wertorientierungen des Systems zu verstehen und dann im zweiten Schritt auch gegenüber dem Klientensystem entsprechend zu intervenieren. Erst diese Verfahrensweise eröffnet dem Berater unter diesen Umständen ein tiefes Verständnis der Eigenart des Klientensystems als ori-

ginellen Unternehmens und verschafft ihm früher oder später Chancen förderlicher Einflussnahme im Sinne der Anregung neuer Freiheitsgrade des Klientensystems.

4. Direkte Förderung der Progression

Simultan und doch methodisch klar unterschieden hat das Beratersystem nach dem hier vertretenen Konzept einer psychoanalytisch-systemischen Unternehmensberatung Aktivitäten zu entfalten, die das Klientensystem anregen, sich auf neue, bessere Lösungen projektmäßig ausdrücklich einzustellen (statt bei den Problemen und Mängeln zu verharren), und den Prozess der Progression, des Findens und Umsetzens neuer besserer Lösungen, Regelungen und Orientierungen auf einem neuen Emergenzniveau direkt interventionsmäßig zu fördern.

Dem liegt die dem gesunden Menschenverstand entgegengesetzte Überlegung zugrunde, dass nicht aus der Beschäftigung mit den Problemen schließlich die Lösung hervorgeht, sondern dass aus der phantasiemäßigen Antizipation der Lösung, dem »Sprung«, Möglichkeiten der Realisierung dieser Lösung auf einem neuen Niveau entspringen (de Shazer 1989, 1992 a).

Das ausdrückliche Einstellen des Klientensystems auf Lösung geschieht durch situationsangemessenes Stimulieren der Phantasie, wie die Verhältnisse der Klientenorganisation in Bezug auf den betreffenden Aufgabenbereich aussehen würden, wenn das Problem plötzlich gelöst wäre. Es ist oft erstaunlich, wie schnell die Beteiligten (die ja Experten für ihren Aufgabenbereich im Unternehmen sind) zur Antizipation von Lösungen kommen, die dann in den konstituierten Projektgruppen ausgearbeitet, konkretisiert und damit realisiert werden können. Hier setzt sich die von Anfang an auf Selbstachtung, Zutrauen, Selbstreflexion und kreative Fortentwicklung abzielende Interventionsstrategie des psychoanalytisch-systemischen Beratersystems konsequent in entsprechender Projektarbeit fort (vgl. auch Wimmer 1992).

Diese Anregung einer engagierten lösungsorientierten Projektarbeit innerhalb und außerhalb der unmittelbaren Beratungssituation wird seitens des Beratersystems schließlich durch direkte Förderung aller für das Beratersystem erkennbaren progressiven (weiterentwicklungsorientierten) Ansätze des Klientensystems innerhalb der Beratungsbeziehung abgerundet. Da in diesem Zusammenhang aus kleinen positiven Veränderungen große Systemwirkungen im Sinne einer Niveauveränderung hervorgehen können, kommt diesem Aspekt der engagierten direkten Förderung jeglicher progressiver Ansätze besondere Bedeutung zu. Allerdings setzt auch dies wiederum eine doppelte Kompetenz voraus: eine sichere sozialwissenschaftliche (sozialsystemische) Einschätzung und Beurteilung und eine kommunikative Kompetenz der angemessenen Ausübung und Gestaltung direkter Einflussnahme. Denn Einschätzungsfehler und die Überdosierung wie Unterdosierung solcher Interventionen können für den Selbstreflexionsprozess der Klientenorganisation negative, das heißt lösungshemmende Folgen haben. Psychologisch gewinnt das Beratersystem die Sicherheit richtiger Einschätzung und Dosierung aus einer angemessenen differenzierten Erfahrung und Vertrautheit mit dem Klientensystem in sozialwissenschaftlicher wie psychologisch-psychoanalytischer Hinsicht.

5. Fazit

Die notwendigerweise sehr skizzenhaften Ausführungen haben hoffentlich evident machen können, weshalb die Unternehmensberatung sowohl einer sozialsystemischen als auch ichpsychologisch-psychoanalytischen Kompetenz bedarf. Ziel der Unternehmensberatung ist eine Veränderung des Klientensystems als eines originellen sozialen Systems. Dies ist jedoch nur durch eine im dargestellten Sinne zielorientierte Weise des Umgangs mit den personalen Systemen zu erreichen, die die Klientenorganisation gegenüber dem Beratersystem repräsentieren. Die Chancen erfolgreicher Unternehmensberatung stehen und fallen mit der Integration beider Kompetenzen. Die meisten Schwierigkeiten und Misserfolge im Unternehmensberatungsbereich lassen sich bei näherer Analyse in Supervisionsprozessen auf mangelhafte Integration der beiden Kompetenzen zurückführen. So sei abschließend sowohl auf die Bedeutung einer gleichgewichtigen sozialwissenschaftlichen und psychoanalytischen Aus- und Fortbildung von Unternehmensberatern hingewiesen als auch auf das Verfahren der Supervision (Beratung der Berater), das in schwierigen oder verfahrenen Beratungsbeziehungen zu einer neuen Prozessperspektive zu verhelfen vermag, sofern der Supervisor beide Kompetenzen angemessen und integrativ wahrzunehmen versteht (s. oben S. 112 ff.).

Perspektiven der Psychotherapieweiterbildung

Chancen der Professionalisierung durch den »Facharzt für psychotherapeutische Medizin«

Die Einführung des Facharztes für psychotherapeutische Medizin hat das Fach »Psychotherapeutische Medizin« geschaffen und damit allen Beteiligten, insbesondere denjenigen, die die Weiterbildung in diesem Fach verantworten, die Aufgabe gestellt, dieses Fach zu entwickeln und die psychotherapeutische Behandlungsweise zu professionalisieren. Im Folgenden soll zunächst das Tätigkeitsfeld des Facharztes für psychotherapeutische Medizin umrisshaft dargestellt werden. Dabei soll der Akzent auf die neuen Lebensformen gelegt werden, die gegenwärtig in unserer Gesellschaft immer größere Bedeutung gewinnen, dem Arzt für psychotherapeutische Medizin neue Bewältigungsaufgaben stellen und ihn zwingen, sein patientenbezogenes Umgangsrepertoire wesentlich zu erweitern. Dabei wird auf die sich verbreitende Einsicht Bezug genommen, dass sich Medizin nicht in der Verwertung von Kenntnissen über Krankheiten erschöpft, sondern Menschen sehr unterschiedlicher Eigenart, die sich in sehr unterschiedlichen psychosozialen Lebenslagen befinden, zu einem gesünderen Leben verhelfen soll. Das setzt jeweils ein Erfassen von Eigenart, Lebenslage, Beziehungsnetz voraus und eine kompetente Weise des Umgangs mit den betreffenden Einzelpatienten, Paaren oder Familien.

Das Ziel der psychotherapeutischen Arbeit lässt sich so formulieren: das jeweilige Patientensystem (Einzelne, Paare oder Familien) mittels Fokussierung und Akzentuierung seiner Eigenart, gegenwärtigen Lebenssituation und seiner Gesundheitsressourcen unter Berücksichtigung seiner Vorgeschichte zu persönlicher bzw. paar- oder familienspezifischer Weiterentwicklung (Problemlösung) anzuregen. Von der somatischen Ausrichtung der übrigen medizinischen Disziplinen unterscheidet sich die psychotherapeutische Medizin dadurch, dass sie den Erlebens- und den Beziehungsaspekt mit der somatischen Perspektive integriert. Das erfordert ein Verständnis dafür, wie ein bestimmter Mensch bzw. ein Paar oder eine Familie aufgrund der jeweiligen Vorgeschichte und der vorhandenen inneren und äußeren Mittel der Lebensmeisterung (Ressourcen) eine bestimmte Aufgabe der Lebensbewältigung erlebt, wie weit sie die betreffende Aufgabe erfolgreich löst, wovor sie zurückschreckt (Angstthema) und auf welche früheren nicht zureichenden Einstellungen sie dabei zurückgreift (Regression). Das Verständnis dieses Zusammenhangs ist für den Facharzt für psychotherapeutische Medizin mindestens so wichtig wie die Kenntnis der Welt der Formen krankhafter Reaktion und Einstellung (Psychopathologie, Neurosenlehre, Psychosomatik, Somatische Krankheitslehre). Das Erfassen der persönlichen Eigenart und Reaktionsweise, der Lebenslage und des Beziehungsnetzes, das heißt des Kontextes, in dem sich Erkrankung, Verschlimmerung oder Besserung, Gesundung von Erleben und Befindlichkeit ereignen, erfordert eine Auseinandersetzung des Therapeuten mit der Mannigfaltigkeit der nebeneinander in unserer Gesellschaft heute existierenden Lebensformen und Lebenslagen.

Die Soziologen sprechen von »Individualisierung« der Lebensformen und meinen damit eine Vermannigfaltigung gesellschaftlich möglicher, akzeptierter und praktizierter Lebensweisen und zugehöriger gesellschaftlicher Wert- und Normvorstellungen. Diese Vermannigfaltigung der Lebensformen ist mit einem Verfall verbindlicher allgemein gültiger oder zumindest schichtspezifisch gültiger Leitbilder und zugehöriger moralischer bzw. religiöser Werte und Normen verbunden. Dieser Verfall allgemein gültiger Werte korrespondiert dem Verschwinden der Führungs- und Steuerungsinstanz bezüglich des gesellschaftlichen Gesamtprozesses. Neben den konventionellen, traditionellen Lebensformen spielen »unkonventionelle« neue eine immer stärkere Rolle, die sich auch statistisch niederschlägt. Sie können von den Mitgliedern unserer Gesellschaft gewählt, ausprobiert, modifiziert und gewechselt werden.

Auch den neuen Lebensformen sind bestimmte ideologische, moralische, religiöse oder pseudoreligiöse Wertorientierungen zugeordnet, die in der gegenwärtigen Gesellschaft und Kultur nebeneinander zur Auswahl stehen. Diese Werte können sehr unterschiedlich akzentuiert sein: von der freien Verwirklichung der Persönlichkeit (»Selbstverwirklichung«), der Konzentration auf Leistung und Karriere auf Kosten von Partnerschaft und Familie, der Orientierung an Konsum und Mode (in unterschiedlichsten Lebensbereichen) zu unterschiedlichen Anforderungen, Erwartungen und Gestaltungen von Intimität und Partnerschaft (unabhängig vom Rechtsinstitut der Ehe) oder der Orientierung an bestimmten moralischen, religiösen, esoterischen oder ideologischen Normen der Lebensführung und den jeweils zugehörigen Bezugsgruppen. Die jeweilige Wahl bestimmt die persönliche Gestaltung von Arbeit, Wohnen, Partnerschaft, Beziehung zu Ursprungsfamilie, Verwandtschaft, Freunden und Gleichgesinnten, aber auch Hobbys und sonstige Freizeitaktivitäten.

Der Blick auf diese pluralistische Welt der Lebensformen darf jedoch nicht vergessen machen, dass die Gestaltung des so genannten privaten Lebensbereiches wesentlich mitbestimmt ist von den Möglichkeiten und Grenzen der wirtschaftlichen Existenzsicherung, der Abhängigkeit von Erwerbstätigkeit oder dem Leben mittels ererbten oder erworbenen Vermögens. Für die meisten ist der Spielraum der privaten Lebensgestaltung durch massive ökonomische Zwänge eingeschränkt. Gerade in einem kapitalistisch hoch entwickelten Land wie der Bundesrepublik sieht sich der oder die Einzelne einer bürokratisch durch und durch geregelten Welt gegenüber, der er und vor allem auch sie sich weitgehend anzupassen hat, um die eigene Existenz wirtschaftlich zu sichern. Auch hier kann man wählen, kann Unterschiede des wirtschaftlichen Sektors für sich nutzen, aber der Einordnung in weitgehend vorgeschriebene Kontexte entgeht vor allem der Arbeitnehmer nicht. Diese schmerzhafte Konfrontation mit ökonomischen Zwängen erreicht gegenwärtig auch solch privilegierte Berufsgruppen wie die Akademiker einschließlich der Ärzte.

Dem privaten Lebensbereich und dem Arbeitsbereich kommt eine wechselseitige Kompensationsfunktion zu. Lebenssinn, Glück und Wohlbefinden werden nur unter bestimmten Umständen im Arbeitsbereich gefunden, obgleich der Wegfall der Arbeit häufig zeigt, wie viel Lebenssinn doch in der Arbeit investiert war. Der private Lebensbereich soll jedoch vielfach Belastungen und Einschränkungen des Arbeitsbereiches kompensieren. Damit entsteht die Gefahr überhöhter Anforderungen und Ansprüche im Privatbereich. Dies wiederum kann leicht zu Enttäuschungen und Kränkungen und der Wahl von Ersatzbefriedigungen, wie süchtigem Verhalten unterschiedlichster Art, Dissozialität oder psychischer Symptombildung, führen.

Dass gerade Jugendliche und junge Erwachsene es heute schwer haben, in diesem Spannungsfeld zwischen Freiheit der Lebensgestaltung und massiven ökonomischen Zwängen einen persönlich befriedigenden Weg zu finden und seelisch gesund zu bleiben, liegt auf der Hand. Zugleich stehen wir aber hier vor dem facettenreichsten Studienfeld unterschiedlichster Lebensweisen und Lebensformen und unterschiedlichster persönlicher Auswirkungen der jeweils vollzogenen Wahlen und Entscheidungen. Da sich Adoleszenz unter den gegenwärtigen Bedingungen oft noch über das Ende des dritten Lebensjahrzehnts hinaus hinzieht (Spätadoleszenz), gewinnen wir Psychotherapeuten aus dem Studium adoleszenter Lebensformen Anregungen für viele unserer Patienten. Allerdings können wir von manchen jungen Erwachsenen auch lernen, wie erfolgreiche Auseinandersetzung mit den neuen gesellschaftlichen Bedingungen, unbelastet von früheren anderen Erfahrungen, aussieht.

Im Bereich der Partnerbeziehungen ist eine weitgehende gesellschaftliche Akzeptanz homosexueller Partnerschaften festzustellen. Ein neues zahlenmäßig immer mehr zunehmendes Phänomen ist das Alleinleben von Menschen ohne oder mit Kindern (Singles und allein erziehende Elternteile). Neu ist auch in quantitativer Hinsicht das Zusammenleben in längeren oder kürzeren Partnerschaften ohne Heirat, das das Odium des Konkubinats verloren hat. Für uns Psychotherapeuten wichtig sind jedoch vor allem die komplizierteren Familienverhältnisse, die sich aus Trennungen und dem Eingehen neuer Beziehungen mit oder ohne Trauschein in familiären Systemen mit Kindern unterschiedlicher Herkunft ergeben. Ley u. Borer (1992) sprechen diesbezüglich von »Fortsetzungsfamilien«. Nicht nur in diesen Scheidungs-, Stief- und

Fortsetzungsfamilien stellt die Erziehung der Kinder hohe Anforderungen an alle Beteiligten. Gerade unter der geschilderten gesellschaftlichen Entwicklung ist Kindererziehung nach wie vor selbst in intakten Familien eine schwer angemessen lösbare Aufgabe, da Eltern bezüglich Erziehung nur selten über brauchbare Orientierungen verfügen, geschweige denn Lebensorientierungen, die sie ihren Kindern weitergeben könnten. Die öffentliche Diskussion über das bisherige Tabuthema des Inzestes zeigt, wie groß in manchen Familien die Verwirrung und Desorientierung über den Umgang mit Kindern ist, aber auch, wie schwer es manche therapeutische Einrichtungen haben, sich von dieser Verwirrung selbst freizuhalten.
Innerhalb des Partnersektors ist die öffentliche Diskussion der Mann-Frau-Beziehungen, der Gleichberechtigung der Frau bei Unterschiedlichkeit ein zentrales Thema, das ebenfalls vom Spannungsfeld: liberale Gestaltungsmöglichkeiten – ökonomische und politische Zwänge bestimmt wird und von Rollback bedroht ist.

Schließlich ist die veränderte Situation bezüglich alter Menschen in unserer Gesellschaft hervorzuheben. Bekanntlich vergrößert sich der Anteil älterer Menschen innerhalb der Gesellschaft wegen der verlängerten Lebenserwartung immer mehr. Das impliziert beträchtliche Versorgungsprobleme (Armut mancher Rentner, Sicherung der Pflegekosten), stellt aber vor allem die Menschen nach Ausscheiden aus dem Erwerbsleben für eine beträchtliche Lebensspanne vor die Aufgabe einer neuen Sinnfindung und davon abgeleiteter Gestaltung ihres Lebens. Neben misslingenden Lösungen gibt es aber auch hier originelle neue Versuche der Lebensgestaltung, die manchmal für Jüngere etwas Überraschendes, wenn nicht Irritierendes haben, was die Chancen psychotherapeutischer Hilfe für alte Menschen nicht unbedingt erhöht.
Zu diesem Bereich der durch Individualisierung entstandenen neuen Lebensformen kommen einige mit der gesellschaftlich-ökonomischen Entwicklung der letzten Jahre zusammenhängende soziale Lebenslagen hinzu, mit denen der Psychotherapeut heute massiver als früher konfrontiert ist.
Schleichend seit den siebziger Jahren, immer mehr sichtbar in den letzten Jahren, schlagen sozial abträgliche Eigenheiten des kapita-

listischen Wirtschaftssystems und Krisen stärker auch in der Bundesrepublik durch und machen sich als soziale Probleme, z.B. Fehlen erschwinglicher Wohnungen für die unteren Bevölkerungsschichten und massive Erhöhung der Zahl der Sozialhilfeempfänger, bemerkbar. Unter den Sozialhilfeempfängern stehen die Langzeitarbeitslosen, besonders junge Menschen, und Rentner mit zu geringen Rentenansprüchen an erster Stelle. Der in der Aufbauphase mit Unterstützung einer besitzbegünstigenden Politik entstandene Reichtum weniger steht einem zunehmend größeren Block von Armut gegenüber.
Das durch die Wiedervereinigung entstandene Ost-West-Gefälle stellt eine weitere mit der bisherigen Politik kaum zu bewältigende Umverteilungsaufgabe, die für alle zu weiteren ökonomischen und für viele zu massiven sozialen Belastungen führt. Hinzu kommt, dass wir zunehmend mit einer krisenunabhängigen strukturellen Arbeitslosigkeit für markante Teile der Bevölkerung rechnen müssen.
Die ebenfalls mit dem Verfall der großen Blöcke zusammenhängende Einwanderung in die Bundesrepublik vom Osten und Süden her schafft wirtschaftliche, gesellschaftliche und kulturelle Probleme, die ganz anderer Art sind als die Integration der »Gastarbeiter« in der Aufbau- und Wohlstandsphase nach dem Krieg. Die mannigfaltigen Bevölkerungsteile fremder ethnischer Herkunft und Kultur stellen uns auch gesundheitspolitisch und psychotherapeutisch vor große, teilweise neue Aufgaben.
Die knappe Übersicht über wichtige neue Lebensformen und Lebenslagen soll den psychosozialen Aspekt des Tätigkeitsfeldes des Facharztes für psychotherapeutische Medizin sichtbar machen. Es bedarf keiner weiteren Ausführung, dass das Leben in diesem gesellschaftlichen Milieu mit gesundheitlichen Risiken und Belastungen verbunden ist, auf die die Menschen je nach ihrer persönlichen psychosozialen und somatischen Disposition und der Qualität ihrer Integration in soziale Bezüge unterschiedlich reagieren. Der Facharzt für psychotherapeutische Medizin hat sich mit der gesamten Skala von Prophylaxe, Krisenintervention, Beratung, Behandlung und Rehabilitation auseinander zu setzen. Seine Vorbildung hat ihn dafür zu qualifizieren.

Im Folgenden soll der Versuch gemacht werden, das Aufgabenfeld des Facharztes für psychotherapeutische Medizin bezüglich einiger relevanter Gesichtspunkte zu konkretisieren, an denen sich nach Einschätzung des Autors Weiterbildung und Tätigkeit orientieren sollten (vgl. hierzu auch Fürstenau 1994).
Die bereits oben formulierte Zielbestimmung psychotherapeutischen Handelns setzt den Akzent auf Gegenwart, versteht Beschwerden und Eigenheiten als interaktionelle Manöver, Reaktionen und Strategien und betont die Originalität (Individualität) jedes Patientensystems. Sie bringt weiter sogleich die Gesundheitsressourcen ins Spiel und sieht den therapeutischen Prozess unter der Perspektive eigener (»autopoietischer«) Weiterentwicklung des Patienten bzw. des Paars oder der Familie.
Die Anforderungen, die sich aus dieser Zielformulierung ergeben, seien im Folgenden kurz erläutert:

1. Die Aufgabe, die gegenwärtige Lebenssituation des Patientensystems (im kulturellen, beziehungs- und lebensgeschichtlichen Rollenkontext) genau zu erfassen.

Diese Anforderung impliziert eine sehr viel genauere Erforschung der gegenwärtigen Lebenssituation von Patienten als häufig üblich. Oft wenden sich zumindest psychoanalytisch orientierte Therapeuten sehr schnell der Biographie und Anamnese des Patienten zu. Gegenwartsforschung bedeutet vor allem Diagnostik des aktuellen Beziehungsnetzes des Patienten und Identifizierung des sozialkulturellen Ortes, an dem der Patient, das Paar oder die Familie steht. Die Vorgeschichte wird bedeutsam, weil aktuelle Ängste, Erwartungen und Einstellungen des Patienten, die ihn hindern, angemessene Lösungen in der Gegenwart und für die Zukunft zu finden, auf die Vorgeschichte zurückgehen. In diesen Kontext gehören dann auch Beobachtungen aus der unmittelbaren Behandlungsbeziehung (Übertragung/Gegenübertragung).
Die Akzentuierung von Interaktion (Beziehungsdiagnostik) impliziert eine andere Auffassung von seelischen Störungen als die übliche psychopathologische und neurosentheoretische, die Krankheiten fast wie existierende Wesen beschreibt. Versteht man Symptome und Persönlichkeitseigenheiten in erster Linie als In-

strumente interaktioneller Reaktionen, Manöver und Strategien, ist es zwar wichtig, die Morphologie pathologischer Muster zu kennen, weil man bekanntlich nur sicher diagnostiziert, was man kennt, aber die konsequente interaktionelle Orientierung verweist direkt auf das Beziehungsnetz, in dem die Manöver jeweils entstehen, aufrechterhalten werden oder verschwinden. Es werden ja nicht psychogene Krankheiten behandelt, sondern Menschen, die in einer bestimmten Lebenslage erstmalig oder erneut bestimmte Bewältigungsstrategien gewählt haben, unter denen sie oder ihre Angehörigen leiden – oder die Gesellschaft.
Damit gewinnt als konzeptueller Rahmen neben der Entwicklungspsychologie des Säuglings mit Mutter und des Kindes der entwicklungspsychologische Rest: die Entwicklungspsychologie des Erwachsenen und des Alters, das heißt die Perspektive lebenslang wechselnder Rollen, Relevanz; ebenfalls eine gewisse Neuorientierung im psychotherapeutischen Bereich.

2. Die Aufgabe, sich auf Kultur, Sprache, Mentalität und das Wertsystem (Moral, Religion, Ideologie) der Patienten genau einzustellen.

Dieser Gesichtspunkt fordert eine Feineinstellung auf die Kultur (und ggf. ethnische Eigenheit) der Patienten, auf ihre Art zu sprechen, zu erleben, und auf die Werte, an denen sie sich orientieren. Therapeuten, die gewohnt sind, nach dem Trieb/Triebabwehrschema ihre Beobachtungen zu organisieren, stellen sich häufig nicht sehr subtil auf die Sprache und Mentalität und das Wertsystem der Patienten ein. Die Erfolge der von Milton Erickson angestoßenen neuen Hypnotherapie (vgl. Erickson u. a. 1994; Haley 1996), der systemischen Therapie (z. B. Ludewig 1992, Schipek 1999) und der lösungsorientierten Psychotherapie (de Shazer 1989, 1992 a, b) fußen wesentlich auf der sehr sorgfältigen und detaillierten Einstellung des Therapeuten auf die Sprachlichkeit, Mentalität und Moralität des Patienten. Die Rezeption dieser therapeutischen Vorgehensweisen wird in Deutschland weithin durch die psychoanalytischen Reserven gegenüber Hypnose und Suggestion verhindert, die auf dem Forschungsstand von vor 100 Jahren beruhen. Die Forderung der Feineinstellung des Therapeuten auf die Mentalität des jeweiligen Patientensystems ist deshalb so zentral, weil eben, wie vorhin dargestellt, die Mentalitäten und Lebensformen unserer Patienten so sehr unterschiedlich sind. Wir haben nur dann die Chance einer optimalen therapeutischen Einflussnahme, wenn wir uns möglichst genau den Eigenheiten der Patienten im Kontakt anzupassen vermögen. Das setzt viel Respekt für diese Eigenheiten voraus, wenn sie von unseren eigenen stark differieren.

Die eben erwähnten verschiedenen psychotherapeutischen Richtungen haben alle von Erickson gelernt, dass es darauf ankommt, die dem Patienten unmittelbar zugänglichen (bewussten) Vorstellungen, Denkweisen, Wertschätzungen und Gewohnheiten therapeutisch nutzbar zu machen (Utilitätsprinzip), um dem jeweiligen Patientensystem über bisherige Barrieren zu seinen eigenen Ressourcen hinzuhelfen. Den Patienten werden sozusagen Brücken von ihren Beschwerden und Eigenheiten über die Barriere zu den ihnen gemäßen eigenen Lösungen gebaut. Dem liegt eine alternative Theorie des Unbewussten zugrunde: das rechtshemisphärisch lokalisierte Unbewusste ist der kreative Bereich möglicher Lösungen; dagegen hat das linkshemisphärische Ich aufgrund einer bestimmten Erfahrungsverarbeitung Ängste, Hemmungen und Einschränkungen entwickelt, die eine Stagnation der Entwicklung und Beschwerden zur Folge haben. Gelingt die Überwindung der Barriere, kann man darauf hoffen, dass sich die guten Erfahrungen selbst weiter verstärken.

3. Die Aufgabe, die Gesundheitsressourcen (frühere gute Lösungen, Ansätze im gegenwärtigen Zustand, Antizipationen künftiger Lösungen) aufzuspüren, zu mobilisieren und zu verstärken.

Neben der Anknüpfung an den Symptomen und Eigenheiten in dem eben erläuterten Sinne spielen die unmittelbare Akzentuierung, Mobilisierung und Verstärkung der gesunden Ichanteile, der Ressourcen, eine wesentliche Rolle. Dies setzt einen klaren Blick des Therapeuten für die Gesundheitsressourcen des Patiensystems voraus. Die einseitige traditionelle Akzentuierung von Pathologie in der Diagnostik bedarf dazu ausdrücklicher Erweiterung auf die gesunden Persönlichkeitsanteile bzw. Paar- und Familienaspekte. Für die Einstellung des Patienten auf Lösung, die Mobilisierung seiner eigenen Lösungsmöglichkeiten, empfiehlt sich wiederum die suggestivtherapeutische Methodik, von der eben die Rede war. Aufgabe dieser therapeutischen Aktivitäten ist, der resignativen Präokkupation der Patienten mit dem Krankheitserleben entgegenzuwirken und den Prozess auf Gesundung hin umzulenken. Die Patienten müssen wieder Zutrauen zu ihren Ressourcen gewinnen.

4. Die Fähigkeiten, die den Patienten oder die Familie gegenwärtig behindernde, einschränkende Vorgeschichte in einer auf Entwicklungsförderung hin fokussierten (begrenzten) Weise in die Behandlung einzubeziehen.

Dieser Gesichtspunkt akzentuiert die Wichtigkeit der Einbeziehung der Vorgeschichte des Patientensystems, soweit sie als sowohl Beschwerden und Einschränkungen produzierende als auch Lösungsmuster bergende Gegenwärtigkeit früherer Erfahrungen heute noch wirksam ist, betont aber zugleich die Notwendigkeit, die Arbeit in dieser Dimension zu fokussieren und damit zu begrenzen auf das, was für die primäre Zielsetzung der Therapie, nämlich die gesündere Weiterentwicklung, erforderlich und dienlich ist. Denn eine ausschließliche, sozusagen monomane Konzentration auf die Vorgeschichte hat hohe Risiken antitherapeutischer, kontraintentionaler Wirkung: Die ursprünglichen oder die so genannten übertragungsneurotischen Symptome werden dadurch möglicherweise eher stabilisiert als aufgelöst (Risiko z. B. langfristiger psychoanalytischer Therapien).

5. Die Aufgabe, sich auf das breite Spektrum unterschiedlicher Patientensysteme einzustellen.

Orientierungsmäßige Konsequenz dieses Gesichtspunktes ist, dass der Therapeut nicht auf den Standardpatienten einer Standardmethode eingestellt sein kann und soll, sondern gerüstet sein muss, mit dem breiten Spektrum unterschiedlicher Patienten therapeutisch effektiv umzugehen. Dasselbe drückt der nächste Gesichtspunkt bezüglich der unterschiedlichen Enge oder Weite der therapeutischen Intervention aus:

6. Die Aufgabe, sich je nach den Erwartungen der Patienten und den klinischen Notwendigkeiten auf sehr unterschiedliche Anforderungen von der Krisenintervention über die Beratung und Kurztherapie zur länger begleitenden Therapie, gegebenenfalls unter Einbeziehung relevanter Bezugspersonen, genau einzustellen.

An dieser Stelle ist jedoch zusätzlich hervorzuheben, dass hier die Wahl des Kalibers der Intervention von der Krisenintervention bis hin zur länger begleitenden Psychotherapie nicht nur von der klinischen Bedürftigkeit der Patienten aus dem Blickwinkel des Therapeuten, sondern auch von den Erwartungen der Patienten abhängig gemacht werden sollte. Das heißt, »wie viel« Therapie der Patient, das Paar oder die Familie in Anspruch nimmt, sollte nicht ausschließlich von den Kriterien und Einschätzungen des Therapeuten, sondern als ein Akt der Selbstbestimmung auch von den Kriterien und Einschätzungen des Patientensystems abhängig sein. Diese Maxime hat vor allem dann Bedeutung, wenn sich der Therapeut eher als Experte für Krankheit denn als Experte für Gesundheit versteht und zu Überschätzung des Gewichts pathologischer Persönlichkeitsanteile und zu therapeutischem Perfektionismus neigt wie manche Psychoanalytiker (vgl. Fürstenau 1994). Ziel der Behandlung ist ja vor allem die Stärkung der Selbstbestimmung und Eigenverantwortung des Patientensystems.

7. Die Aufgabe, aus einem breiten Repertoire angemessene Settings und Methoden in Kooperation mit dem Patientensystem auszuwählen.

Dieser Punkt zieht die Konsequenzen aus dem Bisherigen für die Wahl von Settings und Methoden und zielt auf die Sammlung der von den verschiedenen Schulen und Richtungen der Psychotherapie entwickelten und angebotenen Methoden einschließlich der verschiedenen Zugangswege (des körpertherapeutischen, gestaltenden, psychodramatischen) neben dem verbalen zu einem differenzierten Repertoire, aus dem wir Therapeuten je nach Indikation im Einzelfall und je nach Stand des Behandlungsprozesses auswählen können. Parallele Angebote schaffen dabei die Voraussetzung dafür, den persönlichen Vorlieben und Grenzen der

Therapeuten, örtlichen Gegebenheiten und anderen Umständen zusätzlich Rechnung tragen zu können.
Ein solcher Methoden- und Interventionspool hätte für sämtliche in den bisherigen Ausführungen als wesentlich herausgearbeiteten Dimensionen psychotherapeutischer Tätigkeit Passendes zu bieten. Voraussetzung des Funktionierens dieser Methoden- und Interventionspools ist jedoch eine umfassende Behandlungskonzeption, die das Zusammenpassen methodischer Elemente differenziert darstellt und steuert, insbesondere die Modifikationen herausstellt, die bei der Kombination ursprünglich selbstständig und rein angewandter Methoden erforderlich sind. Das setzt einen intensiven wissenschaftlichen Erfahrungsaustausch (Forschung) und eine von dieser integrierten differenzierten Behandlungskonzeption geleitete fachliche Weiterbildung voraus, die sich von den bisherigen schulbezogenen Ausbildungsgängen wesentlich unterscheidet.
Ein erster Schritt in diese Richtung könnte unter Berücksichtigung der gegenwärtigen Umstände eine Anreicherung psychoanalytisch begründeter Verfahren der Psychotherapie durch Momente der kognitiven Verhaltenstherapie, systemischen und lösungsorientierten Therapie sein und eine Anreicherung kognitiv-verhaltenstherapeutischer Methodik durch übertragungsanalytische, ichpsychologische, systemische und lösungsorientierte Momente. Hinzu käme bei beiden Parteien die Ausschöpfung der vorliegenden Erfahrungen mit sämtlichen unterschiedlichen Behandlungssettings und mit den unterschiedlichen Zugangsweisen zum Patienten neben der verbalen, worauf der letzte Gesichtspunkt ausdrücklich verweist.

8. Die Aufgabe, gegebenenfalls mit anderen Therapeuten (z. B. Organmedizinern, Körpertherapeuten, gestaltenden Therapeuten, Psychodramatikern) fallbezogen zu kooperieren.

Hier handelt es sich um die Mobilisierung bewährter Methoden der stationären Psychotherapie für die ambulante Versorgung bzw. die Einbeziehung von Verfahren, die bisher ambulant meistens für sich außerhalb der Kassenpsychotherapie ausgeübt werden. Falls der Psychotherapeut nicht selbst über eine diesbezügliche Ausbildung und Erfahrung verfügt, ist eine Kooperation mit entsprechenden Kolleginnen und Kollegen erforderlich (vgl. Moser 1992). Die Kooperation mit Organmedizinern versteht sich von selbst (ist aber bekanntlich nicht immer komplikationslos).

Bei dem hier vorgelegten psychotherapeutischen Aufgabenkatalog handelt es sich in vieler Hinsicht nur um die ausdrückliche Formulierung und Approbierung konzeptioneller Orientierungen und behandlungsmethodischer Praktiken, die vielerorts schon jetzt angewandt werden, allerdings wegen der Loyalität des jeweiligen Therapeuten zu einer bestimmten psychotherapeutischen Schule und zu den fachlich überholten Regelungen der Kassenpsychotherapie oft mit Bedenken, Skrupeln und Unsicherheit.

Die Einführung des neuen Facharztes bietet die Chance, das Fach »Psychotherapeutische Medizin« aus dem Bereich unkontrollierter Pragmatik und schulischer Einseitigkeit, in dem sich Psychotherapie innerhalb der Medizin bisher weithin bewegt hat, durch Professionalisierung herauszuheben und entsprechend dem Forschungsstand (s. S. 12 ff., 31 ff.) und der Gesamtheit akkumulierter klinischer Erfahrung zu konzipieren und zu gestalten. Der vorliegende Beitrag wollte einsichtig machen, dass der Facharzt für psychotherapeutische Medizin nicht als Spezialist einer begrenzten therapeutischen Schule und Methode auftreten kann, sondern sein Fach als kompetenter Experte in der ganzen Anwendungsbreite beherrschen und zu jeweils angemessenen therapeutischen Entscheidungen in sehr unterschiedlichen Fällen befähigt sein muss.

Längerfristiges Ziel ist damit die Überwindung der gegenwärtig in dem Forschungsgutachten noch zugrunde gelegten »zwei psychotherapeutischen Grundorientierungen« (der psychoanalytischen und der kognitiv-verhaltenstherapeutischen) in Richtung auf ein umfassendes Konzept, das es ermöglicht, aus dem Pool bewährter Sichtweisen und Interventionsformen je nach Besonderheit der betreffenden Patientensituation angemessen auszuwählen und entsprechend zu handeln.

In Deutschland schicken sich die zuständigen Behörden gegenwärtig an, die Ausübung von Psychotherapie als für die Versorgung der Bevölkerung wichtigen Beruf ausdrücklich zu regeln. Die Einführung der neuen diesbezüglichen Facharztrichtungen war der erste bedeutender Schritt, das Gesetz über den Beruf des Psychologischen Psychotherapeuten der nächste. Die öffentlich-rechtlichen Regelungen sind ohne entscheidende Mitwirkung von psychotherapeutischen Experten nicht konkretisierbar. Diese Experten sind damit aufgerufen, ihre Verantwortung für eine umfassende sämtliche therapeutische Erfahrungen ausschöpfende Psychotherapie der Zukunft wahrzunehmen.

Kurrikulum des Bereichs »Psychotherapie«

Im Rahmen des Arbeitskreises »Psychotherapie« der Psychoanalytischen Arbeitsgemeinschaft Köln/Düsseldorf hat der Verfasser seit 1984 mehrmals das theoretische Kurrikulum für die Bereichsbezeichnung »Psychotherapie« in Form von Vorlesungen mit Falldarstellungen und Diskussion im Umfang von jeweils etwa 100 Doppelstunden vermittelt. In der letzten Zeit haben die Münchner Arbeitsgemeinschaft für Psychoanalyse (MAP) und das Lehrkollegium Psychotherapeutische Medizin (LPM) in München nach Information seitens des Verfassers ihre Theorievermittlung entsprechend dreigliedrig organisiert. Auch dort hat sich die im Folgenden dargestellte Konzeption als praktikabel erwiesen.

Der Vermittlung lag die Grundauffassung zugrunde, dass es sich bei der tiefenpsychologisch fundierten Psychotherapie um ein eigenständiges Behandlungsverfahren handelt, das sich von der psychoanalytischen Psychotherapie vor allem dadurch unterscheidet, dass es die Überwindung der aktuellen seelisch bedingten oder mitbedingten Störung fokussiert und dem Patienten aus der aktuellen Krankheitssituation heraushelfen soll. Dabei spielen psychoanalytische Erkenntnisse und Erfahrungen eine wesentliche Rolle (tiefenpsychologische Fundierung). Aufgabe des Therapeuten ist es, pathologische Überzeugungen und Einstellungen in dem Maße aufzugreifen und zu bearbeiten, wie dies zur Überwindung der aktuellen seelischen Problematik erforderlich und dienlich ist (fokussierte Übertragungsanalyse).

Ersichtlich ist, dass zu diesem tiefenpsychologischen Fundament weitere Wirkfaktoren hinzukommen müssen, um das Ziel gesünderer Lösungen aktueller Problematik jeweils zu erreichen. Diese in der bisherigen Literatur kaum explizierten notwendigen zusätzlichen Wirkfaktoren lassen sich heute aus den systemischen und den lösungsorientierten Behandlungskonzepten ableiten. Die Integration der fokussierten Übertragungsanalyse mit systemi-

schen und lösungsorientierten Methodenmomenten (Fürstenau 1992) ermöglicht es, dies psychotherapeutische Verfahren der Mannigfaltigkeit unterschiedlichster Patientensituationen genau anzupassen. Dieser breite Indikationsbereich innerhalb der ambulanten wie stationären Versorgung ist ein weiterer wesentlicher Unterschied der so verstandenen tiefenpsychologisch fundierten Psychotherapie von der analytischen. Die Klärung der Frage, was zum tiefenpsychologischen Fundament hinzukommen muss, um ein wirkungsvolles Verfahren zur Überwindung aktueller seelischer Störungen zu gewinnen, macht deutlich, dass der Psychotherapeut darin geschult werden muss, neben dem Verständnis für biographisch begründete Einschränkungen weitere Kompetenz zu erwerben, um seine Patienten erfolgreich zu behandeln. Dazu gehört ein genauer Blick für die aktuellen Lebensumstände der Patienten, ihre Mentalität und ihre Ressourcen, das heißt ihre eigenen Gesundungspotenziale. Ferner muss der künftige Psychotherapeut zu therapeutischer Phantasie angeregt werden, wie er den jeweiligen Patienten dazu verhelfen kann, über deren Barrieren und Einschränkungen zu den ihnen gemäßen eigenen Lösungen zu gelangen. Dafür ist wieder das Zutrauen erforderlich, Patienten mit begrenztem Aufwand helfen zu können – ein weiterer Unterschied zur analytischen Behandlungsmethode.
Die so verstandene tiefenpsychologisch fundierte Psychotherapie lässt sich zwanglos den Erfordernissen des »klinischen Entscheidungsraumes« (Fürstenau 1992, Kap. 6) anpassen, dessen wichtigste Dimensionen sind:

1. Reichweite der therapeutischen Beziehung auf der Patientenseite (Einzel-, Paar-, Familientherapie, Gruppentherapie)
2. Zielsetzung
3. Behandlungssetting
4. Zeitliche Erstreckung (Dauer) der Behandlung
5. Zeitliche Intensität (Frequenz) der Behandlungskontakte
6. Reichweite der therapeutischen Beziehung auf der Therapeutenseite (Einzeltherapeut, Kotherapeuten, therapeutisches Team, Kooperation von Therapeuten unterschiedlicher Spezialisierung)
7. Behandlungsmethodik

Diese Grundintentionen und -orientierungen leiteten die Vermittlung des theoretischen Kurrikulums. Der Theoriekatalog der Weiterbildungsrichtlinien wurde in drei große Abschnitte eingeteilt:

1. Hineinwachsen ins Leben (Psychoanalytische Theorie der Entwicklung der Person im Kontext von Familie und Gesellschaft; Familiendynamik; Lernen)
2. Krisen auf dem Lebensweg und ihre Konsequenzen (Psychopathologie einschließlich allgemeiner und spezieller Neurosenlehre und Psychosomatik)
3. Psychotherapeutische Möglichkeiten (Psychotherapeutische Erstuntersuchung mit Diagnostik und Psychotherapeutische Verfahren)

Im Folgenden sollen kurz die Prinzipien skizziert werden, die der Behandlung der Theoriestofffülle zugrunde gelegt wurden.

1. Hineinwachsen ins Leben (Psychoanalytische Theorie der Entwicklung der Person im Kontext von Familie und Gesellschaft; Familiendynamik; Lernen)

Der Akzent der Darstellung liegt auf der Entwicklung der gesunden Persönlichkeit über die gesamte Lebensspanne mit Markierung der Ansatzpunkte für Fehlentwicklung aufgrund von Traumatisierung auf jeder Entwicklungsstufe. Die Entwicklung der Person wird im Zusammenhang mit dem familiären und dem gesellschaftlich-kulturellen System (Werte und Normen, Sprache, Mentalität) anhand der den jeweiligen Entwicklungsstufen zugeordneten familiären und gesellschaftlichen Rollen (Kind, Eltern, Partner, erwerbstätiger Erwachsener, Großeltern usw.) dargestellt. Dabei wird auf die individuellen und familienspezifischen Spielräume der Rollenauffassung (subjektiven Rolleninterpretation) besonderer Wert gelegt. Psycho- und soziodynamisch handelt es sich um eine lebenslängliche Variante der bewusst-unbewussten Eltern-Kind-Beziehung.

Bei der Entwicklung des Ich (Selbst) wird auf die Korrespondenz von Selbst-Erleben und Erleben der primären familiären Bezugspersonen (Aufbau der Objektbeziehungen) aufgrund der familiären Transaktionen besonders hingewiesen. In diesem Sinne werden modellhaft die Interaktion Säugling–Mutter (unter Betonung der Aktivität beider), die schon mit entwickelteren Ichfähigkeiten operierende präödipale Beziehung Kleinkind–Eltern und die ödipale Beziehungsform dargestellt. Dabei wird der Entwicklung der Moralität (und damit der Auseinandersetzung mit aggressiven Impulsen) besondere Aufmerksamkeit geschenkt. Die Behandlung der ödipalen Konstellation legt auf die verschiedenen Variationen und Ausgänge der ödipalen Beziehung je nach der Eigenheit des Elternpaares und der Geschwisterkonstellation hinsichtlich Auffassung der eigenen Geschlechtsrolle und der Auffassung vom Sexualpartner besonderes Gewicht (unterschiedliche Grade von Heterosexualität und Homosexualität). Bei dieser Gelegenheit werden von der vollständigen Kleinfamilie abweichende Familienstrukturen in die Darstellung einbezogen.

Die Persönlichkeitsentwicklung wird (im Sinne Piagets) als ein Prozess der ständigen inneren Umstrukturierung aus Anlass neuer Aufgaben und umgebungsmäßiger Herausforderungen verstanden. Das Thema Lernen wird in seinen je nach Entwicklungsstufen verschiedenen Facetten und Ausprägungen in diese Perspektive integriert. Der mit diesem inneren (affektiv-kognitiv-volitiven) Umstrukturierungsprozess einhergehende Prozess der ständigen Umdeutung der eigenen Geschichte wird als für das Verständnis therapeutischer Veränderung relevant besonders herausgearbeitet. Auf die zunehmende Bedeutung kindlich-familiärer Abhängigkeiten und die Entwicklung postödipaler sozialer Kompetenz wird eigens eingegangen.

Die Adoleszenz wird als Modell einer Ablösung aus den kindlichen Rollen durch Verselbstständigung unter Aufrechterhaltung (Transformation) der Beziehung zu den Eltern und Geschwistern behandelt: von der kindlichen Einstellung zu den Eltern zur Einstellung des erwachsenen Sohnes bzw. der erwachsenen Tochter gegenüber den Eltern (und entsprechend der Eltern gegenüber den Kindern). Dabei wird die bewusst-unbewusste Loyalitätsthematik innerhalb der Familie besonders hervorgehoben. Partnerwahl, psychosoziales Entwicklungsniveau der jeweiligen Partnerschaft und Elternschaft werden hinsichtlich ihrer Einschätzung in der Dimension Regression/Progression unter Bezugnahme auf die oben erwähnten kindlichen Beziehungsmodelle (Regression) bzw. das Modell gesunder erwachsener Beziehung diskutiert. Dies Letzte wird als Aushandeln seitens gleichwertiger, aber ungleicher Partner (Kooperation) definiert. Diese familiendynamische Sicht vermittelt die Basis zum Verständnis von (Symptom-)Tradition und ähnlichen generationsübergreifenden Prozessen.

2. Krisen auf dem Lebensweg und ihre Konsequenzen (Psychopathologie einschließlich allgemeiner und spezieller Neurosenlehre und Psychosomatik)

Prinzip der Darstellung ist, die Spannweite typischer psychopathologischer Reaktionen und Entwicklungen darzustellen, um die Kenntnis der Eigenart dieser psychopathologischen Phänomene zu vermitteln, ohne die in die Irre führende Verwandlung krankhafter Züge an Personen, Paaren oder Familien in selbstständig existierende Wesen (»Krankheiten«) zu fördern. Die morphologische Behandlung der verschiedenen pathologischen Reaktionen und Verläufe legt eine solche abgehobene Darstellung (die auch in der Literatur üblich ist) nahe. Im ersten Teil dieses Abschnitts wird daher auf der Grundlage der Entwicklungspsychologie zunächst eine nähere Darstellung der Abwehroperation gegeben (Abwehr durch Desintegration, Abwehr durch Verdrängung und damit Ausschließung von weiterer Entwicklung). Außerdem wird auf die damit zusammenhängende sehr unterschiedliche Entwicklung einzelner Persönlichkeitsbereiche hingewiesen: altersgemäß entwickelte Persönlichkeitsbereiche gegenüber durch Verdrängung oder Desintegration hervorgerufene Fehlentwicklung anderer Bereiche. Dieser für Diagnostik wie Therapie wichtige Aspekt der Unterscheidung pathologischer und gesunder Ichanteile sowie der weitere des Kompensationsverhältnisses verschiedener Persönlichkeitsanteile zueinander innerhalb der Persönlichkeitsstruktur wird besonders hervorgerufen.

Die Vorstellung der verschiedenen psychopathologischen Reaktionen wird jeweils anhand von Falldarstellungen illustriert, die deutlich machen, wovor die betreffende Person durch Entwicklung der betreffenden psychopathologischen Reaktion zurückschreckt und wohin (hinsichtlich der Dimension »Regression und frühere Entwicklungsstufen«) die betreffende Reaktion führt. Dies macht zugleich den aktuellen interaktionellen Kontext der Reaktionsauslösung deutlich. Zugleich ist durch die biographische Perspektive des Falles der psychogenetisch-dispositionelle Aspekt ersichtlich.

Die Einbettung der Darstellung in solchen Kontext gibt immer auch Gelegenheit zum Hinweis auf die Spannweite unterschiedlicher Ausprägungen und Gestaltungen der betreffenden psychopathologischen Reaktion mit unterschiedlichen Konsequenzen für Diagnostik, Prognostik und Therapie. Damit wird zugleich die Bedeutung einer differenzierten Persönlichkeitsbetrachtung evident, die die Niederschläge der verschiedenen Entwicklungsphasen registriert und die aktuelle Reaktion in einen solchen geschichtlichen (geschichteten) Persönlichkeitskontext einzuordnen vermag.

Auf diesem Hintergrund ist dann auch ein angemessenes sowohl die auslösenden wie die dispositionellen Aspekte berücksichtigendes Verständnis psychopathologischer Entwicklungen (chronischer und rezidivierender Prozesse) erreichbar (z. B. bei den »psychosomatischen Krankheiten« im engeren Sinne, den Persönlichkeitsstörungen und psychotischen Verläufen). Bei den psychosomatischen Krankheiten und Psychosen wird gegenüber radikalen psychogenetischen Erklärungsversuchen Zurückhaltung geübt und stattdessen der Akzent auf das Verständnis für die Eigenheiten dieser Patienten gelegt und auf den Umgang mit ihnen, wobei wiederum die Spannweite unterschiedlicher Ausprägungen besonders berücksichtigt wird.

In diesem Sinne wird durchgängig versucht, die Vermittlung einer möglichst differenzierten Information über die Mannigfaltigkeit psychopathologischer Störungen mit persönlichkeitsdiagnostischen, prognostischen und therapeutischen Perspektiven zu verbinden.

3. Psychotherapeutische Möglichkeiten (Psychotherapeutische Erstuntersuchung mit Diagnostik und Psychotherapeutische Verfahren)

Ziel dieses Abschnittes der Lehrveranstaltung ist, den Teilnehmern eine umfassende, dem heutigen Stand von therapeutischem Wissen und Können Rechnung tragende Psychotherapiekonzeption zu vermitteln und damit eine Übersicht über die wichtigsten zur Verfügung stehenden Methoden und Instrumente der Psychotherapie zu verbinden.

Am Anfang steht ein Grundverständnis für die psychotherapeutische Therapeut-Patienten-Beziehung im Sinne eines Eingriffs eines potenziell hilfreichen Partners in das aktuelle Lebensnetz des Patienten (bzw. Patientensystems) durch Konstituierung einer vorübergehenden mehrfach begrenzten artifiziellen, aber sehr persönlichen Beziehung. Die Chancen und Risiken dieser Beziehung werden daran verdeutlicht, dass sie (als helfende Beziehung) an die Eltern-Kind-Beziehung anknüpft. Darauf basiert das dieser Beziehung stets inhärente suggestive Moment (Übertragungsbereitschaft, Bereitschaft, sich beeinflussen zu lassen). Die andere Seite des suggestiven Beziehungsaspekts ist die Bereitschaft des Therapeuten, in reflektierter Form wirkungsvoll Einfluss auf den Patienten auszuüben. Diese Akzentuierung der Aktivität des Therapeuten führt zur Hervorhebung des häufig übersehenen (wissenschaftstheoretisch jedoch trivialen) Sachverhaltes, dass alle Aussagen des Therapeuten über den Patienten (»Befunde«) zu beziehen sind (d. h. zu relativieren sind) auf die Sichtweise, Konzeption, theoretische Orientierung und Vorgehensweise (Methodik) des Therapeuten einschließlich des therapeutischen Settings in der betreffenden Situation.

Die psychotherapeutische Erstuntersuchung wird demgemäß unter dem Gesichtspunkt behandelt, dass es Aufgabe des Therapeuten sei, Atmosphäre und Setting so zu gestalten, dass sich der Patient (das Paar, die Familie) vertrauensvoll entfalten und sich und seine Beschwerden darstellen kann (Kontaktaufnahme und -förderung). Aufgabe des Therapeuten ist dann der Aufbau eines zureichenden Verständnisses für die Eigenheit des Patienten, seine pathologische Erlebnisweise und Beziehungsform, seine Be-

schwerden (Übertragungsbeobachtung, Funktionsanalyse) sowie seine gesunden Ichanteile und erkennbaren Gesundungsressourcen. Über dies schrittweise sich aufbauende Verständnis sollte durch Mitteilung an den Patienten, Rückfragen, Zusammenfassungen von Anfang an ein möglichst umfassendes Einvernehmen hergestellt werden. Gegenüber dem Patienten ist diese Rückmeldung des Verständnisses seitens des Therapeuten eine erste (kognitiv-affektive) Kontexterweiterung, das heißt eine erste therapeutische Intervention, aus der sich nach Abschluss der Erstuntersuchung die Behandlungsabsprachen (Zielsetzung, Therapiemethode, Setting, Dauer, organisatorische Voraussetzungen) ergeben.
Bei der Darstellung der Diagnostik wird hervorgehoben, dass Einschätzungen in folgenden Dimensionen erforderlich sind: 1. Interaktion Patient-Therapeut, 2. Interaktion des Patienten in seinem aktuellen Beziehungsfeld, 3. Herkunft der pathologischen Überzeugungen und beobachteten Übertragungsform aus früheren Interaktionen, 4. Persönlichkeitsstruktur und -organisation einschließlich des persönlichen Operationsniveaus, 5. differenzialdiagnostische Überlegungen, 6. somatischer Befund. Die diagnostischen Einschätzungen haben sowohl die pathologischen Aspekte als auch die Ressourcen (früher oder gegenwärtig unter bestimmten Umständen erreichte gesündere Weisen der Lebensmeisterung, Änderungsbereitschaft, Bereitschaft, sich beeinflussen zu lassen) zu berücksichtigen.
Die psychotherapeutischen Möglichkeiten werden auf der Grundlage des diagnostischen Befundes als unterschiedliche Erweiterungen des psychotherapeutischen Raumes je nach Indikation dargestellt: eine oder einige Beratungen, evtl. in größeren Abständen, (fokale) Kurztherapie, mittelfristige (fokale) Therapien, langfristige, (sehr) niedrig frequente Begleitung, in bestimmten Fällen auch längerfristige, höher frequente Therapie. Die Chancen und Risiken, die mit der Therapiedauer zusammenhängen, werden klar hervorgehoben. Das Vorurteil, dass besonders lange oder hoch frequente Therapien schon per se besonders wirkungsvoll seien, wird ausdrücklich behandelt.
Anschließend werden die wichtigsten therapeutischen Settings hinsichtlich der von ihnen jeweils akzentuierten Aspekte (Chan-

cen) und Risiken dargestellt: Einzeltherapie, Gruppentherapie, Paar- und Familientherapie, stationäre Therapie.
Hinsichtlich der eigentlichen Behandlungsmethodik wird in Anknüpfung an das über die Erstuntersuchung Gesagte zunächst hervorgehoben, dass ein durchgängiges Ziel des Therapeuten sei, die Verlagerung der Aufmerksamkeit und des Interesses des Patienten von seinen Beschwerden, Misserfolgen und Enttäuschungen (Regression) zu den Aufgaben der Lebensmeisterung zu erreichen, vor denen der Patient steht und vor denen er gegenwärtig (pathologisch) zurückschreckt (Progression). Dies wird durch ein verständnisvolles Akzeptieren seiner Leiden (durch »affektiven Beistand«) und ein positives Konnotieren seiner pathologischen Überzeugungen und Beschwerden (z. B. als bestmögliche Lösungen auf dem Hintergrund der bisherigen Erlebnisverarbeitung) ermöglicht (Selbstwert stärkende Instrumente der systemischen und lösungsorientierten Psychotherapie). In diesem Rahmen werden dann die beiden wesentlichen simultanen Aspekte der Behandlungsmethodik dargestellt:
1. die Förderung des Ausprobierens neuer Verhaltensweisen innerhalb und außerhalb der Behandlungsbeziehung durch Phantasieanregung, Ermunterung, Verstärkung erfolgreicher Ansätze sowie Vereinbarungen über zu lösende Beobachtungs- und Verhaltensänderungsaufgaben.
2. parallel dazu: die schrittweise Förderung des bewussten ausdrücklichen Erlebens der bisherigen pathologischen Überzeugungen und Erwartungen durch Konfrontation und die Anleitung zu ihrer Überprüfung in der Behandlungsbeziehung und im Leben mit dem Ziel der Distanzierung von ihnen aufgrund neuer anderer Erfahrungen und der erwachsenen Ichausstattung (fokussierte Übertragungsanalyse; vgl. Gill, 1984, 1996).
Beide Aspekte können mittels erlebnis- und phantasiefördernder Verfahren (freier Assoziation, Traumanalyse, Imagination, kreativer sonstiger Verfahren, leibzentrierter Methoden, psychodramatischer Methoden, Suggestivverfahren) realisiert werden – unter der Voraussetzung, dass nicht nur die pathologischen Überzeugungen und die Übertragung zu ausdrücklichem Erleben gebracht werden, sondern ebenso Antizipationen möglicher Lösun-

gen. Die Verwendung dieser Verfahren für die Stimulierung gesünderer Lösungen ist bei der starken Defizienzorientierung der traditionellen Psychotherapie bisher nicht ausgeschöpft. Gerade die konkret-sinnlichen Verfahren einschließlich der auf der Hypnotherapie basierenden lösungsorientierten Psychotherapie bieten jedoch diesbezüglich besondere therapeutische Chancen.
Die kognitiv-verhaltenstherapeutischen Verfahren und die Methoden der systemischen und lösungsorientierten Psychotherapie werden in diesem Kontext als ausdrückliche Methoden aktiver Erlebens- und Verhaltenssteuerung im Sinne der zweiten eben unterschiedenen Aufgaben dargestellt. Dabei wird auf die Bedeutung der Funktionsanalyse als deren diagnostische Basis besonders hingewiesen.
Aus der Behandlung der gebräuchlichsten Psychotherapieverfahren in diesem Konzeptions- und Orientierungsrahmen (vgl. hierzu Fürstenau 1994) ergibt sich schließlich die Möglichkeit, sich je nach Indikationsentscheidung und Präferenz des Therapeuten schwerpunktmäßig auf die fokussierte psychoanalytische Übertragungsauflösung zu konzentrieren oder auf ein kognitiv-verhaltenstherapeutisches bzw. systemisch-lösungsorientiertes Vorgehen, jeweils unter Einbeziehung notwendiger ergänzender Aspekte des anderen Verfahrens gemäß den eben gegebenen Erläuterungen.

Zu aktuellen Themen

Vortrag vor dem Wissenschaftlichen Beirat Psychotherapie über dessen Zulassungspolitik

Zusammenfassung

Im Folgenden wird ein Vortrag wiedergegeben, den der Autor auf der Expertentagung des Wissenschaftlichen Beirats Psychotherapie über »Grundorientierung – Verfahren – Technik« am 3. Mai 2001 in Köln gehalten hat. Die bisherige Arbeit des Beirats wird darin als Versuch eines transparenten Vorgehens gewürdigt, die Zulassung von Psychotherapieverfahren unter Rückgriff auf vermeintlich verlässliche Wirksamkeitsnachweise zu lösen. Gegenüber diesem Versuch der Globalsteuerung von Psychotherapie durch Lizenzierung von Verfahren werden Einwände aus wissenschaftstheoretischer, soziologischer und fachlich-psychotherapeutischer Sicht vorgetragen. Dabei wird auf die soziologische Analyse der verschiedenen selbstständig (autonom) operierenden gesellschaftlichen Funktionssysteme Bezug genommen. Dass Fragen der Gestaltung des gesellschaftlichen Feldes Psychotherapie nicht im Wesentlichen durch Rückgriff auf methodenspezifische Forschungsbefunde geklärt werden können, wird erläutert. Die Argumentation führt zu der Forderung einer primären Ausrichtung auf eine umfassende Erkundung und Analyse des gesamten gesellschaftlichen Feldes der Psychotherapie, die in diesem Feld anzutreffenden Phänomene und Verhältnisse einschließlich des gegenwärtigen Erkenntnisstandes über zentrale Ordnungsgesichtspunkte des Feldes Psychotherapie. Auf einzelne diesbezügliche relevante Phänomene, wissenschaftliche Befunde und Modellierungsbestrebungen wird besonders aufmerksam gemacht. Dadurch spielt der Forschungsbefund eine besondere Rolle, dass den einzelnen Methoden und Techniken eine geringe Relevanz im Gegensatz zur Qualität der psychotherapeutischen Beziehung zukommt. Dadurch verlagert sich nach Ansicht des Autors das Steuerungsproblem von der Prüfung und ggf. Anerkennung von Methoden und Techniken (unter Beachtung bestimmter Kautelen) zur Thematik: Methoden der Qualitätssicherung psychotherapeutischen Vorgehens im Einzelfall. Das könnte zu einer Entschärfung des Zulassungsproblems führen. Einer großzügigeren Zulassungspolitik stünde dann nichts im Wege, wenn die zur Zulassung anstehenden Verfahren gewisse dargelegte Bedingungen erfüllen, insbesondere Prozeduren und Kriterien der Qualitätssicherung im Einzelfall vorweisen können. Dies würde nach Ansicht des Autors zu einer gewissen Entlastung der Verantwortung des Beirats beitragen. Voraussetzung dafür wäre jedoch eine Offenlegung, Diskussion und Relativierung der im Wissenschaftlichen Beirat für Psychotherapie diskret akkumulierten ständischen Berufsinteressen.

Vortrag

Ich danke Ihnen für die Einladung zu dieser Expertentagung und möchte mit einigen persönlichen Bemerkungen beginnen. Ich bin von Hause aus Philosoph und Soziologe und habe seinerzeit auf eine philosophische Hochschulkarriere zugunsten eines Engagements für Psychoanalyse verzichtet. Von der Philosophie ist mir bis heute u. a. ein kritisch interessierter Blick auf den Wissenschaftsbereich verblieben: Wissenschaften als kontingente Konstruktionen, nicht als Abbilder von Wirklichkeit; die Unterschiedlichkeit verschiedener Wissenschaften (Natur-, Geistes-, Sozialwissenschaften, Psychoanalyse) mit Würdigung ihrer jeweiligen Eigenart; die Begrenztheit empirischer Forschung; ein Interesse an ganzheitlichen Konzeptualisierungen, Strukturen, Mustern und Modellen.

Die soziologische Orientierung lässt mich bei allen fachlichen Diskussionen und Themen immer auch daran denken, welche offenen oder verborgenen gesellschaftlichen Einflüsse fachliche Positionen modifizieren, wie weit z. B. wirtschaftliche Verhältnisse fachliche Diskussionen und berufspolitische Entscheidungen mitbestimmen. Und ich suche immer, die gesellschaftliche Gestaltungsform des betreffenden Phänomens, wie z. B. der Psychotherapie, in all ihren Facetten konkret im Blick zu behalten.

Es wird Sie nicht wundern zu hören, dass ich aus der Entfernung mit größtem Interesse verfolgt habe, wie Sie Ihre berufs- und sozialpolitisch so wichtige wissenschaftlich-gutachterliche Arbeit trotz massiven Drucks von verschiedenen Seiten mit energischer Bemühung um ein besonnenes transparentes Vorgehen angepackt haben.

Ich möchte Ihnen dann den ersten Eindruck beim Lesen der Expertise für diese Tagung nicht vorenthalten. Ich dachte, das ist ein Versuch der Lösung eines Praxisproblems durch Regulierung mit Berufung auf etwas für verlässlich Geltendes, nämlich auf Forschungsergebnisse. Aber damit erfolgt auch eine Verlagerung der Diskussion weg vom Thema »angemessene Gestaltung des Praxisfeldes Psychotherapie« hin zum Thema »Wirksamkeitsnachweise durch empirische Forschung«. Dies vermeintlich plausible Vorgehen habe, dachte ich, zu einer gewissen Verstrickung in Begriffsunterschieden (»Grundorientierung – Verfahren – Technik«) geführt.

Inwiefern? Begriffsunterschiede innerhalb einer Wissenschaft sind kontingent, konventionell, abhängig von einem Ziel, einem Zweck, dem die betreffende Unterscheidung dienen soll. In Forschungszusammenhängen können nur forschungspragmatische Ziele, Zwecke und Interessen als Grund für die Unterscheidung von Begriffen dienen. Je nach dem Forschungsinteresse können Begriffsunterscheidungen unterschiedlich vorgenommen und festgelegt werden, Einheiten aufgeteilt oder zu größeren Einheiten zusammengefasst werden.

Es geht nun aber bei Ihren Aufgaben nicht um forschungspragmatische Ziele, sondern um die berufs- und sozialrechtliche Gestaltung der Psychotherapie in Deutschland. Psychotherapie ist nicht empirische Forschung, sondern eine gesellschaftlich ausgeformte professionelle Praxis. Buchholz spricht in seinem verdienstvollen Buch »Psychotherapie als Profession« (1999) von »professioneller Praxis mit Wissenschaft zur Seite«. Die Vorstellung, dass es möglichst eine, zur Not mehrere geprüfte Theorien gebe, die es in praktischen Situationen einfach korrekt anzuwenden gelte, ist ein Modell des 19. Jahrhunderts, das schon im 19. Jahrhundert selbst relativiert wurde.

Denn die Ziele und Aufgaben komplexer, z.B. professioneller Praxis können mittels der begrifflichen Ergebnisse begrenzter, punktueller empirischer Untersuchungen nicht gemeistert werden. Empirische Untersuchungspläne können nur zu präzisen Aussagen über genau die zu Forschungszwecken isolierten Zusammenhänge führen, die der Untersuchung zugrunde lagen. Sie sind damit Elemente, Bruchstücke einer bestimmten Weise des Zugangs zu einem Realitätsbereich. Sie können auch Steinchen für Steinchen zu umfassenderen Befundzusammenhängen zusammengefügt werden – mit der Folge einer Abschwächung ihres Verbindlichkeitsgehaltes. Die Möglichkeit, strenge Untersuchungsdesigns zu konzipieren und Situationen zu finden, in denen diese Untersuchungspläne realisiert werden können, folgt eigenen Regularien, eben des Bereichs der Forscher und der Forschung in der Gesellschaft. Wissenschaftliche Forschung ist ein eigener Bereich, der sich – wie gerade in der Psychotherapie sehr markant deutlich wird – vom Bereich professioneller Praxis durch eigene Verkehrsformen, Auswahlkriterien und Präferenzen unterscheidet. Psychotherapiepraxis ist überall komplexer, mannigfaltiger, kurz: anders als in den Untersuchungsplänen repräsentiert. Sollen die begrifflichen Unterscheidungen »Grundorientierung – Verfahren – Technik« Relevanz für die Gestaltung des gesellschaftlichen Bereichs »Psychotherapeutische Praxis« haben, müssten sie primär auf eine Analyse und Diskussion des Praxisbereichs Bezug nehmen, nicht auf wissenschaftliche Forschung.

In der Soziologie ist in den letzten Jahrzehnten diese Eigenständigkeit der verschiedenen gesellschaftlichen Bereiche (vor allem von Luhmann) präzis herausgearbeitet worden. Der Bereich professioneller psychotherapeutischer Praxis ist – wie die übrigen Bereiche der Medizin – nicht von einer näher bestimmten Form von Wissenschaft aus regulierbar, sondern nur aufgrund von Kriterien, die sich aus einer primären Einstellung und Konzentration auf genau dieses gesellschaftliche Praxisfeld, seine Eigenart und Komplexität ergeben. Insofern habe ich die Befürchtung, dass Sie sich mit Ihrer bisherigen Arbeit in eine Sackgasse hineinmanövriert haben, aus der Sie mit den bisherigen Mitteln oder deren Verschärfung meines Erachtens nicht herauskommen.

Dass Psychotherapie mit Wissenschaft, insbesondere empirisch basierter Wissenschaft, in einem engen Kontakt steht, ist ganz unstrittig. Das Wie dieses Wissenschaftsbezugs kann sich jedoch nur aus der Eigenart des Psychotherapiefeldes ergeben, nicht aus der Eigenart empirischer Forschung. Zu der systemischen Konzeption der verschiedenen gesellschaftlichen Funktionsbereiche gehört vor allem das Prinzip, dass jeder gesellschaftliche Bereich aus seiner Eigenheit heraus selbst bestimmt, wie er zu anderen Bereichen, die seine relevante Umwelt bilden, die Beziehung gestaltet (Selbstregulation, Autopoiese). Je nach dem Grad der Anschlussfähigkeit (Kompatibilität) dieses anderen Bereichs gelingt diese Ankoppelung leichter oder schwerer.
Diese Überlegung führt zu der vorrangigen Aufgabe, das Praxisfeld Psychotherapie angemessen und zeitgemäß zu erkunden und zu analysieren. Dazu gibt es Beiträge aus verschiedenen Wissenschaften. Auf einige mir besonders wichtig erscheinende möchte ich Sie im Folgenden aufmerksam machen.

1. Von der Berufssoziologie her zu nennen ist der Gesichtspunkt der Beeinflussung von Menschen in seelischer Not durch Experten, die einen anerkannten Beruf nach einschlägiger Ausbildung und Anleitung durch selbstständige situationsbezogene Aktivierung einschlägigen Erfahrungswissens ausüben. Die ausdrückliche Bezogenheit auf Erfahrungswissen unterscheidet diese Psychotherapieexperten von Seelsorgern, die eine andere Basis ihrer Tätigkeit haben, und von heilenden Schäfern.
2. In unserer Gesellschaft gibt es einen Unterschied zwischen berufsrechtlich anerkannten Psychotherapie-Fachleuten und solchen, die Psychotherapie mit Berufung auf andere reflektierte und ausgearbeitete Orientierungen und Ausbildungen betreiben und ebenfalls am Markt positioniert sind, d.h., eine Nachfrage seitens Klienten/Patienten befriedigen.
3. Dazu trägt der Umstand wesentlich bei, dass die berufsrechtlich anerkannten Ausbildungen in bestimmten Bereichen seit langem gravierende Mängel aufweisen. Die häufig sehr begrenzte klinische Brauchbarkeit der vermittelten Theorien, Methoden und Techniken lässt sich auf einen hohen Abstraktionsgrad,

ideologische Prinzipienorientierung und eine ungenügende Ausarbeitung praxisrelevanter Feinunterschiede zugunsten idealisierter Standardmodelle, d.h. auf Praxisferne zurückführen. Die Auszubildenden sind damit weithin der persönlichen Willkür nicht transparenter Einschätzungen der Ausbilder ausgeliefert. Das Ausbildungs- und Weiterbildungswesen hat zu einem eigenen Berufsstand geführt, der eigene Interessen verfolgt und häufig nur noch einen schmalen Erfahrungsbezug zur psychotherapeutischen Praxis hat. Daraus resultiert, dass sich die ausgebildeten Kolleginnen und Kollegen nach erfolgreichem Abschluss ihrer Ausbildung häufig nur unzureichend auf die Praxis vorbereitet fühlen. Ich selbst lebe zu einem guten Teil von diesem Sachverhalt mittels Fortbildungsaktivitäten, die diesem Mangel abzuhelfen suchen.

4. In unserem auf Konkurrenz und Profit fußenden Gesellschaftssystem sind alle beruflichen Tätigkeiten, d.h. hier: psychotherapeutische Praxis, darauf bezogene Aus- und Weiterbildung und wissenschaftliche Forschung, jeweils von den spezifischen wirtschaftlichen Interessen der Berufsangehörigen selbstverständlich wesentlich mitbestimmt, d.h., von Macht- und Verteilungskämpfen und Rechtfertigungsstrategien, die nur mit Anstrengung transparent gemacht werden können, aber auch in Ihrem Kreis reflektiert werden müssen, wenn fachliche Entscheidungen, wie sie von Ihnen als Wissenschaftlichem Beirat erwartet werden, nicht unbemerkt verborgenen Zielen (hidden agenda) dienen sollen.
Eine der ältesten, bis heute ungeniert ohne überzeugende Begründung praktizierten ständischen Strategien ist, im vermeintlichen Interesse von Klienten, die Konkurrenz weiterer Anbieter der betreffenden beruflichen Leistung möglichst vom Markt auszuschließen. Für mich als Soziologen ist es eine bemerkenswerte Erfahrung, dass ich in meinem Fortbildungsinstitut seit Jahrzehnten auch mit Kolleginnen und Kollegen als Klienten erfolgreich zusammenarbeite, die nicht Ausbildungen in offiziell anerkannten Verfahren absolviert haben und doch verantwortlich psychotherapeutisch tätig sind. Die Krankenkassen hätten die Arbeit solcher Kolleginnen und Kollegen sicher

nicht über Jahre finanziert, wenn ihre Mitglieder mit dem Ergebnis dieser Therapien unzufrieden gewesen wären. Im Zuge einer Reflexion der zugrunde liegenden ständischen Berufsinteressen könnte sich z.B. auch die heilige Allianz von Psychoanalytikern und Verhaltenstherapeuten, die erst während der Kämpfe um das Psychotherapeutengesetz entstand, als eine unheilige herausstellen.

5. Auf diesem Hintergrund stellt sich die Frage, wie Psychotherapie als professionelle Tätigkeit genauer nach aktuellem Erkenntnisstand beschrieben werden kann, um u.a. auch die Ausbildung neu auszurichten. Dazu gibt es aus der Psychologie, Sozialpsychologie, Soziologie und vor allen den Neurowissenschaften relevante Anregungen, die einen aktuellen Orientierungsansatz bieten; vor allem die auf solcher Erkenntnisbasis beruhende Bemühung um ein umfassendes, aber »konkretes«, d.h. Feinheiten berücksichtigendes Modell des seelischen Funktionierens und der therapeutischen Beeinflussung. Grawe verfolgt diesen Ansatz seit einigen Jahren (vgl. z.B. Grawe 1999).
6. Zu den die Eigenart des psychotherapeutischen Feldes konturierenden Beiträgen aus der Psychotherapieforschung gehört, dass der Zusammenhang zwischen einer guten Therapiebeziehung und einem guten Therapieergebnis der am besten abgesicherte Befund der bisherigen Psychotherapieforschung ist (Orlinsky, Grawe, Parks 1994). Demgegenüber hat die Vorhersagekraft der Besonderheit des angewandten Verfahrens nur geringes Gewicht. Czogalik (1990, S.13) schreibt hierzu: »Für Medizin wie für Psychotherapie gilt, dass die jeweiligen Vertreter spezifischer Verfahren spezifische Effekte überbetonen und unspezifische vernachlässigen.« Da die unspezifischen Wirkfaktoren, d.h., der Beziehungsaspekt einschließlich des Zueinanderpassens der beiden therapeutischen Partner, schwer isolierbar sind, sind sie bisher wenig mit empirischen Mitteln untersucht worden – ein Beispiel dafür, dass die Welt der empirischen Forschung an ihre eigenen Regeln und Möglichkeiten gebunden ist.

   Dass psychotherapeutische Vorgehensweisen über eine beträchtliche Differenziertheit der verwandten Begrifflichkeit zur

Beschreibung innerseelischer und interaktioneller Phänomene und Vorgänge verfügen müssen, ist klar. Ohne eine solche Argumentation, Diskussion und Vergleich ermöglichende Sprachlichkeit ist eine »Psychotherapie mit Wissenschaft zur Seite« nicht möglich. In dieser Richtung hat sich in den letzten Jahrzehnten ein schul- und verfahrensübergreifendes Korpus von Beschreibungen entwickelt, das Psychotherapeuten unterschiedlicher Orientierung zur Verfügung stehen könnte, wenn sie entsprechend modern ausgebildet wären. Dies Korpus von Phänomen- und Verlaufsbeschreibungen gehört mit in das von mir vorhin erwähnte Modell psychischer und psychotherapeutischer Phänomene und Prozesse und ersetzt bzw. integriert schul- und methodenspezifische Beschreibungsweisen.

7. Damit hängt ein weiterer Befund der bisherigen Psychotherapieforschung zusammen: dass eine Mannigfaltigkeit von Umgangsweisen (Methoden und Techniken) erforderlich ist, um das gesamte Feld der Psychotherapie abzudecken. Aus der klinischen Erfahrung wissen wir, dass man häufig Patienten mit verschiedenen Methoden helfen kann. Ein größeres Methodenangebot erhöht damit die Chance, dass jeder Patient den für ihn am besten geeigneten Therapeuten findet. Geht man von einer aktuellen (d.h. nicht-traditionellen) Beschreibung des psychotherapeutischen Praxisfeldes aus, dann führt dieser Befund zu der Aufforderung, praktikable, hilfreiche Umgangs- und Interventionsweisen zu identifizieren, die der konkret gestellten jeweiligen psychotherapeutischen Aufgabe dienlich sind und zu dem Patientensystem passen. Eine Globalsteuerung des Psychotherapiefeldes durch Lizenzierung, Anerkennung bestimmter Grundorientierungen, Methoden oder Techniken kann dann ersetzt werden durch ein Verfahren, das die Qualität der konkreten psychotherapeutischen Leistung fördert und sicherstellt, was auch die Möglichkeit von Kommunikation (Verständigung, aber auch Legitimation) über die konkrete psychotherapeutische Situation, ihre Rahmenbedingungen und das Verhalten der beteiligten Akteure impliziert. Die Legitimation unterschiedlicher psychotherapeutischer Umgangsweisen (Methoden, Techniken) erweist sich dann primär daran, wie weit sie

durch ihre Regularien und Maximen des Vorgehens die Qualität der konkreten psychotherapeutischen Leistung jeweils einzuschätzen und zu kommunizieren ermöglichen. Dies wäre dann ein sehr relevantes Zulassungskriterium.

Diese Forderung steht allerdings im Konflikt mit der Position all der Vertreter der psychoanalytisch begründeten Psychotherapie, die meinen, ohne eine ausdrückliche Würdigung der Bedeutung von Willen, Zielen, Plänen und Ressourcen des Klienten(systems) für Psychotherapie auskommen zu sollen – entgegen dem inzwischen schon nicht mehr neuen Ansatz und Befund von Weiss, Sampson und Mitarbeitern (1986).

Erst auf dem Hintergrund zielbezogener Absprachen und Vereinbarungen sind jedoch professionelle therapeutische Prozesse qualitätsmäßig überhaupt einschätzbar, diskutierbar und gesellschaftlich, wirtschaftlich, juristisch, insbesondere sozialrechtlich legitimierbar.

Innerhalb des angesprochenen umfassenden Modells kommt daher Verfahren der Qualitätssicherung die zentrale Steuerungsfunktion zu. Ohne diesen Modellbezug drohen Verfahren der Qualitätssicherung allerdings zu einem Rechtfertigungsalibi zu verkommen.

Nach meiner Meinung führen diese Überlegungen zu einer gewissen Entschärfung des Themas »sozialrechtliche Zulassung von Verfahren«. Wenn Verfahren – sogar aufgrund von Forschungsbefunden – überhaupt weniger relevant sind als die Qualität der therapeutischen Beziehung, dann könnte über die Zulassung von Verfahren großzügiger entschieden werden, sofern die betreffenden Verfahren in der Praxis und in der Aus- und Weiterbildung einen klaren Bezug zu dem heute zur Verfügung stehenden klinischen Beschreibungsrepertoire haben, d. h. sich auf hinreichend differenziertes Erfahrungswissen beziehen und Vorgehensweisen und Kriterien umfassen, die eine Einschätzung der Qualität ihrer therapeutischen Arbeit im Einzelfall ermöglichen. Aber auch dies setzt, wenn ich die Verhältnisse richtig einschätze, eine gewisse Anstrengung auf allen Seiten voraus und ist eben auch für schon approbierte Verfahren, wie ich angedeutet habe, eine Herausforderung.

Der vorgeschlagene Weg könnte zugleich für Sie eine entlastende Nebenwirkung haben. Er könnte Sie von Skrupeln und dem massiven Aufwand der Zulassungsprozedur und der Rechtfertigung Ihres Vorgehens befreien und wäre zudem – jedenfalls nach meiner Einschätzung – ein bedeutender Beitrag zur Fortentwicklung der Gestaltung und Ordnung der Psychotherapie in unserer Gesellschaft. Allerdings mutet Ihnen dieser Vorschlag zu, die diskreten ständischen Berufsinteressen innerhalb Ihres Kreises offenzulegen und in ihrer Auswirkung auf die intendierten fachlichen Entscheidungen zu reflektieren und damit zu relativieren.

Psychoanalytisch begründete Psychotherapie im Umbruch
Neuere Entwicklungen und ihre Bedeutung für die Praxis

Der Hintergrund des gewählten Themas ist die nach wie vor große Faszination, die Psychoanalyse bei vielen Menschen auslöst. Dabei spielt zweierlei offenbar eine Rolle: einmal ist es der Zugang zum Menschen und zu seelischem Leid, der fasziniert, insbesondere die Entdeckung, dass viele Beschwerden und Verhaltensweisen, die wir bei uns selbst oder unseren Patienten sehen, einen Sinn haben, dass sie mit dem Erleben der Betreffenden zusammenhängen, d.h. lebensgeschichtlich bedingt sind. Der zweite faszinierende Aspekt hängt mit der psychoanalytischen Einladung zusammen, sich intensiv und lange in dies eigene Erleben auf der Couch, begleitet von einem Psychoanalytiker oder einer Psychoanalytikerin, zu versenken.
In diesem Zusammenhang ist die interessante soziale Erscheinung zu beobachten, dass sich diese Form der psychoanalytischen Therapie, also des Umgangs mit Patienten, im Laufe der Jahrzehnte immer mehr zeitlich ausgeweitet hat. Die Psychoanalysen dauerten immer länger. Sich in der Beziehung zum Analytiker im Einzelnen zu vergegenwärtigen, was man in seinem Leben, vor allem in der Kindheit, Beängstigendes und sonst Eindrucksvolles erlebt hat und wie man das bis heute verarbeitet hat, gilt ja als das »eigentliche« Modell der psychoanalytischen Therapie. Es gibt Schulen in der Psychoanalyse, die mit einer gewissen Beharrlichkeit – man kann auch sagen: mit einem gewissen Fundamentalismus und Perfektionismus – dieses Muster verfolgen, mit dem Ergebnis, dass manche meiner Kolleginnen und Kollegen eine Lehranalyse von über 1000 Stunden hinter sich haben. Ähnlich manche Patienten, sofern sie sich eine solch lange Analyse leisten können.
Für jeden, der ambulant oder stationär mit seelisch kranken Menschen umgeht, muss das früher oder später zu einem Problem werden. Ein Behandlungsverfahren, das in einem immer größeren

Aufwand für die Patienten und Therapeuten besteht, ist versorgungsmedizinisch nicht praktikabel. Und so gibt es die merkwürdige Erscheinung, dass es auf der einen Seite eine hohe Wertschätzung für diese Behandlungsform gibt, dass sie zugleich aber nicht praktikabel ist und für die Versorgung der Bevölkerung kaum eine Rolle spielt, auch nicht in der etwas gemäßigten, weil kürzeren Form der psychoanalytischen Richtlinienpsychotherapie der Gesetzlichen Krankenversicherung, die nicht mit 1000 Stunden und 4 bis 5 Sitzungen pro Woche operiert, sondern mit 2 bis 3 Wochenstunden und einem Regelrahmen von 240 bis 300 Stunden.

Neben dieser Form mehr oder minder »strenger« psychoanalytischer Therapie oder Psychoanalyse hat sich ein breites Spektrum von psychoanalytisch begründeten Psychotherapieverfahren entwickelt, d.h. von praktikablen Therapieformen, welche den unterschiedlichsten Eigenheiten der Patienten und Schwierigkeiten der verschiedensten Art angepasst werden können. Was bis heute jedoch in vielen Kreisen geblieben ist, ist die Bewunderung für das große lange Verfahren mit einer gewissen Wehmut, wie schön es doch wäre, wenn man vielleicht auch selbst 1000 Stunden auf der Couch liegen könnte. Die praktikablen Verfahren gelten bis heute bei den »eigentlichen« Psychoanalytikern als die mindere Form. Auch in der Fort- und Weiterbildung erfolgt kaum eine wirkliche Ausbildung für tiefenpsychologisch fundierte Psychotherapie. Das ist umso bemerkenswerter, als nach einer vorliegenden Aufstellung für das Jahr 1995/96 über 82% der Richtlinienpsychotherapien, also der ambulanten genehmigungspflichtigen Behandlungen, tiefenpsychologisch fundierte waren und nur 12% analytische im Sinne einer höherfrequenten, wenn auch etwas begrenzten Behandlungsform (Lieberz 1998).

Manche Autoren, wie Freuds Tochter Anna (1954), Wallerstein (1986, 1990) und Cremerius (1984), um nur drei zu nennen, haben für die »eigentliche« hochfrequente analytische Therapie eine enge Indikation gestellt. Je strukturell gesünder ein Analysand ist, desto erfolgreicher kann er mit den intensiven hochfrequenten Verfahren behandelt werden, was impliziert, dass die Behandlung in einer gewissen begrenzten Zeit erfolgreich abgeschlossen wer-

den kann. Auf der anderen Seite gibt es Kolleginnen und Kollegen, die eben gerade dieses Verfahren mit möglichst wenigen Modifikationen auch bei sehr schwer gestörten Patienten anwenden. Das führt in der Kleinianischen psychoanalytischen Richtung zu grotesken Beschäftigungen mit schwer gestörten Patienten, die fünfmal wöchentlich jahrelang auf der Couch behandelt werden mit dem Ziel, dass auch die frühesten theoretisch unterstellten Interaktionen wieder innerhalb der psychoanalytischen Beziehung erlebt werden sollen. Diese Behandlungen sind oft unendliche Therapien (s. S. 51 ff.).
Die Bedeutung der tiefenpsychologisch fundierten bzw. analytisch begründeten Psychotherapie, etwa auch im Bereich der Psychiatrie, ist ganz offensichtlich. Um so mehr fällt ein Manko an konzeptuellem Ernstnehmen dieses Behandlungsverfahrens im Unterschied zur Psychoanalyse auf. In den letzten Jahrzehnten haben fast ausschließlich das Ehepaar Heigl-Evers und Heigl (1993) mit ihren Mitarbeitern zur Ausarbeitung der tiefenpsychologisch fundierten Behandlungsform beigetragen (vgl. auch Fürstenau 1994). Erst jetzt nach Zulassung der Psychologen zur Psychotherapie zeigt sich ein größeres Interesse, die Methodik der tiefenpsychologisch fundierten Psychotherapie näher zu präzisieren und ihre Besonderheit zu würdigen. Nur unter sehr strengen Auflagen von berufsrechtlichen und sozialrechtlichen Instanzen haben manche Ausbildungsinstitute in den letzten Jahren widerwillig ihr Ausbildungsprogramm über das Modell der hochfrequenten langfristigen Behandlung hinaus erweitert.
Das ist der Hintergrund für meine Ausführungen, denn ich möchte zeigen, dass es innerhalb der Psychoanalyse einige neuere Entwicklungen und Überlegungen gibt, die ein besseres Fundament für eine analytisch begründete Psychotherapie beinhalten als die Orientierung an der großen psychoanalytischen Kur.
Ein sehr wichtiges konzeptuelles Moment ist die Ausweitung der psychoanalytischen Entwicklungslehre über Kindheit und Adoleszenz hinaus zu einer *lebenslangen Perspektive* der Auseinandersetzung der Person mit ihrer mitmenschlichen Umgebung in den verschiedenen dafür vorgesehenen gesellschaftlichen Rollen. Diese lebenslangen Auseinandersetzungen mit den jeweiligen

Partnern in Familie, Beruf und geselligen Zusammenhängen variieren immer wieder die Eltern-Kind-Beziehung. Man kann es auch so ausdrücken, dass die Menschen in familiäre und andere Rollen hineinwachsen, aus denen bestimmte Aufgaben und Aufträge resultieren. Es ist jeweils ein ganz bestimmtes Ensemble von Aufgaben, die dem Menschen in seiner jeweiligen Lage gestellt sind (Ichpsychologischer Aspekt der Psychoanalyse).
In solchen Situationen kann es, sofern es sich um einen neuen Entwicklunsschritt handelt, bekanntlich zu Krisen kommen. Diese Krisen können unterschiedlich verarbeitet, bewältigt werden. Entweder im Sinne einer Auseinandersetzung mit den neuen Aufgaben oder in dem Sinn, dass der Betreffende in einer solchen kritischen Situation zurückschreckt und zu Lösungen greift, die unbefriedigend sind, ihn hindern, das anstehende Ziel zu erreichen. In der Regel ist dies mit Symptombildung verbunden, die zu einer Behandlungsbedürftigkeit führen kann. Das ist eine lebenslange Perspektive, die sich auch auf Menschen höheren Alters und in unterschiedlichen Lagen anwenden lässt.
Es entsteht eine sehr klare therapeutische Aufgabe: Ich kann mich als Untersucher fragen, vor welchen Lebensaufgaben der Patient zurückschreckt und wohin er zurückgeht mit seiner Symptombildung. Auf welche Verhaltensweise greift er zurück, d.h. an welche frühere Beziehungsform erinnert er sich zur Lösung des Problems? Regrediert er zu einem Muster seiner Adoleszenz oder seiner Schulkindheit oder seiner früheren Kindheit? In all diesen Fällen ist die Regression mit unterschiedlichen Graden der Abhängigkeit von der nächsten Umgebung verbunden. D.h., dass nicht zwei Parteien auf der gleichen Erwachsenenebene miteinander umgehen, sondern ein mehr oder weniger Hilfsbedürftiger Partner sucht, die entsprechende »elterliche« Funktionen ausüben. In diese Rolle kann dann auch ein Therapeut oder eine Therapeutin als Beziehungspartner eintreten.
Das ist eine genau beobachtbare und beschreibbare Situation, aus der heraus auch klar ersichtlich wird, was nötig ist, nämlich eine Hilfe bei der *Weiterentwicklung* des Patienten, es kann auch ein Paar oder eine Familie sein, die dazu führt, dass der Betreffende diese Situation, vor der er zurückschreckt, meistert. Wenn man

diese Form des gezielten Umgangs mit der ganz offenen Situation vergleicht, in der mit Patienten über lange Jahre in regressiven Prozessen umgegangen wird, bemerkt man den Unterschied. Hier steht jetzt sehr klar die gegenwärtige Situation des Patienten im Mittelpunkt, seine gegenwärtige Verfassung und die Schwierigkeit, die er bei der Bewältigung der anstehenden Lebensaufgabe hat. Das ist eine (ich-psychologische) Perspektive, die sich aus dieser Erweiterung des psychoanalytischen Entwicklungsgedankens auf das gesamte Leben mühelos ergibt.

Die Ausrichtung der psychotherapeutischen Behandlung auf zu erreichende Lebensziele hat den großen Vorteil, dass dadurch auch die Auseinandersetzung mit der eigenen Geschichte strukturiert wird. Denn gerade wenn ich auf die gegenwärtigen Aufgaben des Patienten bezüglich Lebensmeisterung fokussiere, wird deutlich, wie ihn bestimmte überkommene pathologische Überzeugungen, Einschätzungen und Haltungen hindern und einschränken. Das heißt, es wird dadurch die analytische Aufgabe in Bezug auf Aufarbeitung früheren Erlebens selektiv präzisiert.

Das führt zu einer gewissen Korrektur mancher Auffassungen innerhalb der Psychoanalyse. Es wird sehr viel geredet von Übertragung und Gegenübertragung. Gemeint wird damit zu verfolgen, wie sich die affektiven Positionen zwischen dem Analysanden und dem Analytiker innerhalb der Beziehung verändern. Dabei kann leicht vergessen werden, dass es die Aufgabe der Übertragungsanalyse ist, dem Analysanden dazu zu verhelfen, dass er sich von der Übertragung löst. Nicht, sich dauernd in der Übertragung zu bewegen, ist das Ziel, sondern dem Patienten dazu zu verhelfen, einen Abstand von den pathologischen Überzeugungen zu gewinnen, sich zu distanzieren. Übertragungsanalyse heißt, mit dem Patienten so umzugehen, dass er die Chance eines Abstandes von den bisherigen Überzeugungen, Werteinschätzungen und Haltungen erhält. Das gelingt dadurch – und das ist die eigentliche analytische Erfindung –, dass dem Patienten das Muster dieser pathologischen Überzeugungen und Umgangsformen rückgemeldet und bewusst verfügbar gemacht wird, so dass sich der Patient als erwachsener Mensch das noch einmal bewusst anschauen kann, was er als ganz selbstverständlich im Laufe sei-

nes bisherigen Lebens aus seiner Kindheit und späteren Zeit beibehalten hat (Gill 1996).
Wenn jemand eine übervorsichtige bis misstrauische Haltung aufgrund früherer Erfahrungen entwickelt hat, kann es wichtig sein, dass er sich ausdrücklich mit den Umständen und diesen Erfahrungen, die zu dieser misstrauischen Haltung geführt haben, auseinandersetzt, und das kann nur gelingen, indem er seine gegenwärtigen Beziehungen, insbesondere die zum Therapeuten, überprüft, ob er denn wirklich immer noch so misstrauisch sein muss, um zu überleben und sich zu behaupten und um mit bestimmten Schwierigkeiten in seiner Familie oder im Beruf umzugehen. Es präzisiert sich im Rahmen eines solchen Modells dann die Aufgabe, dem Patienten das Muster seiner bisherigen Beziehungen, das ihn hindert, bestimmte Ziele zu erreichen, deutlich und klar zurückzumelden.
Das scheint selbstverständlich zu sein; wenn man aber den Bereich der psychoanalytischen Psychotherapie kennt, kann man feststellen, dass genau das häufig bei dem hochfrequenten langjährigen Prozess nicht passiert, dass also gerade das nicht geschieht, was die wichtigste Aufgabe des Psychoanalytikers ist, eben diese Rückmeldung zu geben und damit dem Patienten innerhalb der therapeutischen Beziehung zu einer Distanzierung zu verhelfen.
Manche Analytiker meinen, sie dürften dem Patienten das gar nicht zurückmelden, denn der sei ja dazu noch gar nicht in der Lage, er sei ja hilflos wie ein Kleinkind. Wenn dem so ist, ist dies Patientenverhalten wesentlich mitveranlasst durch das massive regressionsfördernde Interventionsverhalten des Therapeuten bzw. der Therapeutin. Hier handelt es sich um ein Behandlungsmodell, das den Patienten zu einem Baby macht, das gar keine angemessene Rückmeldung verträgt und mit dem man so schonend umgehen muss, dass man über längere Zeit besser alles Beunruhigende für sich behält. Die Schwierigkeit ist dann aber, dass man selbst in eine affektive Belastung und Verwicklung gerät, die einen veranlasst, in ein entsprechendes Seminar im Rahmen der Ausbildung oder in die Supervision zu gehen, um diese schwere Belastung weiter ertragen zu können. Es stellt sich somit heraus, dass dieses

Modell nicht nur für die Patienten, sondern auch für die Therapeuten wenig praktikabel ist. Das hat zur Problematisierung artifizieller langfristiger regressiver Behandlungsprozesse geführt (s. S. 51 ff.).

Eine Konsequenz aus diesen Zusammenhängen ist, Patienten nicht nur als Leidende, Eingeschränkte, bis hin zu Babys zu sehen, die keine Verantwortung haben und eine einfühlsame Mutter brauchen, sondern zu würdigen, dass die Patienten auch *gesunde Ich-Anteile* haben. Das ist für jeden Kliniker natürlich eine Selbstverständlichkeit, und man kann wahrscheinlich nur Psychiatrie betreiben, wenn man auch gesunde Ich-Anteile voraussetzt. Aber ein methodisch präziser Blick auf die Ressourcen von Patienten ist keineswegs medizinisch selbstverständlich. Es kann eine Art Folie à deux entstehen, Therapeut und Patient engen sich auf eine bestimmte Weise ein und gehen aus der einseitig pathologischen Sicht heraus über lange Zeit miteinander so um, als ob der Analysand nur ein massiv Gestörter wäre.

Da der Blick für die gesunden Ich-Anteile in der Psychoanalyse methodisch nicht klar ausgearbeitet ist, gibt es auch häufig kein Korrektiv für diese Einengung beider auf eine bestimmte Art von Pathologie und Mangel. Ein weiterer wichtiger neuer Gesichtspunkt ist also die Würdigung der gesunden Ich-Anteile. Das ist in sehr vielen analytischen Bereichen bis heute nicht üblich. Es gibt im Grunde nur wenige Ansätze der Würdigung der gesunden Ich-Anteile (Ressourcen) in der Psychoanalyse, am ehesten in der Selbstpsychologie.

Ein wichtiger Punkt kann dann sein, sich zu fragen, wie man sich diese gesunden Ich-Anteile bei jedem Patienten vergegenwärtigen kann und wie man den Patienten so sehen kann, dass er eben nicht nur ein Patient ist, nicht nur von bestimmten unbewussten pathologischen Verarbeitungen früherer Erfahrungen bestimmt ist, sondern zugleich auch ein gesunder Mensch ist, der z.B. über einen Willen verfügt und neue Erfahrungen produktiv verarbeiten kann. Das ist auch ein Curiosum, dass eine so prominente Theorie des Menschen wie die Psychoanalyse keine Würdigung des Willens kennt, sondern nur eine Theorie der Triebe. Der Wille ist in der Psychoanalyse nicht ausdrücklich vorgesehen, sondern es sind im Wesentlichen eher archaisch oder biologisch verstandene Triebe, die den Menschen bestimmen, d.h. hier ist wieder der mehr pathologische Aspekt im Vordergrund. Entscheidende menschliche Kategorien wie Wille, Pläne, Absichten oder Ziele erscheinen überhaupt nicht in der traditionellen Theorie und folglich dann natürlich auch nicht oder kaum im Umgang mit den Analysanden.

Erst Weiss & Sampson (1986) haben Wille, Pläne und Ziele in die Theorie und Praxis konsequent und klar eingebracht. Sie meinen, dass die Menschen in der psychoanalytischen Therapie nicht nur bestimmt werden durch pathologische Prozesse, wie z.B. den »Wiederholungszwang«, sondern vor allem dadurch, dass sie innerhalb der psychoanalytischen Therapie ihre pathologischen Überzeugungen *entkräften* möchten, dass sie eigentlich innerhalb der analytischen Therapie durch die Erfahrung mit dem Analytiker erleben möchten, dass ihre bisherigen negativen, sie einschränkenden Überzeugungen falsch sind. D.h., der Analytiker soll ihnen beweisen, dass gesündere Auffassungen von Beziehungen möglich sind. Er soll sich so verhalten, dass sie nicht paranoid auf ihn reagieren müssen, dass sie nicht ängstlich oder zwanghaft reagieren müssen, sondern freier, gesünder, froher und vertrauensvoller mit einem anderen Menschen, in diesem Fall mit dem Analytiker, umgehen können. Das ist eine nach meiner Vorstellung revolutionäre Auffassung, die dann auch noch in bestimmten empirischen Designs überprüft wurde, eine bis heute nur sehr zögernd in manchen Bereichen aufgegriffene Neuerung und Erweiterung des psychoanalytischen Konzepts.

Mit diesen Neuerungen hängt zusammen, dass sich unsere Kompetenz, Übertragungsmuster zu erfassen, in der letzten Zeit wesentlich verbessert hat. Wir müssen nicht jahrelang mit Patienten umgehen, um das Muster ihrer pathologischen Erlebnisweise präzise beschreiben und ihnen rückmelden zu können. In dem traditionellen Konzept war eine klare Strukturierung nicht vorgesehen, sondern über einen unendlichen Prozess sollte sich eine allmähliche Weiterentwicklung ergeben, während man jetzt das pathologische Muster, das dem Erleben der Patienten zugrunde liegt, relativ schnell präzis beschreiben kann.

Das hängt mit der Entwicklung kurztherapeutischer psychoanalytisch begründeter Behandlungsmethoden in den USA zusammen. Eine Voraussetzung für Kurztherapie ist, dass man schnell zu einer Identifizierung des Übertragungsmusters gelangt, um die Therapie zu strukturieren. Die Bezeichnungen variieren. Luborsky (1988) spricht vom »zentralen Beziehungskonfliktthema«, Strupp & Binder (1993) von einem »dynamischen Fokus« als einem Arbeitsmodell, »das ein zentrales – vom Patienten unbewusst angenommenes – zwischenmenschliches Rollenmuster erfasst, genau so wie die komplementären Rollen, die er anderen zuweist, so wie die daraus resultierenden fehlangepassten Interaktionssequenzen, scheiternsfixierte Erwartungen und negativen Selbsteinschätzungen« (S. 102). Von den mannigfaltigen übrigen Ansätzen psychodynamischer Kurztherapie sei nur noch das anregende entwicklungspsychologisch orientierte Behandlungskonzept von Basch (1992, 1997) erwähnt.

Die Fähigkeit zur schnellen Identifizierung des Übertragungsmusters kann in jeder Eingangsuntersuchung nützlich sein, um zu erfassen, was den Patienten oder die Patientin hindert, eine naheliegende nächste Lebensaufgabe zu bewältigen. Dazu ist auch im Gegensatz zu manchen analytischen Konzepten, die außerordentlich kopflastig und umständlich sind, nicht so sehr viel mehr nötig als gute Menschenkenntnis und eben die Fähigkeit, im Umgang mit Menschen genau zu beobachten, wie der Betreffende mit mir und anderen umgeht. Daraus lassen sich dann Orientierungen für die Therapie ableiten, während umständliche begriffliche Beschreibungen im Grunde häufig eine Distanzierung vom Patienten bedeuten, eine Distanzierung von der Chance, mit ihm wirklich therapeutisch in Kontakt zu kommen.

Allerdings soll dies Rückmelden des Musters der Übertragung den Patienten nicht kränken oder verunsichern und irritieren, sondern in einer Form geschehen, die den Patienten in seinem Selbstwertgefühl stärkt. Die traditionellen Interventionsformen in der analytischen Therapie sind dazu nicht sonderlich geeignet. Sie führen häufig dazu, dass der Patient irritiert, gekränkt, verwirrt oder aggressiv reagiert oder sich verschließt. Das hängt damit zusammen, dass die traditionellen Interventionen der analytischen

Therapie sehr eng sind. Im Grunde soll es sich dabei möglichst nur um Konfrontationen und Interpretationen handeln. Das sind sehr begrenzte Formen des Umgangs mit Patienten, die leicht zu solch negativen Reaktionen führen. Von daher ist es verständlich, dass sich einfühlsame Kolleginnen und Kollegen scheuen, dem Patienten das Muster der Übertragung rückzumelden, weil sie denken und gelernt haben, das müsste in der Form der Konfrontation oder der Interpretation erfolgen, und sie spüren, dass das für den Patienten nicht gut wäre.

Eine Konsequenz dieser Überlegung ist, dass die Rückmeldung des Musters der Übertragung, also die eigentliche übertragungsanalytische Arbeit, erfolgen sollte in der Form der »positiven Konnotation«, wie man das in der systemischen Therapie nennt. Das geschieht, indem ich z. B. dem Patienten sage, er habe in seiner Kindheit oder Jugend aus gutem Grund dies Muster so entwickelt, um zu überleben. »Es war die bestmögliche Lösung, die Sie damals gefunden haben.« Wenn ich dem Patienten sein Beziehungsmuster in seinem solchen Interventionsrahmen zurückmelde, dann muss er sich nicht minderwertig oder von mir kritisiert fühlen, sondern kann das annehmen. Er wird also keinen Widerstand gegen die Aufdeckung der Übertragung entwickeln, sondern sich verstanden fühlen. Er wird durch diese Form der positiven Konnotation angeregt, stutzig zu werden.

D. h., dies Interventionsmuster enthält schon eine Bahnung der Distanzierung. Wenn ich jemandem sage, dass etwas damals angemessen war, sage ich implizit (muss es gar nicht aussprechen), dass es fraglich ist, ob es heute noch angemessen ist, und lade ihn durch diese Intervention ein, dies selbst zu überprüfen. Damit ist eine Distanzierung durch diese Form der Rückmeldung der Übertragung eingeleitet, und es kann im Gespräch zu weiteren Überlegungen kommen, die den Patienten experimentierfreudig machen. Vielleicht sagt der Patient: »Ja, so im Umgang mit Ihnen stelle ich fest, irgendwie sind Sie anders als meine Eltern. Mit Ihnen kann ich ein Stück anders umgehen.« Es kann so eine Situation entstehen, in der der Patient bereit ist, innerhalb der Behandlung und außerhalb neue und andere Erfahrungen zu machen und daraus Konsequenzen zu ziehen.

Es liegt jetzt nahe, den Patienten noch ausdrücklicher dazu anzuregen. Man kann mit ihm z.B. Hausaufgaben vereinbaren. In der systemischen Therapie sind zwei verschiedene Möglichkeiten von Aufgaben beschrieben worden, die hier für uns anregend sein können: Beobachtungsaufgaben und Verhaltensänderungsaufgaben (de Shazer 1992a). Beobachtungsaufgaben regen die Patienten an, bis zur nächsten Sitzung darauf zu achten, wann sie ihre Beschwerden *nicht* haben. Die Patienten sollen auf Situationen achten, wo es ihnen überraschend gut geht im Sinne der Beschwerdefreiheit. Das kann man einzelnen Patienten auftragen, aber auch Paaren und Familien. Es handelt sich hier um die ausdrückliche Lenkung der Achtsamkeit der Patienten auf Ausnahmen von der Symptomatik. Die Vorstellung ist, dass Patienten, die erlebnisbedingte Beschwerden haben, diese Beschwerden nicht immer überall in gleichem Maße haben, und dass ein wesentlicher Schritt zur Therapie darin besteht, mit ihnen herauszufinden, unter welchen Umständen es ihnen gut oder besser mit sich selbst und mit Partnern geht.
Das ist ein ganz anderer Ansatz, als sich zu versenken in pathologische Situationen, negative Erfahrungen und zu meinen, dass dadurch die Menschen gesünder werden. Ja, es ist die Vorstellung, dass die Menschen gesünder werden, wenn wir beachten, unter welchen Umständen es ihnen schon jetzt besser oder gut geht, so dass man mit ihnen darüber reden kann, was sie selbst tun können, um solche Erfahrungen häufiger zu haben.
Im weiteren Verlauf kann man dann zu Verhaltensänderungsaufgaben kommen, d.h. mit den Patienten Aufgaben der schrittweisen Änderung des eigenen Verhaltens abzusprechen, um zu prüfen, wie es ist, wenn sie sich gegenüber den jeweiligen Partnern in bestimmten Situationen anders als bisher verhalten. Das setzt voraus, dass sich die Patienten nicht in erster Linie als Opfer ihrer Umgebung erleben, sondern bereit sind, ihr eigenes Verhalten zu ändern. Mittels Verhaltensänderungsaufgaben können die Patienten überprüfen, ob die bisher erwarteten negativen Folgen bei verändertem eigenem Verhalten wirklich auftreten. So können die Patienten z.B. angeregt werden, bisher ängstlich vermiedenen Situationen standzuhalten, nachdem vorher die Gefährlichkeit der

Situation durchgesprochen und Anregungen für ein verändertes Verhalten erarbeitet worden sind.

Es gibt noch eine Gruppe von Patienten, für die solche ichpsychologischen Überlegungen eine besondere Bedeutung haben: Patienten mit einem posttraumatischen Belastungssyndrom. Diese Patienten sind an das traumatische Erleben in der eigentümlichen Weise der Abwehr fixiert, d.h., sie reproduzieren immer wieder selbstschädigendes Verhalten und Dissoziation. Reddemann & Sachsse (1996) haben ein Behandlungskonzept entwickelt, das Anregungen aus der systemischen Therapie aufgreift. Bevor eine ausdrückliche Konfrontation mit der traumatisierenden Situation anvisiert wird, steht eine ausdrückliche Stabilisierung der Patienten, eine ichpsychologische Stärkung, an. Erst wenn das geschehen ist, ist eine Exposition gegenüber der traumatischen Situation angezeigt. Das ist das Gegenteil der üblichen analytischen Umgangsform.

Ein weiterer wichtiger Bestandteil des Behandlungskonzeptes ist die Herausarbeitung und das sehr direkte Ansprechen und Anstoßen von gesunden Lebenszielen als Grundlage für die Behandlungsziele. Ich glaube, viele Behandlungen auch in der allgemeinmedizinischen Praxis könnten schon allein dadurch psychotherapeutisch wirkungsvoll sein, dass man Patienten ernsthaft und beharrlich darauf anspricht, was sie für wirkliche Lebensziele in ihrer gegenwärtigen Situation haben und sie in eine Auseinandersetzung darüber verwickelt. Es gibt allerdings sehr negativistische Patienten, gerade in der Psychiatrie, die auf so etwas nicht sofort ansprechen, aber es ist eine Deklaration für den Patienten, dass der Therapeut die Vorstellung hat, sie könnten überhaupt persönliche Ziele haben. Auf dem Hintergrund solcher Diskussion werden pathologische Überzeugungen und Symptombildungen in ihrer konkreten, die Weiterentwicklung behindernden Bedeutung präzis erlebbar und damit bearbeitbar.

Das ist ein Versuch zu zeigen, dass man als Analytiker auf der Suche nach Orientierungen vielleicht in anderen Bereichen wie der systemischen Therapie etwas finden kann, was einem hilft, sich nicht auf den unendlichen Weg der Analyse zu begeben. Und wenn es einen Sinn haben soll, dass der Facharzt für Psychiatrie jetzt »für Psychiatrie und Psychotherapie« heißt, dass es einen Facharzt für Psychotherapeutische Medizin gibt und die Psychologen nun jetzt auch anerkannte Psychotherapeuten werden können, dann muss es doch eigentlich möglich sein, sich um die unterschiedlichsten Gruppen von Patienten psychotherapeutisch zu kümmern. Ich sehe in diesen berufsrechtlichen Entwicklungen eine Aufforderung zur Ausarbeitung praktikabler analytisch-psychotherapeutischer Konzepte.

Zu dem Ansatz, den ich hier vortrage, gehört die Möglichkeit, in sehr unterschiedlichen Behandlungssettings analytisch-psychotherapeutisch tätig zu sein. Einzelberatung und -therapie oder Krisenintervention mit einer Person, Paar- und Familientherapie, Gruppentherapie und stationäre Behandlung stehen zur Verfügung. Das ambulante Behandlungskonzept operiert mit einer möglichst niedrigen Frequenz (ein bis zwei Sitzungen pro Monat), um dem Patienten oder dem Paar, der Familie Gelegenheit zum Ausprobieren neuer Möglichkeiten im Intervall zu geben. Eine andere Zeitstruktur haben Krisenintervention und stationäre Therapie. Möglich ist auch, den Zugang zum Patienten eher durch Kombination mit einer Körpertherapie oder einer kreativen Therapieform zu suchen, wie es in Kliniken häufig geschieht.

Ein wichtiges Prinzip ist, die Regression der Patienten nicht methodisch zu verstärken, sondern im Maße des Möglichen die Verantwortung und Selbststeuerung der Patienten zu fördern. Die Therapien sind aufwandmäßig begrenzt. Selbst wenn Patienten aus guten klinischen Gründen längere Zeit ambulant begleitet werden, geschieht das eben nicht hochfrequent, sondern niedrigfrequent. Es kann sein, dass es z.B. für Jugendliche oder junge Erwachsene gut ist, über zwei oder drei Jahre begleitet zu werden, aber eben mit einer geringen Anzahl von Sitzungen pro Jahr.

Die Faszination für Psychoanalyse hat jahrzehntelang verhindert, dass das Konzept der tiefenpsychologisch fundierten Psychotherapie wirklich eigenständig ausgeformt wurde. Erst jetzt, nach Zulassung der Psychologen zu dieser Behandlungsform (neben der psychoanalytischen Psychotherapie) und erhöhten Wirtschaftlichkeitsanforderungen, die zu Qualitätssicherungsüberlegungen geführt haben, ist das Interesse, zu präzisieren, was das für eine Therapieform ist, gewachsen. Dadurch haben auch Effizienzgesichtspunkte, die bei der Anwendung der »eigentlichen« psychoanalytischen Therapie bisher nicht im Vordergrund standen, eine Chance.

Chancen und Risiken der tiefenpsychologisch fundierten Psychotherapie

Thesen

Die tiefenpsychologisch fundierte Psychotherapie wurde 1967 bei der Einführung der Psychotherapie in die Gesetzliche Krankenversicherung geschaffen, um von der längerfristigen höherfrequenten »Analytischen Psychotherapie«, die ausdrücklich Regression therapeutisch nutzt, eine kürzerfristige niedrigfrequente Behandlungsform abzugrenzen, die sich auf den aktuellen neurotischen Konflikt mit nur begrenzter Nutzung von Regression konzentriert. Für das tiefenpsychologische Fundament wurde die psychoanalytische Theorie und Erfahrung in Anspruch genommen. Nur der Kreis um Heigl-Evers, Heigl und Ott entwickelte detaillierte tiefenpsychologische Konzepte und Methoden.

Nur diese Autoren äußerten sich explizit, was an therapeutischen Variablen zu dem tiefenpsychologischen Fundament hinzugefügt werden muss, um ein komplettes auf die Gegenwartsprobleme von Patienten zentriertes Behandlungsverfahren zu konstituieren. Klar ist, dass ein »erweitertes psychoanalytisches Paradigma« (Fürstenau 1994) erforderlich ist: Ein Fundament ist ja noch kein Haus. Die expliziten zusätzlichen Variablen zentrieren sich im Kreis um die Heigls auf das »Prinzip Antwort«, d. h. die Aufgabe, den Patienten anhand der Beziehung zum Therapeuten in eine intensive Auseinandersetzung mit Normalität zu verwickeln. Dazu geben sie detaillierte Anweisungen.

Die neueren psychoanalytischen kurztherapeutischen Konzepte konzentrieren sich dagegen auf den psychoanalytischen, d. h. fokalen Übertragungsaspekt und sind im Übrigen mehr oder minder vage und unbestimmt hinsichtlich der zum genuin psychoanalytischen (übertragungsanalytischen) »Teil« des Therapieverfahrens hinzukommenden Variablen. Bei einigen Autoren firmieren diese Variablen unter der negativ konnotierten Bezeichnung »supportiv« oder »stützend«.

Nur außerhalb der Psychoanalyse, vor allem in der lösungsorientierten systemischen Therapie ist die Aufgabe, die gesunden Persönlichkeitsanteile als Ressourcen zu würdigen, zu aktivieren und für die Therapie nutzbar zu machen, methodisch ausgearbeitet worden. Erst damit gewinnen Persönlichkeitsaspekte wie der (bewusste) Wille, Pläne, Absichten, persönliche Ziele und zu bewältigende Aufgaben innerhalb des Therapiekonzeptes die ihnen gebührende Anerkennung (vgl. Fürstenau 1994). Seit Weiss & Sampson (1986) liegen entsprechende psychoanalytische Konzepte und empirische Befunde vor, die jedoch innerhalb der Psychoanalyse bisher nicht konsequent rezipiert wurden. Einen ersten verdienstvollen Versuch der Berücksichtigung mancher dieser Konzepte stellt das Lehrbuch der tiefenpsychologisch fundierten Psychotherapie von Wöller & Kruse (2001) dar. Französische Anregungen fortführend entwickelten Pohlen & Bautz-Holzherr (2001) eine originelle »Andere Psychodynamik«, die die »Selbstbemächtigung des Subjekts«, die Stärkung und Entfaltung des persönlichen Begehrens, in den Mittelpunkt stellt und gegen die schematische Verfügung über die Klienten seitens der Therapeuten gerichtet ist.

Die Ausbildungsstätten der psychoanalytischen Gesellschaften haben durch ihre bis heute anhaltende Präokkupation mit regressionsintensiver langfristiger psychoanalytischer Therapie – als monoman-narzisstische Mutter – die tiefenpsychologisch fundierte Therapie – ihre Tochter – jahrzehntelang vernachlässigt. Sie sind dafür verantwortlich, dass die durch Ausbildung erworbene Behandlungskompetenz im Bereich der inzwischen weit verbreiteten tiefenpsychologisch fundierten Psychotherapie nach wie vor unzureichend ist. Nur durch die individuelle akkumulierte Erfahrung der einzelnen zum Teil sehr engagierten Therapeutinnen und Therapeuten wird die mangelhafte Anfangskompetenz mit der Zeit – mehr oder weniger und zufällig – wesentlich vertieft.

Begünstigt wurde diese unbefriedigende Entwicklung weiter dadurch, dass die Ärztekammern jahrzehntelang nur geringe Anforderungen an den Erwerb der Zusatzbezeichnung »Psychotherapie« gestellt haben und dass viele psychotherapeutisch Tätige (wie die von Petzold und Mitarbeitern ausgebildeten Integrativen

Gestalttherapeuten) von der Gesetzlichen Krankenversicherung mehr oder minder ferngehalten wurden.
Neue ausdrücklich an der Besonderheit des Verfahrens orientierte Forschungs- und Ausbildungsinstitute (mit neuem Personal) sind daher erforderlich, um die tiefenpsychologisch fundierte bzw. psychodynamische Psychotherapie als eigenständiges differenziertes Verfahren sowohl bezüglich der übertragungsanalytischen als auch der zielorientierten Aspekte auf den heute möglichen Kompetenzstandard zu heben.
Dieser heute mögliche Standard ist – als Chance des Verfahrens – mindestens durch folgende Entwicklungen der letzten Zeit entscheidend bestimmt:

1. Die Fortentwicklung der psychoanalytischen Ichpsychologie und (interaktionell ausgerichteten) Entwicklungspsychologie zur Perspektive einer lebenslangen Entfaltung der Person im Kontext ihrer relevanten Beziehungen in Auseinandersetzung mit den jeweils anstehenden Aufgaben der Lebensmeisterung (sozialen Rollen) als kontinuierliche Variation der Eltern-Kind(er)-Beziehung.
2. Die im Zusammenhang mit der Entwicklung von kurztherapeutischen Verfahren erworbene Kompetenz, die für die Gegenwart und Zukunft relevanten (weil behindernden) Aspekte der Übertragung in der therapeutischen Situation schnell zu diagnostizieren und dem Klienten, dem Paar oder der Familie (ohne Containing) so (durch positive Konnotation) rückzumelden, dass eine Auseinandersetzung der Klienten mit ihren bisherigen Erwartungen und Einstellungen ermöglicht wird (Übertragungsanalyse als Distanzierung und Neuorientierungsanstoß).
3. Auf Grund eines ausdrücklichen diagnostischen Blicks für die gesunden Aspekte von Personen, Paaren, Familien (neben der Empathie für die defizitären Anteile) eine Einfühlung in den (bewussten) Willen, die persönlichen Ziele und anstehenden Aufgaben der Lebensmeisterung zu realisieren, die die Therapeuten befähigt, die Klienten in eine klärende Beschäftigung mit ihren eigenen nächsten Lebenszielen zu verwickeln, um

daraus zu einer gemeinsamen Absprache von Therapiezielen (dem Therapierahmen) zu gelangen (anstatt die Klienten schlicht mit der Normalität des Therapeuten zu konfrontieren). Erst bei der Klärung, wohin jeweils die Reise gehen soll, wird Übertragung als hemmend, einschränkend für beide Parteien deutlich und gezielt bearbeitbar.

4. Durch die Entwicklung in den Neurowissenschaften ist geklärt worden, dass nicht die Mobilisierung verbalisierbarer Erinnerungen des expliziten Gedächtnisses und damit die Vertiefung in immer frühere vermeintliche Erfahrungen durch anhaltende Regression kurativ entscheidend ist, sondern die Thematisierung und Rückmeldung der in der Übertragung sich szenisch manifestierenden impliziten Gedächtnisinhalte in Form von für selbstverständlich gehaltenen Überzeugungen, Erwartungen, Einstellungen und Affekten.
5. Damit rückt die Anregung und Realisierung neuer besserer Erfahrungen innerhalb und außerhalb der Therapie durch Erleben und Handeln in den Mittelpunkt der tiefenpsychologisch fundierten bzw. psychodynamischen Therapie.
6. Zugleich gewinnen damit zusätzlich zu einem verbalen Aspekt Therapieelemente besonderes Gewicht, die gruppales (gruppentherapeutisches oder familientherapeutisches), psychodramatisches, kreatives, körperbezogenes Erleben und Erfahren ermöglichen bzw. Handeln (durch ausdrückliche Aufgabenabsprachen) akzentuieren.
7. Im Zusammenhang mit der Förderung ergebnis- und erfahrungsbasierter Therapiekonzepte, wie z.B. Leitlinien, kommt der Aufgabe, ein auf die Eigenart der tiefenpsychologisch fundierten (psychodynamischen) Therapie genau abgestimmtes fallbezogenes Qualitätssicherungsinstrumentar zu entwickeln, besondere Bedeutung zu.
8. Zur Hebung und Sicherung des Qualitätsstandards ist neben klinischer Forschung überhaupt vor allem erforderlich, die im gesamten Bereich der Psychotherapie, besonders aber innerhalb der Psychoanalyse, bisher sträflich vernachlässigte und vermiedene Diskussion von Behandlungsfehlern und Behandlungsschäden zu institutionalisieren. Nach Ansicht des Autors

wird sich in wenigen Jahren ein wissenschaftlicher Konsens bilden, dass die langfristige regressionsintensive hochfrequente Behandlung von strukturell ich-gestörten Patienten einen Behandlungsfehler darstellt.

Die Risiken betreffen den bisher geringen Konsens über praxeologische Grundlagen einschließlich der behandlungsmethodischen, insbesondere auch der integrativen Ausgestaltung des sehr flexiblen vielseitig kombinierbaren Verfahrens, den geringen Forschungsstand und den unzureichenden Ausbildungsstand einschließlich der mangelhaften Qualifikation vieler bisheriger psychoanalytischer Ausbilder, die mit den besonderen Chancen dieses Verfahrens häufig nicht identifiziert sind. Das gegenwärtige Hauptrisiko liegt darin, dass weder die tiefenpsychologisch fundierten noch die ziel-(lösungs-)orientierten Aspekte des Verfahrens präzis gehandhabt werden.

Zur Zukunft der Psychotherapie

Einige Beobachtungen und persönliche Einschätzungen zur Gegenwart und Zukunft der Psychotherapie aus der Perspektive eines Soziologen, psychoanalytischen Therapeuten und an der Psychotherapieforschung seit langem interessierten Praxeologen sollen im Folgenden vorgestellt werden.

Das gesellschaftliche Feld der Psychotherapie

Wird auf die gegenwärtige Situation der Psychotherapie in Deutschland mit einem sozialwissenschaftlichen Blick geschaut, kann festgestellt werden, dass sich die langjährige gesundheitspolitische Unsicherheit und Halbherzigkeit der Regierung auf alle Akteure des Gesundheitswesens, damit auch auf die Psychotherapeuten, übertragen hat. Eine umfassende Neugestaltung des Gesundheitswesens, die den gegenwärtigen Bedingungen und vorhersehbaren künftigen Verhältnissen Rechnung trüge, ist ausgeblieben, und die jeweilig versuchten administrativen Einzelinterventionen des Staates in das Gesundheitssystem haben die Probleme nicht lösen, sondern höchstens verschieben und vertagen können. Solche Einzelinterventionen können komplexe dynamische Systeme zwar stören und beunruhigen, aber nicht wesentlich verändern. Dazu bedürfte es einer kontinuierlichen Einwirkungsstrategie mit einem umfassenden immer wieder revidierten transparenten Konzept.
Die Beunruhigung hat zur Folge, dass die Psychotherapeuten in Wissenschaft und Forschung, in der ambulanten und stationären Praxis und als Funktionäre in den verschiedensten beteiligten Gremien und Ausbildungsstätten so sehr mit Ängsten vor der Zukunft und mit der Sicherung gegenwärtiger Besitzstände beschäftigt sind, dass die fachliche Diskussion und Weiterentwicklung in den Hintergrund tritt. Dies birgt die Gefahr, dass sich die Aktivitäten in Wissenschaft und Forschung, in der Praxis

und in den verantwortlichen Gremien auf eine ängstlich-opportunistische mehr oder minder autoritätshörige Strategie der Anpassung an die relevante gesellschaftliche Umwelt einzuschränken drohen.

Fragwürdige Tendenzen in Wissenschaft und Forschung

Im Bereich von Wissenschaft und Forschung besteht die Gefahr der vorrangigen Rechtfertigungsforschung und der inkorrekten Interpretation von Befunden zum Zweck der Legitimation der jeweiligen Position. Mit Existenzangst ist wohl am ehesten die große Gefügigkeit im Fach Psychotherapie zu erklären, US-amerikanische Strategien wie die internationale Klassifikation von Krankheiten trotz Bedenken zu übernehmen und zu meinen, dem gesetzlichen Qualitätssicherungsauftrag durch Entwicklung eines allgemeinen auf jegliche Psychotherapie in gleicher Weise anwendbaren Instrumentars entsprechen zu müssen. Dies führt in der geschilderten Situation eher zur Zementierung traditioneller und minimal-konsensualer Positionen als zu fachlich angemessenen Lösungen, die kontinuierlich verbessert werden könnten im Sinne effektiver Förderung und nachhaltiger Sicherung von Qualität. Minimalkonsens ist bekanntlich kein psychotherapeutischer Fachbegriff.

So begrüßenswert Gemeinschaftsunternehmen der wichtigsten Fachgesellschaften sind, so problematisch scheinen manche schließlich gefundenen minimal-konsensualen Lösungen zu sein. Beispielhaft sei hierfür die Psychotherapeutische Basis-Dokumentation (Psy-BaDo) (Heuft und Senf 1998) genannt wegen ihrer ausschließlichen Berücksichtigung von Pathodiagnostik und einer die behandlungsdynamische Chance des Themas »Therapieziele« verkennenden im Wesentlichen auf Symptombeseitigung abgestellten Auflistung.

Ein weiteres Beispiel ist die in ihrer Intention begrüßenswerte Operationalisierte psychodynamische Diagnostik (OPD) (Arbeitskreis OPD 1996), die ebenfalls keine Anleitung zum detaillierten Aufspüren und Einschätzen persönlicher Ressourcen enthält, sondern unzureichend nur zur globalen Einschätzung des Ausmaßes von Entwicklungsfähigkeit und Problemlösekompetenz auffordert und damit die Chance einer Identifizierung und therapeutischen Nutzung konkreter persönlicher Ressourcen verfehlt.

Zu den geschilderten existenzsichernden Machtstrategien kann auch die mancherorts aufkommende Bereitschaft gerechnet werden, die US-amerikanische Vorstellung über empirisch gestützte Therapie (EST) statt der kliniknahen evidence based practice (EBP) (vgl. Buchholz 2000) zu favorisieren und darüber hinaus auch sonst auf die begrenzte Evidenz experimenteller empirischer Forschung weitreichende Schlüsse und Folgerungen für die psychotherapeutische Praxis zu gründen, statt, wie es in einem Teil der wissenschaftlichen Literatur geschieht, die Befunde differenziert zu interpretieren. Bei differenzierter Betrachtung erweist sich die normative Übertragung experimentell gewordener Befunde auf die psychotherapeutische Praxis als ein nicht mehr von strenger Empirie gedeckter Prozess eigener Art, der mit einer anderen Methodik zu erforschen ist. Buchholz (1999) hat die Unterschiedlichkeit der Systeme Forschung und klinische Praxis herausgearbeitet und ein Beherrschungsverhältnis der Forschung gegenüber der Praxis zurückgewiesen. Zu ähnlichen Schlüssen kommt aufgrund der Unterscheidung eines medizinischen und eines kontextuellen Meta-Modells Wampold (2001) (vgl. Buchholz 2003).

Als letztes Thema sei an dieser Stelle die Diskussion über Leitlinien und Krankheitsmanagementsysteme genannt, in der ökonomisch bedingte Macht- und Positionskämpfe dazu verleiten, den normativen Anspruch solcher Konzepte zu überziehen, während es doch fachlich klar ist, dass Leitlinien und symptombezogene Behandlungsmaximen nur einen über den Stand der klinischen Erfahrung informierenden, Orientierung vermittelnden und d.h. anregenden Charakter haben, indem sie dem Praktiker dazu verhelfen, Gemeinsamkeiten und Besonderheiten seines jeweiligen Falles schärfer zu erkennen. Darin besteht die förderliche Funktion dieser Konzepte.

Neben diesen defensiven Zementierungstendenzen lassen sich jedoch in diesem Bereich auch *gegenläufige* Tendenzen beobachten.

Fachliche Entwicklungstrends

Aus Leistungskonkurrenz werden innerhalb des jeweiligen schulischen Rahmens Aspekte anderer Therapieansätze häufig verblüffend schnell, wenn auch manchmal zunächst eher programmatisch, in das eigene Konzept integriert.
Zu unterscheiden ist davon das allerdings verwandte Phänomen, dass manche Ansätze, die sich bisher eher (nur) als spezielle Techniken verstanden, dabei sind, sich zu kompletten Psychotherapieverfahren auszugestalten. Das beste Beispiel ist hier die Entwicklung des Katathymen Bilderlebens zur Katathym-imaginativen Psychotherapie auf solidem psychodynamisch-systemischem Fundament. Ähnliche Tendenzen aus einer anderen Ausgangslage gibt es in der Gesprächstherapie.
Ein besonderes Phänomen ist die Entwicklung der tiefenpsychologisch fundierten bzw. psychodynamischen Psychotherapie. Die Integrierbarkeit zentraler psychoanalytischer Konzepte und klinischer Befunde in unterschiedliche psychotherapeutische Kontexte (Rahmen) hat zur Entwicklung eines sehr flexiblen vielfacettigen Verfahrens geführt, das sich trotz mancher Gemeinsamkeiten von der hochfrequenten langfristig-unbegrenzten Psychoanalyse und der psychoanalytischen Psychotherapie wesentlich unterscheidet und zu Recht Anspruch auf Eigenständigkeit erhebt. Der wesentliche praxeologische Unterschied zwischen der psychodynamischen (tiefenpsychologisch fundierten) Psychotherapie und der langfristig hochfrequentierten psychoanalytischen Therapie besteht in der Bedeutung, die – neben unbewussten Prozessen – der bewussten Auseinandersetzung mit der umgebenden Umwelt (»Realität«) und damit der Begrenzung von Regression zuerkannt wird. Die Skotomisierung der Realität nimmt in der psychoanalytischen Therapie nicht selten groteske Formen an.
Was die »eigentliche« Psychoanalyse und hochfrequente analyti-

sche Psychotherapie betrifft, wird damit eine tragische Entwicklung immer deutlicher: Das »eigentlich« psychoanalytische Vorgehen ist indiziert bei strukturiert neurotischen Patienten (im Gegensatz zu strukturell Ich-gestörten), denen aber mit anderen Methoden schneller und mindestens ebenso gut geholfen werden kann. Das wissen zunehmend auch die immer besser informierten Patienten, weshalb es immer schwieriger wird, Patienten für die Couch zu finden. Nur die Gutachter der gesetzlichen Krankenversicherung scheinen (zumindest teilweise) noch davon überzeugt zu sein, dass persönlichkeitsgestörte Patienten hochfrequent analytisch behandelt werden müssen und gar nicht niedrigfrequent psychodynamisch behandelt werden können.
Übrig bleiben für Psychoanalytiker unter den geschilderten Umständen im Wesentlichen bis dahin erfolglos behandelte strukturell schwer gestörte Patienten, die für die intensive langfristige Betreuung besonders dankbar sind.
Im Bereich der *Gremien und der Ausbildungsinstitute* führt die geschilderte Existenzsicherungs-, Macht- und Anpassungstendenz vielerorts zur möglichst langen Aufrechterhaltung traditioneller obsoleter Regelungen und zu nur widerwilligen Korrekturen aufgrund behördlicher Auflagen.

Das Feld der psychotherapeutischen Praxis

Im Praxisfeld der Psychotherapie lassen sich drei Gruppen identifizieren: diejenigen, die ihre gewohnten Positionen aus Angst vor Neuerungen verbissen verteidigen zu müssen glauben, eine breite Mehrheit von mehr oder weniger ängstlichen Kolleginnen und Kollegen, die sich durch geltende Richtlinien, Anforderungen und schulbezogene Normen einschüchtern lassen, und Einzelne, die die Entwicklung durch engagiertes, dem wissenschaftlichen Erfahrungs- und Kompetenzstand Rechnung tragendes professionelles Verhalten voranzutreiben suchen, dabei aber nicht selten von einem Loyalitätskonflikt gegenüber ihrer ursprünglichen Therapieschule geplagt sind.

Im Folgenden sollen diese *engagierten professionellen Initiativen* innerhalb des Praxisfeldes der Psychotherapie als in eine bessere Zukunft weisende Trends identifiziert werden, um dafür zu werben, *dass diese schon heute praktizierten Aktivitäten erfahrener Kolleginnen und Kollegen* aufgegriffen und weiterentwickelt werden.

Konvergenzen

Ausgegangen werden soll von einigen aktuellen Leseerfahrungen: In dem Marburger Psychotherapieprogramm, das Pohlen & Bautz-Holzherr 2001 unter dem Titel »Eine andere Psychodynamik« vorgelegt haben, und in den Arbeiten der Gruppen um Grawe und Caspar über Schema- bzw. Plananalyse (Caspar 1996a, 1996b; Grawe 1995) finden sich überraschende Parallelen und Isomorphien.
Beide Autorengruppen akzentuieren auf dem Hintergrund unterschiedlicher umfassender Konzeptualisierungen den Einzelfall und entwickeln jeweils eine von vornherein auf therapeutische Entscheidungen ausgerichtete Diagnostik des Einzelfalls. Auf diesem Boden kommen beide Autorengruppen zu Standards des psychotherapeutischen Vorgehens.
Beide hier exemplarisch genannte Unternehmungen heben folgende Wirkprinzipien hervor: Ressourcenaktivierung, Problemaktualisierung und -klärung, aktive Problembewältigungshilfe und Motivationsklärung – im Rahmen einer für den Patienten jeweils genau passenden förderlichen Patient-Therapeut-Beziehung.
Weiter stellen sie die Selbstgestaltung (»Selbstbemächtigung«) und Selbstkontrolle des Patienten in den Mittelpunkt. Sie akzentuieren die ökologische (auf die Auseinandersetzung mit der im Wesentlichen menschlichen Umwelt bezogene) Ausrichtung aller Erlebensphänomene und -prozesse. Diese Betonung des Gesichtspunktes zielgerichteten Denkens und Handelns führt zum Konzept einer auf das Handeln und die zugehörigen Kognitionen

bezogenen engagierten konkreten Problembewältigungshilfe innerhalb der Therapie. Schließlich konzentrieren sie sich auf die Spezialität von Symptomen (Syndromen) im jeweiligen Persönlichkeitskontext, verstehen die Symptome als protektiv und entwickeln mannigfaltige komplexe Behandlungsstrategien, die auf das Methoden- und Technikrepertoire der verschiedensten Therapieschulen zurückgreifen.

Integrative Tendenzen

Die beiden hier exemplarisch aufgegriffenen Psychotherapie-Praxis gestaltenden Unternehmungen lassen einen auf Praktiken aufmerksam werden, die der geschilderten Zementierung von Therapieschulen und eher opportunistischen Anpassung fachlich *entgegenlaufen* und Aspekte der psychodynamischen, kognitiv-behavioralen, systemischen psychodramatischen und leibbezogenen Psychotherapie aufgreifen und integrativ bündeln. Sekundiert wird diese integrierende Tendenz durch Lehrbücher (Senf und Broda 2000; Reimer, Eckert, Hautzinger und Wilke 1996) und integrative neue Zeitschriften.

Ist man auf solche konvergente methodenkomplexe Praxeologien erst einmal aufmerksam geworden, stößt man im Bereich der Psychotherapie-Praxis vielerorts auf mehr oder minder ausgeprägte Ansätze zu einer integrativen Parallelentwicklung – schon aus Gründen der Leistungskonkurrenz – unterhalb der Grundsatzebene der Schulen, wenn auch auf sehr differenten Qualitätsniveaus.

Viele psychotherapeutische Praktiker haben in ihrer professionellen Tätigkeit im Laufe der Zeit, nicht zuletzt aus Unzufriedenheit mit dem in der Ausbildung Gelernten, Elemente verschiedensten Schulursprungs integriert, weil sie meinen, mit einem solchen Vorgehen ihren jeweiligen Patienten am besten helfen zu können. Dies gibt ihnen die Freiheit, ihre persönlichen speziellen professionellen Fähigkeiten zu entfalten – unter Respektierung ihrer persönlichen professionellen Grenzen.

Das fördert die Vielfalt des psychotherapeutischen Angebots und trägt damit zur Vergrößerung der Chance bei, dass sich passende Patienten-Therapeuten-Paare finden. Dies Zueinanderpassen von Patienten(system) und Therapeuten ist ja bekanntlich der stärkste Prädiktor für Behandlungserfolg. Außerdem ist eine solche Freiheit und Vielfalt eine wesentliche Voraussetzung für Innovation im praktischen Feld der Psychotherapie.
Sinnvoll aufeinander abgestimmte Kombinationen unterschiedlicher Settings, Behandlungsmethoden und -techniken aus verschiedenen Schullagern sind somit längst in bestimmten Psychotherapiebereichen *gängige Praxis* vor allem in der stationären Psychotherapie und Rehabilitation als Profilierung der Häuser mit komplexen Behandlungsprogrammen, die auf bestimmte Patientenkategorien zugeschnitten sind. Eine ähnliche Kombination unterschiedlicher Zugangswege zum Patienten findet sich z. B. in kinder- und jugendpsychiatrischen Praxen (im Gegensatz zur monomethodischen Arbeitsweise der Analytischen Kinder- und Jugendlichen-Psychotherapeuten).
Einen anderen Weg gehen zunehmend Kolleginnen und Kollegen, die sich in Praxisnetzwerken mehr oder minder eng zusammenschließen – mit der Chance unterschiedlicher Akzentuierung, Profilierung und Spezialisierung.
Es ist ein politisch charakteristisch deutsches Phänomen, dass wir nach der Wiedervereinigung die funktionierenden Ambulatorien im Osten zugunsten von Einzelpraxen zerschlagen haben, die sich jetzt häufig als ökonomisch nicht tragfähig erweisen, während wir im Westen durch Vernetzung von Einzelpersonen das überholte Modell des für all und jede Störung vermeintlich gleichermaßen kompetenten ärztlichen oder psychologischen Einzelkämpfers zu relativieren suchen.
Zu erwarten und zu hoffen ist, dass diese traditionelle Schulpositionen überwindenden Trends in den nächsten Jahren immer stärker Gewicht erlangen.

Zwei gravierende Missstände

Es verbleiben jedoch neben beträchtlichen Defiziten bezüglich einer auf die psychotherapeutische Praxis unmittelbar eingestellten naturalistischen Forschung im Sinne des kontextuellen Modells Wampolds (2001) zwei gravierende Missstände, die zum Handeln zwingen.

1. Viele fachlich unvertretbare sozialrechtliche Regelungen, insbesondere die obsoleten Psychotherapie-Richtlinien, bedürfen dringend der Modernisierung. Diesbezüglich muss wegen der Trägheit der verantwortlichen Gremien ausdrücklich zu sozialem Unfrieden und Widerstand aufgerufen werden, zum engagierten kämpferischen Beharren der Therapeutinnen und Therapeuten auf dem von ihnen im Einzelfall begründet für angemessen und erforderlich erachteten Behandlungs- und Settingkonzept, zum Durchfechten des Konflikts bis zu massierten Sozialgerichtsverfahren. Denn sozialrechtlich haben die Behandelnden, wenn sie zu einer klaren stringenten Argumentation unter Berufung auf wissenschaftlich fundierte klinische Erfahrung bereit sind, eine starke Position gegenüber allen Instanzen. Dieses Vorgehen kann am ehesten Veränderungen im Sinne des heutigen Wissens- und Kompetenzstandes erzwingen, während die Gewohnheit, die Richtlinien stillschweigend listig zu unterlaufen, eher zur Stabilisierung der Verhältnisse beiträgt.

Die Ausbreitung der geschilderten engagierten Art, professionell Psychotherapie zu betreiben, wird heilsame Konsequenzen haben. Zum Beispiel wird dann die heute häufig zu beobachtende depressiv-resignative oder zwanghaft-arbeitswütige Haltung von Psychotherapeuten einem starken Gefühl von Befreiung und Arbeitsfreude weichen.

2. Es muss erreicht werden, die vielerorts, vor allem im psychoanalytischen Lager (Erwachsenen- wie Kinder- und Jugendlichenpsychotherapie) fachlich völlig antiquierte Ausbildung dem heutigen Wissen und Können entsprechend neu zu konzipieren und zu organisieren. Statt die Kandidaten in einem Verfahren zu indoktrinieren, sollte vor allem das elementare empathische Ver-

ständnis für die Mannigfaltigkeit menschlicher Entwicklungen, Verwicklungen und Gegenläufigkeiten, Reaktionen und Störungen in ihren bewussten wie unbewussten Aspekten gefördert werden. Daran sollte sich die Beobachtung und Diskussion der Wirkung unterschiedlicher Möglichkeiten und Techniken günstiger Beeinflussung und Förderung von Patienten innerhalb einer aktiv gestalteten passenden Patient-Therapeut-Beziehung anschließen. Was die Motivation zu Veränderungen betrifft, kann man auf den Markt hoffen, d.h. auf den Druck durch Rückgang der Nachfrage seitens zunehmend informierter Kandidaten und Patienten.

Ausblick

Erfreulicherweise konnte nicht nur von negativen und problematischen Phänomenen und Prozessen berichtet werden, sondern auch von ermutigenden Trends. Wenn es uns gelingt, über alle Macht- und Positionskämpfe aus Existenzängsten die fachliche Diskussion miteinander zu stärken, können wir hoffnungsvoll der Zukunft entgegensehen. Aus einer intensiven fachlichen Diskussion, die Ökonomie, Recht, experimentelle und klinische Forschung sowie die persönlichen Möglichkeiten und Grenzen von Praktiken zu unterscheiden und aufeinander zu beziehen vermag, gehen bestimmt klare Orientierungen für den Weg in die Zukunft hervor.

Psychodynamische Psychotherapie als eigenständiges Verfahren gegenüber der »eigentlichen Psychoanalyse«

Die Entwicklung der Psychoanalyse ist weithin die Geschichte einer Faszination. Sigmund Freuds Entdeckung der Bedeutung unbewusster seelischer Prozesse bei der Entstehung und Aufrechterhaltung erlebnisbedingter Störungen und Beschwerden sowie seine Entdeckung von Zugängen zum »Unbewussten« haben auf ihn selbst, seine Schüler und weite Teile der Gesellschaft eine große Faszination ausgeübt. »Faszination« wird deutsch mit »Verzauberung« übersetzt. Psychologisch ist damit eine vielfacettige Ausfüllung der Persönlichkeit mit einem einzigen Thema gemeint – mit der Folge der Ausblendung (Skotomisierung) zugehöriger anderer Themen. Damit ist eine markante Einschränkung der (Realitäts-)Wahrnehmung, des Denkens, Wollens, Handelns und der Affektivität verbunden.

Die Zentrierung auf die gemeinsame Erkundung »des Unbewussten« des Analysanden mithilfe möglichst freier Assoziation des einen und möglichst frei schwebender Aufmerksamkeit des anderen konstituiert bei vielen Schülern Freuds und Melanie Kleins eine in sich geschlossene dyadische Welt, in der eine ausdrückliche Thematisierung der Umwelt, d.h. der Realität, von Analysand und Analytiker nicht vorgesehen ist. Die Lebensrealität des Analysanden, einschließlich seines gesundheitlichen Zustands, wird eher als Störung des psychoanalytischen Prozesses empfunden. Für die Vertreter der »eigentlichen Psychoanalyse« war und ist schon die Festlegung auf Therapie und damit der Gesichtspunkt des Behandlungserfolges ein Sakrileg – eine medizinethisch unmögliche Position, sofern explizit oder implizit ein Behandlungsauftrag seitens des Klienten vorliegt.

Die »eigentliche Psychoanalyse« versteht sich als »tendenzlos«, was immer das heißen mag. Insider kennen die typische Situation in behandlungstechnischen Seminaren, dass bei der Vorstellung erfolgreich verlaufender psychoanalytischer Behandlungen stets vehement auf vermeintlich noch ganz unbearbeitete frühe Beziehungsaspekte und damit die Unabgeschlossenheit der Behandlung verwiesen wird.

Von der psychoanalytischen Kur zur Lebensform

Die strikte »eigentliche Analyse« nahm eine erstaunliche Entwicklung: Die Versenkung in das ja zeitlose Unbewusste führte zu immer länger währenden Analysand-Analytiker-Beziehungen. Die ersten Analysen dauerten hochfrequent einige Monate; daraus wurden im Laufe des letzten Jahrhunderts zunächst einige Jahre. Heute sind es bei der »eigentlichen Psychoanalyse«, besonders in ihrer kleinianischen Ausprägung, wenn sie nicht an die sozialrechtliche Regularien gebunden ist, viele Jahre mit Tausenden von Stunden. Wenn sich die gesellschaftliche Realität oder die gesunden Ich-Anteile des Analysanden nicht bemerkbar machen, wird aus der psychoanalytischen Kur leicht eine unendliche Beziehung – eine Lebensform.

Erfreulicherweise wurde die Realität während dieser denkwürdigen historischen Entwicklung vielerorts nicht ausgeklammert. Primär therapeutisch engagierte Analytiker in unterschiedlichen beruflichen Kontexten haben Abwandlungen der »eigentlichen Psychoanalyse« entwickelt, die unter Bezeichnungen wie analytische Psychotherapie, tiefenpsychologisch fundierte Psychotherapie, Kurztherapie, Fokaltherapie, Gruppentherapie, Paar- und Familientherapie, Psychodrama oder integrative Therapie firmieren. Damit konnte einer großen Mannigfaltigkeit unterschiedlicher Patientensituationen Rechnung getragen werden.

Heute fasst man diese Verfahren unter der international üblichen Bezeichnung »psychodynamische Psychotherapie« zusammen. Alle diese Abkömmlinge der Psychoanalyse sind, vom Gesichtspunkt der strikten Psychoanalyse her gesehen, defizitäre (minderwertige) Formen psychoanalytischer Praxis. Wie stark die mit

Psychoanalyse verbundene Faszination ist, kann man daraus ersehen, dass sich selbst viele Vertreter der genannten psychodynamischen Psychotherapievarianten bemühen, den psychoanalytischen Anteil ihres Verfahrens hervorzuheben, die übrigen Anteile herunterzuspielen, und deren ausdrückliche praxeologische Ausarbeitung vermeiden, um ihren Ruf im psychoanalytischen Lager nicht zu gefährden. Sie nehmen dafür in Kauf, dass das Besondere, Eigene, das sie von der strikten Psychoanalyse unterscheidet, nämlich *die jeweilige Einbettung der Übertragungsanalyse in einen umfassenden Behandlungskontext,* nicht präzisiert und damit ihr Verfahren nicht klar konturiert wird. Dies hat massive negative Folgen für Ausbildung und Praxis.
Im deutschsprachigen Raum ist die vielerorts unzureichende konzeptuelle Ausformung der tiefenpsychologisch fundierten Psychotherapie dafür ein gutes Beispiel. Zwar soll sie sich klar von der analytischen Psychotherapie unterscheiden, die ihrerseits schon eine eingeschränkte und damit »defizitäre« Variante der »eigentlichen Psychoanalyse« ist; aber wie die Zentrierung auf den aktuellen Konflikt, die Beschränkung des Behandlungsziels und die Begrenzung der Regression erreicht wird, ist den meisten Kandidaten in ihrer Ausbildung kaum vermittelt worden, wenn sie nicht gerade von der Gruppe um Heigl und Heigl-Evers ausgebildet wurden. Die deutschen Fachgesellschaften haben in den letzten Jahrzehnten wenig Interesse oder gar Engagement in dieser Richtung gezeigt, obgleich 82% der Kassenpsychotherapien 1995/96 tiefenpsychologisch fundierte waren und nur 18% analytische Psychotherapien (Lieberz 1998). Das zeigt deutlich die unterschiedliche Bedeutung des regressionsintensiven Verfahrens gegenüber dem auf Aktualität und Zukunft ausgerichteten für die Versorgung der Bevölkerung. Wir wissen heute, dass den meisten Patienten mit einem begrenzten Aufwand von bis zu 100 Behandlungskontakten geholfen werden kann.

Der Preis der Faszination

Die Aufrechterhaltung der Faszination für »das Unbewusste« hat allerdings ihren Preis. Freud hat sich selbst in seinem therapeutischen Tun, wie wir es heute wissen, keineswegs an die Regeln gehalten, die er für seine Schüler formuliert hat. Auch seine Falldarstellungen und Berichte über Behandlungserfolge sind tendenziell, wenn nicht pseudologisch entstellt. Das gilt bis heute für viele Behandlungsberichte und Examensarbeiten. Vertuschung unerwünschter Vorkommnisse, Heuchelei bezüglich Einhaltung von Normen und Regeln bis hin zu pseudologischen Manövern aus Angst vor der Kritik des jeweiligen Instituts sind weit verbreitet. Eine offene öffentliche Diskussion von Behandlungsfehlern, Nebenwirkungen oder gar Therapieschäden, wie sonst in der Medizin üblich, findet nicht statt. Damit ist die Möglichkeit, aus besonderen Vorfällen in Behandlungen und aus Fehlern zu lernen, verbaut, die Chance einer kontinuierlichen gemeinsamen Weiterentwicklung der Behandlungskompetenz beschnitten. (Erst der gesetzliche Auftrag zur Qualitätssicherung im Rahmen der gesetzlichen Krankenversicherung erzwingt jetzt – vielleicht – eine Änderung.) Hilarion Petzold et al. haben jüngst in mehreren Büchern auf dieses Phänomen nachdrücklich aufmerksam gemacht (Petzold u. Orth 1999; Märtens u. Petzold 2002). Dörte von Drigalski (2002) hat mit Recht festgestellt, dass sich in den 20 Jahren nach dem ersten Erscheinen des kritischen Berichts über ihre Lehranalyse diesbezüglich nichts geändert hat.

Umfassende psychoanalytische Behandlungskonzeption

Soll Psychoanalyse an der Entwicklung einer wissenschaftlich sich begründenden Psychotherapie teilhaben, bedarf es also dringend der Befreiung aus den Fesseln der Faszination. Ein wichtiger Schritt in diese Richtung ist die Einordnung der Erkundung »des Unbewussten«, d.h. der Übertragungsanalyse und Übertragungsauflösung, in eine übergreifende Behandlungskonzeption, die alle relevanten Faktoren des psychoanalytisch-therapeutischen Tuns umfasst (Fürstenau 1994).

- **Nur durch die Integration des genuin Psychoanalytischen in eine umfassende Behandlungskonzeption kann sich die heilsame Funktion der Übertragungsanalyse therapeutisch sinnvoll entfalten.**

Dadurch haben sich markante Fortschritte gerade auch hinsichtlich der Übertragungsanalyse und Übertragungsauflösung erreichen lassen.
Im Kontext der psychodynamischen kurz- und mittelfristigen Therapie haben wir gelernt, Übertragungsmuster schneller zu identifizieren und für die Patienten nutzbar zu machen. Wir haben die Geschicklichkeit entwickelt, durch die Zielfokussierung mit den Klienten ohne langwierige Regressionsprozesse Distanz zu pathologischen Einstellungen und Erprobung neuer besserer Umgangsweisen zu erreichen. Das hat den Patienten gesündere Lebenszeit und den Kostenträgern Kostenersparnisse gebracht. Die Patienten haben im Rahmen einer sich wissenschaftlich begründenden Psychotherapie Anspruch auf die dem gegenwärtigen Stand von Wissen und Können entsprechende Behandlung. Eine mit langjähriger Regression operierende Therapiemethode steht also jetzt unter massivem Rechtfertigungszwang. Es ist zu erwarten, dass die hochfrequente regressionsintensive nichtfokussierte analytische Therapie von strukturell Ich-gestörten Patienten in wenigen Jahren als *Behandlungsfehler* erkannt sein wird und sich die alte Auffassung wieder durchsetzt, dass dieses Verfahren nur bei Personen mit intaktem Ich, der Fähigkeit zu stabilen Beziehungen und einem ödipalen Entwicklungsniveau indiziert ist.
Das thematisierte *umfassende psychoanalytische Behandlungsparadigma,* das der psychodynamischen Psychotherapie zugrunde liegt, ist durch zwei wesentliche Erweiterungen gekennzeichnet: ein modernes Konzept der Person, das dem neurowissenschaftlichen und psychologischen Forschungsstand Rechnung

trägt, und eine explizite Reflexion auf den vieldimensionalen klinischen Entscheidungsraum, in dem sich psychotherapeutisches Handeln bewegt.

Ein modernes Konzept der Person

Dies *moderne Konzept der Person* begreift den Menschen als ein geschichtliches Wesen, das aufgrund seiner bisherigen Erlebnisse und deren Verarbeitung in seiner Umwelt die Befriedigung seiner körperlichen und seelischen Grundbedürfnisse sucht und dazu seine Kompetenzen, seinen Willen, seine Zielsetzungen, Pläne und Absichten entfaltet. Freuds Ich-Begriff akzentuiert diese Vermittlungs-, Ausgleichs- und Balancefunktion zwischen (Grund-) Bedürfnissen und deren Befriedigung in der Umgebung. Eine zentrale Rolle spielen dabei Konflikte sowohl unter den einzelnen Bedürfnisstrukturen als auch zwischen den Motivationsstrukturen und der Umgebungsrealität. Umweltbezug, Konflikt- und Balanceakzentuierung machen die psychoanalytische Theorie anschlussfähig an moderne Konzeptualisierungen in der Psychologie und systemischen Therapie. Grawe (2004) unterscheidet folgende seelische Grundbedürfnisse: das Bindungsbedürfnis, das Bedürfnis nach Orientierung und Kontrolle, das Bedürfnis nach Selbstwerterhöhung und Selbstwertschutz und das Bedürfnis nach Lustgewinn und Unlustvermeidung.

Diese Klassifikation ist ein guter Ersatz für die überholte psychoanalytische Triebtheorie und korrespondiert mit den Entwicklungen innerhalb der klinischen Psychoanalyse der letzten Jahrzehnte. Bei der Suche nach Befriedigung wird der Mensch gehindert durch Überzeugungen, Einstellungen, Erwartungen, Beziehungs- und Umgangsformen, die er im Kontakt mit anderen bisher entwickelt hat (Motivations- und Copingstrukturen, Übertragungsmuster).

Indem sich Psychotherapeuten auf das jeweilige Klientensystem (Einzelne, Paare, Familien …) und dessen Zielsetzungen einstellen, können sie den Klienten bei der Klärung und Erreichung ihrer

Ziele förderlich sein und ihnen helfen, dabei durch bisherige Überzeugungen und Einstellungen hervorgerufene Behinderungen wahrzunehmen und zu überwinden,

Das Vorgehen des Therapeuten ist nach dieser umfassenden Behandlungskonzeption *dialektisch (zweigleisig)*: Er muss einerseits die Klärung und Entfaltung der persönlichen Zielsetzung und die schrittweise Erprobung möglicher Lösungen durch Handlungen fördern, andererseits zur Identifizierung der bisherigen Übertragungsmuster anleiten, um den Klienten Gelegenheit zur Neubewertung, d.h. Distanzierung davon, zu geben.

Psychoanalytische Aufarbeitung von bisherigen seelischen Strukturen kann nur unter Bezug auf die je persönlichen *Ziele* der Klienten erfolgen, nicht im leeren Raum. Damit erst bekommen die Interventionen des Therapeuten, vor allem die Interpretationen unbewusster Zusammenhänge, eine klare Ausrichtung:

Unbewusste Zusammenhänge und alles übrige »Material« werden unter dem Gesichtspunkt verstanden und mit dem Patienten kommuniziert, der durch das Ziel des Patienten vorgegeben ist. Die Aufmerksamkeit des Therapeuten ist nicht frei schwebend, sondern zielgerichtet. Erst damit wird psychoanalytisches »Verstehen« zu einer Therapie.

Die Zielgerichtetheit der Klienten ist innerhalb der Psychoanalyse von Weiss et al. schon 1986 herausgearbeitet worden. Die Klienten haben unmittelbar in der Therapie das Ziel, vom Therapeuten überzeugt zu werden, dass sie ihre bisherigen Einstellungen und Überzeugungen zugunsten besserer aufgeben können. Außerhalb der Psychoanalyse hat der Ziel-, Handlungs- und Ressourcenaspekt vor allem in der systemischen Therapie seit langem zentrale Bedeutung.

Integriert man die psychoanalytische Übertragungsanalyse mit solchen systemischen Aspekten, kommt man zu einem Konzept entwicklungs-, lösungs- und ressourcenorientierter psychoanalytisch-systemischer Therapie als einer möglichen Gestalt der psychodynamischen Psychotherapie (Fürstenau 1994). Eine andere – originelle – dem gegenwärtigen Wissens- und Könnensstand Rechnung tragende psychodynamische Konzeption haben jüngst Pohlen und Bautz-Holzherr (2001) unter dem Motto »Selbstbemächtigung des Subjekts« vorgelegt. Auch hier steht die Hilfe bei der je persönlichen Selbstentfaltung des Klienten im Mittelpunkt. All den eben genannten Konzeptionen ist ein Respekt von den Potenzialen der Klienten eigentümlich; dies schlägt sich in der Beziehungsgestaltung und Behandlungsführung mannigfaltig nieder.

Der klinische Entscheidungsraum

Als Zweites gehört zu der umfassenden Behandlungskonzeption eine explizite Vergewisserung über den *klinischen Entscheidungsraum* der psychoanalytischen Therapie (Fürstenau 1992). Mit der Vergewisserung über den klinischen Entscheidungsraum rückt das Thema der *Aktivität* des psychoanalytischen Therapeuten in den Mittelpunkt. Der Therapeut versteht sich heute als vielseitig reflektiert aktiv. Die »eigentliche Psychoanalyse« kennt außer der Entscheidung, jemand in Analyse zu nehmen, und den Interpretationsentscheidungen kaum noch Optionen, geschweige denn einen klinischen Entscheidungsraum als Aktivitätsfeld.

Als wichtigste Dimensionen klinischer Entscheidungen lassen sich unterscheiden:

- Reichweite der therapeutischen Beziehung auf der Klientenseite von der Einzelperson über Personengruppen bis zu Institutionen;
- Therapeutische Zielsetzung (im Unterschied zu den Lebenszielen der Klienten);
- Zugangsweise: narrativ-verbale, imaginative, kreativ-therapeutische, körperbezogene, psychodramatische;
- Reichweite der therapeutischen Beziehung auf der Therapeutenseite: einer, mehrere Therapeuten, Kooperation unterschiedlich spezialisierter Therapeuten;
- Behandlungssetting;
- Zeitliche Erstreckung (Dauer) der Behandlung;
- Zeitliche Intensität (Frequenz) der Behandlungskontakte.

Die Übersicht über Dimensionen des klinischen Entscheidungsraumes des analytischen Therapeuten macht die Vielgestaltigkeit und Flexibilität der psychodynamischen Psychotherapie auf einen Blick sichtbar. Diese Flexibilität zu nutzen, erfordert Therapeuten, die sich in diesen verschiedenen Dimensionen zu bewegen verstehen. Sie müssen entscheiden, ob die Beschwerden, die Anlass der Vorstellung sind, besser mit dem Patienten allein oder zusammen mit Angehörigen, und wenn ja, mit welchen, bearbeitet werden. Das setzt ein psychodynamisches Verständnis für die Beziehungsnetze (Systeme) voraus, in denen die Patienten leben.
Aus der Reichweite der therapeutischen Beziehung auf der Klientenseite ergeben sich im Zusammenhang mit dem Therapieziel unterschiedliche, ggf. auch wechselnde Behandlungssettings: In welchem Setting, in welcher Settingsequenz oder in welcher Settingkombination kann man am ehesten, leichtesten eine erwünschte Veränderung erwarten? Die therapeutische Zielsetzung setzt die Klärung des nächsten Lebenszieles (im Beziehungsnetz der Klienten) voraus, das die Klienten erreichen möchten, aber bisher nicht erreichen konnten. Aus diesem Lebensziel lässt sich dann das Ziel ableiten, das in der ins Auge gefassten Therapie unter Berücksichtigung des Therapierahmens (ambulant, stationär, teilstationär ...) anvisiert werden kann. Das führt zu klaren Absprachen zwischen den Klienten und den Therapeuten, damit sich beide Parteien einig sind, *wohin die Reise gehen soll.*
Dem Psychotherapeuten stehen verschiedene Zugangsweisen außer der narrativ-verbalen zur Verfügung. Auch hier stellt sich die Frage der optimalen Wahl oder Kombination: Von welcher Zugangsweise oder von welcher Kombination von Zugangsweisen kann am ehesten, leichtesten eine erwünsche Veränderung erwartet werden? Die Frage des optionalen Zugangs kann im Laufe der Behandlung zu unterschiedlichen Antworten führen. Diese Dimension hat auch einen Bezug zur Reichweite der therapeutischen Beziehung auf der Therapeutenseite: Es kann nur ein Therapeut oder eine Therapeutin, aber es können auch zwei (Kotherapie) oder mehrere mit unterschiedlichen Zugangsweisen an der Behandlung beteiligt sein, wie regelmäßig bei stationären Psychotherapien.

Es ist ein starkes Manko der ambulanten Psychotherapie Erwachsener in Deutschland, dass sie bisher nicht über solche Möglichkeiten der Kombination unterschiedlicher Zugangsweisen für einen Patienten verfügt, obgleich das personell möglich und fachlich geboten ist. Gesundheitszentren und Behandlungsnetzwerke eröffnen jetzt neue Möglichkeiten. Im Bereich der Kinder- und Jugendpsychiatrie und -psychotherapie werden solche Kombinationen unterschiedlicher Zugangsweisen schon heute ambulant praktiziert. Leider ist der analytischen Kinder- und Jugendlichen-Psychotherapie eine zeitgemäße Entwicklung zur Familientherapie bisher versagt.
Ein vieldimensionaler klinischer Entscheidungsraum ist Voraussetzung für die Entfaltung einer dem gegenwärtigen Stand von Wissen und Können entsprechenden Psychotherapie.

- **Es wird immer deutlicher und lässt sich immer weniger übersehen, dass Psychotherapie konkrete handlungsorientierte Problembewältigungshilfe im Zusammenhang mit Ressourcenidentifizierung und Ressourcenmobilisierung sein muss – für psychoanalytische Therapeuten eine ungewohnte Anforderung engagierter Aktivität.**

Das setzt die Kompetenz der Therapeuten voraus, bei ihren Patienten neben den defizitären (pathologischen) Aspekten mindestens ebenso präzise die gesunden Persönlichkeitsanteile und Fähigkeiten zu erkennen und als Ressourcen in der Behandlung zu nutzen. Die Behandlung besteht im Prozess der Überprüfung der lösungsbehindernden Ängste, pathologischen Überzeugungen und Einstellungen an der gegenwärtigen Beziehungsrealität innerhalb und außerhalb der Behandlung. Dies geschieht (nach entsprechender Vorbereitung) in Form einer Folge dosierter abgesprochener Verhaltensänderungsaufgaben (Handlungen im Beziehungsnetz). Dadurch kommt es im Zusammenhang mit der Distanzierung vom Übertragungsmuster zu einer schrittweisen Annäherung an die je persönliche, paar- oder familieneigene Lösung. Den Weg zu einer umfassenden therapeutischen Kompetenz zu gehen, ist nicht ganz so einfach wie die Wegbeschreibung. Er erweist sich aber durch intensive gemeinsame Auswertung konkreter Praxiserfahrungen als durchaus gangbar. Allerdings unterscheidet sich auch eine solche Fort- oder Ausbildung sehr von den bisherigen Usancen in der psychoanalytischen Welt. Gelernt wird vor allem durch verschiedene Variationen von Rollenspiel; dies führt zu sehr konkretem Experimentieren und Erfahren.

Eigenständigkeit der psychodynamischen Psychotherapie

Nach diesem Überblick über das komplexe bunte Reich der psychodynamischen Psychotherapie ist sicher die Gefahr gebannt, sie mit der »eigentlichen Psychoanalyse« zu verwechseln. Die Frage der Eigenständigkeit lässt sich wissenschaftstheoretisch jetzt einfach beantworten.

Aus dem erweiterten psychoanalytischen Behandlungsparadigma lassen sich unterschiedliche Varianten von Therapiekonzeptionen ableiten, je nachdem, von wie viel Komplexität des Paradigmas jeweils Gebrauch gemacht wird. Die psychodynamische Psychotherapie greift in ihren verschiedenen Gestalten auf unterschiedlich viele Behandlungsvariablen des Paradigmas in mannigfaltiger Form zurück. Die »eigentliche Psychoanalyse« und manche Formen der langfristigen nicht fokussierten hochfrequenten analytischen Psychotherapie sind mehr oder minder extrem *einfache Sonderfälle des umfassenden psychoanalytischen Paradigmas*. Sie machen nur von wenigen Variablen des Paradigmas Gebrauch, im Wesentlichen von der Übertragungsanalyse in einer charakteristischen Ausgestaltung, die mit der Ausklammerung therapierelevanter weiterer Variablen verbunden ist. Von der »eigentlichen Psychoanalyse« her ist eine Beschreibung oder gar Steuerung der psychodynamischen Psychotherapie nicht möglich. Ihre *Eigenständigkeit* steht außer Frage.

Die Therapeuten als Komplikationsfaktor der Psychotherapie, doppelte Beziehungsgestaltung und einige Konsequenzen für eine Erfolgversprechende Behandlungsführung

Im Folgenden sollen einige Beobachtungen, Erfahrungen und Schlussfolgerungen vorgetragen werden, die aus der langjährigen Tätigkeit des Autors in der Psychotherapie-Aus-, -Fort- und -Weiterbildung stammen. Die persönlichen Berufserfahrungen führten mich von einer orthodoxen psychoanalytischen Ausbildung über die Mitarbeit an einer Neuem sehr aufgeschlossenen psychosomatischen Universitätsklinik (H. E. Richter) zu Auseinandersetzungen mit der vergleichenden Psychotherapieforschung und verschiedenen Psychotherapiekonzepten und -methoden. Daraus erwuchs mit der Zeit eine Therapiekonzeption, die lösungsorientierte, systemische, ichpsychologisch verstandene psychoanalytische und soziologische Konzepte integriert.
Die Bedeutung des Themas »Die Therapeuten als Komplikationsfaktor der Psychotherapie« resultiert daraus, dass sich der gute Kontakt des Therapeuten/der Therapeutin zum Patienten und das Gefühl beider Parteien zusammenzupassen als stärkster Prädiktor erfolgreichen Therapierens herausgestellt hat. Der Therapeut, der nach Einschätzung des Patienten ihn versteht und daher zu ihm passt, bietet dem Patienten/der Patientin eine neue verlockende Beziehungserfahrung, die das bisherige pathologische Erleben unterbricht und den Patienten hoffen lässt, im Rahmen der Therapie gute Lösungen seiner Probleme zu finden. Damit ist das vom Patienten als solches erlebte Verstandenwerden eine zentrale Voraussetzung erfolgreicher Therapie und damit das Verstehen des Patienten eine zentrale Aufgabe des Therapeuten.
Therapie ist in der Praxis immer Meisterung des Einzelfalls: der

Behandlung eines bestimmten Patienten, eines bestimmten Paares, einer bestimmten Familie oder Gruppe. Für den Behandlungsprozess stehen dem Therapeuten/der Therapeutin mannigfaltige Forschungsbefunde und akkumulierte Behandlungserfahrungen als Orientierungs- und Entscheidungshilfen (nicht: -anweisungen!) zur Verfügung.

Ein häufig bei meinen Fortbildungsaktivitäten beobachtetes Phänomen ist die »objektivierende« Haltung von Therapeuten: Probleme, Symptome und sonstige Eigenheiten von Patienten/Klienten direkt mit bestimmten Methoden und Techniken anzugehen – ohne ausreichende Berücksichtigung der spezifischen Beziehung der Patienten zu ihnen und damit ohne ein umfassendes Verständnis der Situation des betreffenden Patienten.

Therapeutinnen und Therapeuten sind heute seitens ihrer relevanten Umwelt durch zu knappe Zeitvorgaben besonders im stationären Bereich, antiquierte einschränkende Regelungen und eine gerade auch die Anfangsdiagnostik tangierende entmutigende Honorarpolitik im ambulanten Sektor immer stärkerem Druck ausgesetzt. Das verleitet sie zu überstürzten Behandlungsentscheidungen, die häufig zu für beide Parteien unbefriedigenden Verläufen führen. Hinzu kommt, dass sich das in der Ausbildung mühsam Erlernte in manchen Fällen als für die Praxis nicht tauglich, wenn nicht manchmal sogar schädlich erweist. Die Sensibilität dafür schärft sich erst in letzter Zeit (Märtens u. Petzold 2002; Petzold u. Orth 1999).

Für Kolleginnen und Kollegen, die für ihre Ausbildung große Opfer und Anstrengungen erbracht haben und nun stolz darauf sind, es geschafft zu haben, ist dies oft eine sehr irritierende Erfahrung. Haben sie aufgrund der Ausbildung einen besonderen Stolz entwickelt, hindert sie das, konsequent neue Orientierung zu suchen und weiter zu lernen. Am Ende verstehen sie zu wenig vom Therapieren, um Freude an ihrem Beruf zu haben.

In der gegenwärtigen Situation des Übergangs von der Orientierung an Schulen zu einem modernen integrativen Verständnis des Handwerkszeugs der Psychotherapeuten lässt sich m. E. eine Skala therapeutischer Grundhaltung beschreiben, deren polare Positionen zu unbefriedigenden Behandlungsverläufen führen.

Je mehr Therapeuten zu einer kontemplativ-meditierenden Haltung neigen, die z.B. durch nondirektive Idealvorstellungen bestimmt ist, desto stärker finden sich weitere Züge: die Überzeugung, dass der Weg das Ziel sei; Empathie wird als Betroffenheit und Mitleiden mit dem Klienten verstanden, d.h. ausschließlich als Empathie mit dessen Defiziten; in der Therapie dominiert der Umgang mit den Affekten an und für sich, d.h. ohne Bezug zum kognitiven Kontext. Daraus resultieren häufig endlos sich hinziehende, scheinbar nicht beendbare Therapien, mehr oder minder massive Beziehungsverwicklungen und verdeckte Machtkämpfe, die Klienten wie Therapeuten unnötig belasten.
Je mehr Therapeuten sich als Experten oder Expertinnen verstehen, die aufgrund wissenschaftlicher Information, Leitlinien oder anderer dezidierter Behandlungskonzepte zu wissen meinen, wie sie im Einzelfall den vermeintlichen Behandlungsauftrag aktiv zupackend zu erfüllen haben, entsteht die Gefahr, dass Spannungen und Irritationen entstehen, die ebenfalls zu Machtkämpfen oder Behandlungsabbrüchen führen.
Diese Formen misslingender, weil *einseitiger* therapeutischer Wirksamkeit sollen zunächst näher betrachtet werden. Dabei soll die These, dass diese Phänomene in erster Linie auf eine unzureichende Reflexion der Therapeut-Patient-Beziehung zurückweisen, näher erläutert werden.
An Beziehungsverwicklungen sind stets beide Parteien beteiligt. Der Patient/Klient trägt in der Therapie vor allem seine Beziehungseigenheit und Symptomatik an den Therapeuten/die Therapeutin heran. Bei einer Beziehungsverwicklung beider sind für Dritte, z.B. einen Supervisor, die pathologischen Beziehungsanteile des Patienten meistens recht klar erkennbar, während der Therapeut sich ihnen ausgeliefert fühlt, sie jedenfalls nicht distanziert verarbeiten kann. Er antwortet stattdessen im Sinne der Provokation des Patienten, fühlt sich gezwungen, sich immer weiter in einer bestimmten Weise zu verhalten, fürchtet bei Nichtfortsetzen dieses Verhaltens das Schlimmste für den Patienten (Katastrophenfantasien) oder/und paranoid-sensitiv für sich selbst: Blamage vor Kolleginnen und Kollegen, Rache oder Suizid des Patienten ... Diese Überzeugung, trotz Erfolglosigkeit zu einem be-

stimmten Verhalten immer weiter verpflichtet zu sein, ist das wichtigste Kennzeichen einer Beziehungsverwicklung. So können lang andauernde Therapien meistens für beide Seiten, mindestens aber für die Therapeutin oder den Therapeuten, leidvolle Behandlungsprozesse ablaufen. Wird die Überzeugung des Therapeuten, durchhalten zu müssen, durch seine Orientierung an bestimmten Therapiekonzepten gestützt, ist es für ihn und manchmal auch für seinen schulzugehörigen Supervisor sehr schwer, aus der quälenden Situation herauszufinden.

Beziehungsanalytisch handelt es sich um eine gemeinsame Regression beider Parteien mit unterschiedlicher Last, die aufseiten der Therapeutin/des Therapeuten mit einer massiven Verengung der Wahrnehmung des Patienten verbunden ist. Der Therapeut sieht die Patientin/den Patienten nur in einer bestimmten symptomatischen Gestalt. Er erliegt dieser suggestiven Wirkung.

Die hier vorgetragene Einschätzung als unzureichendes Reflektieren der Beziehung erhärtet sich in der Supervision, die darauf zielt, ein umfassendes Bild der Therapeut-Patient-Interaktion mit dem Therapeuten/der Therapeutin zu erarbeiten, das zu einem Verstehen des Patienten führt. Dabei ergibt sich in der Regel, dass der Patient gesündere Persönlichkeitszüge und Interaktionskompetenzen hat, die er außerhalb der Behandlung, »im Leben« praktiziert, die aber vom Therapeuten, meistens aus konzeptionellen Gründen seines Vorgehens, ausgeblendet bleiben. So konzentrieren sich manche Therapieverfahren, z. B. manche Auffassungen von Psychoanalyse, ausdrücklich ausschließlich auf das, was »in der Behandlung geschieht«.

Viele supervisorische Bearbeitungen von Beziehungsverwicklungen führen nach Erarbeitung eines umfassenden Verständnisses des Patienten dazu, entweder die Behandlung bald zu beenden oder effektiv fortzusetzen. Die Auflösung der Regression des Therapeuten ist Voraussetzung der progressiven Weiterentwicklung des Patienten.

Neben der geschilderten Situation massiver Belastung des Therapeuten gibt es unauffällige, sozusagen »sanfte« Formen der Beziehungsverwicklung, die eher als folie à deux imponieren: Beide Parteien arbeiten längere Zeit ohne nennenswerten Erfolg miteinander; der Patient kommt gern und versichert dem Therapeuten immer wieder, wie hilfreich die Sitzungen für ihn seien. Der Therapeut nimmt die Stagnation zwar wahr, beruhigt sich aber immer wieder damit, dass die Behandlung ja doch offenbar irgendwie dem Patienten/der Patientin nütze. Erst sozialrechtliche Zwänge setzen dann ggf. Grenzen. Manchmal gibt das den Anstoß zu einer Supervision.

Eine weitere Variante von Beziehungsverwicklungen sind die in unterschiedlichen Zusammenhängen auftretenden Machtkämpfe. Sie liegen besonders nahe, wenn Therapeuten (wie besonders bei stationären Behandlungen) unter zeitlichem Erfolgsdruck stehen oder aus ihrer professionellen Orientierung heraus vorschnell bestimmte Umgangsformen und Interventionsweisen gegenüber einem Klienten praktizieren, die auf Widerstand des Patienten stoßen. Das Besondere dieser Verwicklung besteht in ihrer offenaggressiven Tönung, die mit einem Distanz- und Überblicksverlust des Therapeuten verbunden ist.

Begünstigt werden solche Entwicklungen wiederum von fachlichen Auffassungen, die »Widerstand« für eine selbstverständliche Reaktion des Patienten auf die Behandlung, Psychotherapie naturgemäß für eine bittere Pille halten. Viele psychoanalytisch orientierte Therapeuten haben diese Überzeugung. Andere Therapiekonzepte verstehen Widerstand als Zeichen, dass die betreffende Umgangsweise oder Intervention das Problem des Patienten gegenwärtig nicht trifft und durch eine andere, besser passende ersetzt werden muss. Dies setzt dann aber eben ein angemessenes Verstehen des Patienten/der Patientin voraus.

Mit der aggressiven Färbung hängt zusammen, dass hier Schuldzuweisungen eine große Entlastungsfunktion haben. Auch hier ermöglicht die umfassende Klärung der Beziehungskonstellation die Auflösung der verbissenen Beziehung, sofern die Patientin/der Patient nicht schon längst die Behandlung abgebrochen hat.

Eine Zuspitzung solcher Verhältnisse entsteht, wenn Therapeuten häufig oder gar regelmäßig in solche sie strapazierende Verwicklungen geraten und dies immer weiter hinnehmen und ertragen, statt gezielt angemessene Hilfe für ihre chronische Berufsproblematik zu suchen. Viele einschlägig betroffene Kolleginnen und

Kollegen gehen stattdessen von einer Fortbildung zur nächsten, greifen immer neue Anregungen auf, ohne die jeweiligen Verfahren gründlich zu erlernen, und erleben immer mehr das, was man heute Burn-out nennt. Burn-out ist m.E. weitgehend eine Folge unzureichenden Beziehungsverständnisses beim Therapieren – mit der Folge andauernder starker beruflicher Frustration.
Die andauernde berufliche Frustration, d.h. das Ausbleiben beruflichen Erfolgserlebens, hat fatale persönliche Konsequenzen. Erfolgserleben bestätigt dem Therapeuten seine professionelle Kompetenz, therapieren zu können, und hilft ihm, in der professionellen Rolle zu bleiben. Ist ihm diese Bestätigung und Befriedigung eines Grundbedürfnisses versagt, verstärken sich Versuchungen, andere persönliche Bedürfnisse in den Behandlungsbeziehungen zu befriedigen, vom Bedürfnis, über sich selbst zu sprechen oder mit dem Patienten private Projekte zu verfolgen (z.B. ihm etwas zu verkaufen oder sich durch ihn etwas vermitteln zu lassen) – bis hin zu sexuellen Aktivitäten.
Von diesen eben geschilderten Verhältnissen ist eine weitere höchstpersönliche Form begrenzter Einfühlung von Therapeuten mit Patienten klar zu unterscheiden. Es gibt persönliche Grenzen der Einfühlung in bestimmte Kategorien von Klienten: z.B. solche mit sexuellen Besonderheiten oder süchtige oder dissoziale oder lebensbedrohlich Kranke, Grenzen, die unmittelbar mit der Person der Therapeutin/des Therapeuten zusammenhängen. Sinnvollerweise führt das zu einer Selektion der zur Behandlung anzunehmenden Patienten. Soweit sich der betreffende Therapeut dieser seiner persönlichen Grenzen bewusst ist und sich konsequent entsprechend verhält (und ggf. in seiner Institution entsprechendes Verständnis findet), erhalten die betroffenen Klienten die Chance, anderweitig kompetente Hilfe zu suchen und zu finden.
Das Verfehlen eines umfassenden Beziehungsverständnisses ist aber auch abgesehen von den eben geschilderten Zuspitzungen und persönlichen Grenzen überhaupt ein spezifisches zentrales Berufsrisiko von Beratern und Therapeuten. Sie haben sich ja kraft ihres Auftrags auf die Klienten/Patienten einfühlend einzustellen, die sich ihrerseits in ihrem Leid mehr oder weniger einseitig-regressiv präsentieren. Daraus entsteht der Sog, einfühlend diese

Sicht und Interaktionsweise zu teilen. Wenn die Therapeuten dem im Einzelfall nichts Passendes entgegensetzen, regredieren sie leicht mit den Klienten auf deren Regressionsniveau. Die Regression ist Folge der selektiven Einfühlung nur in die defizitären Persönlichkeitsanteile der Patienten.

Wenn Therapeuten dem genannten Berufsrisiko entgehen wollen, müssen sie neben dieser selektiven Einfühlung ins Leidvolle vor allem primär die Einfühlung in die gesunden Anteile ihrer Patienten entwickeln, in deren bewusste Wünsche, Ziele und Ressourcen (Fürstenau 2002). Erst die Solidarität mit diesen gesunden Persönlichkeitsaspekten strukturiert den jeweiligen Behandlungsprozess und befähigt die Therapeutin/den Therapeuten zur Prozesssteuerung. Der Blick fürs Gesunde, Positive ist durch die massiv dominierende Defizitorientierung der meisten Diagnostik- und vieler traditioneller Therapiekonzeptionen verstellt.

Damit rückt das Persönlichkeitskonzept in den Mittelpunkt der Aufmerksamkeit. Eine Reihe aktueller Bemühungen zur Überwindung traditioneller, zum Teil noch ins 19. Jahrhundert zurückweisender, Persönlichkeitsauffassungen konvergieren heute darin, die Menschen in kontinuierlicher Auseinandersetzung mit ihrer naturalen und sozialen Umwelt zu sehen, in der sie ihre persönlichen Wünsche, Pläne und Ziele verfolgen – auf dem Boden der Geschichte ihres persönlichen Erlebens und der ihnen verfügbaren Ressourcen. Darin sind sich die Vertreter der meisten psychotherapeutischen »Schulen« einig.

Für das Beziehungsverständnis innerhalb der Psychotherapie hat das die Konsequenz, dass man ein *doppeltes bzw. gespaltenes, jedenfalls differenziertes Beziehungserleben unterscheiden muss:*

1. die Solidarität beider Partner bezüglich des Wunsches des einen, zwecks Erreichung eines bestimmten Lebenszieles mit dem anderen, dem Therapeuten, zu kooperieren. Dieser Beziehungsaspekt leitet den diagnostischen Blick aufs Gesunde, Positive, Wünschenswerte, zu Erreichende.
2. Die Wahrnehmung des auf den Therapeuten einwirkenden überkommenen (pathologisch verzerrten) Beziehungsmusters (Übertragungsmusters) des Patienten einschließlich der Symp-

tomatik und der daraus zu entwickelnde angemessene Umgang des Therapeuten mit der Beziehungseigenheit und den Beschwerden des Patienten.

Dieses gespaltene bzw. differenzierte Beziehungserleben wird in vielen therapeutischen Konzeptionen und diagnostischen Instrumenten nicht oder nur rudimentär gewürdigt, z. B. gerade auch in der Psychoanalyse (rudimentär: »Arbeitsbündnis«).
Aus der Unterscheidung ergeben sich unmittelbar Konsequenzen für die Behandlungsführung, die entsprechend ebenfalls zwei Aufgaben gleichzeitig zu erfüllen hat:
1. auf Klärung des persönlichen nächsten Lebensziels des Patienten zu dringen einschließlich der damit verbundenen Interaktionsaufgaben durch Förderung der Auseinandersetzung mit seiner persönlichen sozial-kulturellen Lebenssituation (Umwelt). Daraus ergeben sich dann jeweils die konkreten nächsten Behandlungsziele, die den Behandlungsprozess richtungsmäßig und inhaltlich strukturieren.
Die 2. Aufgabe betrifft den Umgang mit dem protektiven überkommenen Beziehungsmuster (Übertragungsmuster) einschließlich der Symptomatik mit dem Ziel, dem Patienten zu helfen, Distanz zu seinen bisherigen Einstellungen, Überzeugungen und Ängsten zu gewinnen, diese dann an der umgebenden Realität zu überprüfen und durch erfolgreichere und befriedigendere Kognitionen und Gefühle zu ersetzen. Das ist die sogenannte »Auflösung der Übertragung«.
Ersichtlich ist auf diesem Hintergrund, dass eine Auflösung der Symptomatik wegen ihrer Schutzfunktion erst möglich ist, wenn im Zusammenhang mit der Lebenszielklärung eine Umkehr der mehr oder minder ausgeprägten negativistisch-resignativen Grundhaltung zu einem entschiedenen Wollen gelungen ist, weil erst damit für beide Parteien ganz klar ist, wohin die Reise gehen soll. Bis dahin müssen Patient wie Therapeut eine akzeptierende, geduldige Haltung gegenüber den Beschwerden einnehmen. Das ist der Sinn der sogenannten paradoxen Interventionen der systemischen Therapie.
Erst wenn der Patient Zutrauen gefasst hat, sich zu seinen Wün-

schen und Zielen zu bekennen, sie wirklich erreichen will, werden die überkommenen Beziehungsmuster und Beschwerden als hinderlich erlebbar, distanzierbar, an der Realität überprüfbar und änderbar. Voreilige »objektivistische« Änderungsversuche müssen am protektiven Widerstand des Patienten scheitern. Aufgabe des Therapeuten ist, diesen (Gesundungs-)Willen möglichst schnell zu wecken und zu stärken. Hier rächt sich, dass der Wille innerhalb der Psychoanalyse so unzureichend gewürdigt wird.

Damit wird die Frage akut, wie denn das pathologische Beziehungsmuster überhaupt angemessen und praktikabel diagnostiziert und in der Behandlung kommuniziert werden kann. Dafür hat die Psychoanalyse mit ihrer Bemühung um ein Verständnis der Eltern-Kind-Beziehung über die gesamte Lebensspanne eine Konzeption entwickelt, die in einer bestimmten Interpretation einen Orientierungsrahmen sowohl für die Klärung der Wünsche und Ziele in der umgebenden Realität als eben auch für das Verständnis der überkommenen Beziehungsmuster (»Übertragungsmuster«) bietet.

Das psychoanalytische Modell der lebenslangen Eltern-Kind-Beziehung thematisiert den Umweltbezug der Person, die Beziehung zu anderen Menschen, ausgehend von den lebenslang variierten familialen Positionen (Rollen). Jede Entwicklungsstation stellt an alle Beteiligten spezische umfassende Rollenanforderungen als zu erfüllende Aufgaben, mit denen sich alle Beteiligten jeweils persönlich auseinandersetzen müssen. In jedes spätere familiale Rollenverhalten, die persönliche Rolleninterpretation, geht die bewusst-unbewusste Auseinandersetzung mit den früheren Interaktionserlebnissen mit ein.

Der Entwicklung in unserer Gesellschaft von der vollständigen Kleinfamilie zu komplizierten Verhältnissen, wie sie heute durch mehrere Partnerwahlen im Laufe des Lebens oder durch Scheidung (alleinerziehende Elternteile) entstehen, kann das Modell Rechnung tragen.

Bei einer soziologischen Präzisierung können auch nichtfamiliale, z. B. berufliche, Geselligkeits-, aber auch kulturelle Aspekte, in die Rolle, in die der Einzelne lebensgeschichtlich jeweils hineinwächst, als Rollenanforderungen einbezogen werden. Aus den

Rollen dieses erweiterten Modells ergeben sich die jeweils zu erfüllenden Aufgaben der Lebensmeisterung. In der jeweiligen soziokulturellen Situation hat der Patient eine persönliche Interpretation dieser Rolle zu finden, um seine Grundbedürfnisse in der interaktionellen Realität möglichst gut zu befriedigen. Die dazu nötigen Ressourcen gilt es zu aktivieren oder (durch Lernen) zu erwerben. Dieses Rollenkonzept steuert (ichpsychologisch) durch die Konturierung von Aufgaben die kognitive, emotionale und wollensbezogene Weiterentwicklung von Personen im Leben wie in der Therapie.
Zugleich bietet dieses Modell die Basis für ein Verständnis des überkommenen pathologischen Beziehungsmusters des Klienten, wenn man sein bisheriges Interaktionserleben und -verhalten als eine partielle Regression auf früheres Rollenverhalten versteht: Er regrediert als »seelisch Kranker« partiell zu einer früheren nicht mehr altersgemäßen Rolle.
Sieht man das so, bedarf es »nur noch« der professionellen Schärfung der natürlichen Einfühlung in menschliche Beziehungsbedürfnisse, Beziehungskonstellationen und -verwicklungen von Geburt bis ins hohe Alter, um das pathologische Beziehungsmuster zu erfassen und mit dem Patienten je nach Regressionsniveau angemessen, sozusagen altersgemäß, zu bearbeiten.
Das rollenbezogene Entwicklungsmodell präzisiert, was der betreffende Patient von seinem Therapeuten braucht, um sich »verstanden« zu fühlen und sich progressiv zu entwickeln. Der Therapeut gewinnt aus der so verstandenen klinischen Bedürftigkeit des Patienten die nötige Orientierung für den angemessenen Umgang mit dem Patienten: Präzisierung der Hilfs-Ich-Funktion. Ihm ist dann deutlich, wie er gegenüber dem Patienten je nach dessen Regressionsgrad aktiv Einfluss ausüben muss: vom Haltgeben und Sorgen bezüglich elementarer leiblicher Bedürfnisse über die Vermittlung von Orientierung, verschiedene Weisen und Intensitätsgrade von Autoritätsausübung zu dosierter Rücknahme von Autoritätsausübung je nach partieller Regression und dann später Progression des Patienten von früher Kindheit bis zum Erwachsensein.
Die gesamte Skala, die in der alltäglichen Kindererziehung Eltern

unterschiedlich beansprucht und fordert, vom Umgang mit dem Baby bis zum Umgang mit erwachsenen Kindern, ist in professionell reflektierter Form je nach Eigenart und partieller Regression der Patienten auch von Psychotherapeuten gefordert. Um mit unterschiedlichsten Patienten kompetent umgehen zu können, müssen Psychotherapeuten dieses Entwicklungskonzept in seiner gesamten Spannweite beherrschen. So wie in den Familien heute spielt auch in der professionell ausgeübten Psychotherapie das biologische Geschlecht der Therapeuten nur begrenzt eine Rolle. Entscheidender ist auch hier die Fähigkeit, väterliche wie mütterliche, männliche wie weibliche Funktionen gegenüber den Klienten auszuüben. Der Beruf gibt uns Gelegenheit, reflektiert auch gegengeschlechtliche Kompetenzen auszuleben.
Für die Identifizierung des Regressionsniveaus der Patienten hat sich eine einfache Unterscheidung von vier Regressionsstufen als hilfreich und ausreichend erwiesen: adoleszent, pubertär-triangulär, schulkindhaft-brav und kleinkindlich-hilflos. Der junge Vater, der sein adoleszentes Leben wieder aufnimmt, statt sich um Frau und Kind zu kümmern, und auch die Therapie nicht ernst nimmt, regrediert auf das adoleszente Niveau; die Patientin, die überall, auch gegenüber der Therapeutin, um Selbstbehauptung durch Protestieren ringt oder verschiedene Therapeuten gegeneinander ausspielt, verhält sich pubertär-triangulär; der überkorrekte Patient, der genau wissen will, wie er sich zu verhalten hat, schulkindhaft-brav; und der verwirrte oder sich vernachlässigende oder gefährdende Patient, der mit sich und dem Leben nicht zurechtkommt, kleinkindlich-hilflos. Dieses im Verhältnis zu den am Markt angebotenen Instrumenten grobe Raster genügt in den meisten Fällen, um die Einstellung von Therapeuten auf die klinische Bedürftigkeit ihrer Patienten zu steuern.
Man kann sich fragen, warum es heute für Therapeuten so schwierig ist, eine solche vergleichsweise schlichte, wenn auch differenzierte Beziehungskompetenz zu entwickeln und zu praktizieren. Das hängt offensichtlich mit der Verwirrung zusammen, die die feinsinnige Begrifflichkeit unserer Theoriebildung im Psychotherapiebereich bei ihrer Umsetzung in Praxis anrichtet. Viele Theorien und Methoden sind bisher nicht auf Praxis von vornherein

ausgerichtet, suggerieren dies aber, ohne den Anspruch einlösen zu können.

Ein wesentlicher Vorzug der hier vorgestellten Konzeption ist, dass sie integrativ jeweils sowohl die gesunden als auch die pathologischen Persönlichkeitsanteile umfasst. Damit kann sie den Therapeuten helfen, sowohl die gegenwärtige pathologisch eingeschränkte Verfassung ihrer Patienten/Klienten möglichst klar zu erfassen als auch sie möglichst schnell zu einer gesünderen Weiterentwicklung anzuregen.

Denn wir verdanken ja den bahnbrechenden bildgebenden Verfahren nicht nur die Bestätigung, dass sich auch erlebnisbedingte Störungen neuronal somatisch niederschlagen, sondern auch die daraus sich ergebende Aufgabe, einem weiteren Sicheinschleifen von Überaktivität oder Inaktivität energisch zu begegnen – ein gewichtiges Argument, sich nicht in der Erkundung der Entstehung von Störungen zu verlieren, sondern die Gesundung der Patienten primär im Auge zu haben.

Paar-Beratung als immer mehr nachgefragte Anforderung in der ambulanten Psychotherapiepraxis und hausärztlichen Versorgung

Ein Vortrag

Offensichtlich wandeln sich innerhalb weniger Jahre die Vorstellungen vieler Patienten über psychotherapeutische Behandlungsmöglichkeiten. Während es vor zehn Jahren mitunter noch schwierig war, Patienten dafür zu gewinnen, ihren Partner oder ihre Partnerin mitzubringen bzw. ein Familiensetting zu akzeptieren, hat sich das in den letzten Jahren geändert. Ich selber bin in die Position gekommen, dass sich zunehmend Paare bei mir melden.

Ich möchte Ihnen einige Erfahrungen und Beobachtungen aus diesem Erfahrungsfeld zur Diskussion stellen. Ausgehen möchte ich von dem bekannten Sachverhalt, dass sich unsere äußeren Lebensverhältnisse in den letzten 10–20 Jahren stark verändert haben, dass vor allen Dingen die Vorstellungen von Familie, von Werten und Orientierungen, die doch lange eine gewisse Stabilität hatten, immer mehr in Bewegung gekommen sind und sich die Menschen dadurch heute sehr viel weniger als früher an klaren, äußeren Modellen orientieren können. Sie wissen, dass die Zahl der nicht verheirateten Paare zunimmt, ebenso die Zahl der Singlehaushalte, und dass das Familienleben immer komplizierter wird. Es gibt sehr verworrene Familienverhältnisse, wo unterschiedliche Väter und Mütter beteiligt sind und eine zunehmende Problematik bei der gemeinsamen Lebensmeisterung entsteht. Schwierigkeiten können auftreten, wenn der eine oder auch beide Partner beruflich tätig sind, jedoch auch, wenn gerade keine berufliche Tätigkeit ausgeübt wird. Die Psychotherapie muss sich mit solchen Veränderungen auseinandersetzen mit ihrem veränderten Klientel. Die Themen und Probleme, die zur psychotherapeutischen Bewältigung anstehen, wandeln sich. Die Psychotherapie steht da vor neuen Herausforderungen.

Ich möchte zunächst darauf eingehen, dass man zwei Hauptmodelle der Psychotherapie unterscheiden kann, auch im Hinblick auf den Übertragungsaspekt, also den analytischen Aspekt, der mir als Analytiker sehr nahe liegt. Das *eine Modell* ist im Grunde das medizinisch bekannte und bewährte und bis zu den Richtlinien für Psychotherapie ja auch bis heute normierte, dass eine *Einzelperson* wegen psychischer oder somatischer Beschwerden eine therapeutische Hilfe sucht. Wenn man mit einem analytischen Blick auf diese Situation schaut, dann heißt das, es handelt sich einerseits um eine erwachsene Person, die sehr viele gesunde Anteile hat, auf der anderen Seite um jemand, der in einen hilfesuchenden Zustand gekommen ist und sich sozusagen wie ein Einzelkind anbietet und nach einem elterlichen Partner sucht, der hilfreich ist. Es handelt sich also um eine Art Einzelkindsituation in der Einzelpsychotherapie mit sehr entfernten Geschwistern. Diese entfernten Geschwister sind die anderen Patienten des Therapeuten. Auf der Seite der Therapeuten existiert dann eine gewisse Anforderung oder auch Versuchung, sich ganz auf diesen Einzelpatienten einzustellen, was auch heißen kann, dass die beiden miteinander in einen sehr engen Bund kommen, also ein gewisses Gegenübertragungsrisiko entsteht, in dem sich der Patient zunehmend in dieser Einzelkindsituation wohlfühlt, ohne sich weiterzuentwickeln.

Ein *zweites Modell*, das ich Ihnen gerne nahebringen möchte, hängt mit der Entwicklung der Psychotherapie in den letzten 20 bis 30 Jahren zusammen. Es geht hier um ein *familien- oder paartherapeutisches Herangehen* aus der Überlegung, dass Menschen auch als Einzelne nicht isoliert leben. Die Menschen leben in der Regel in Beziehungen. Sie leben mehr oder minder eng und fest mit anderen zusammen, und was sie persönlich als Leid, Beschwerde oder Schwierigkeit erleben, hat sehr viel zu tun mit der Beziehung, die sie zu ihrem Partner oder ihrer Partnerin und weiteren Personen, z.B. zu ihren Eltern und Geschwistern, haben. Das heißt, dieses zweite Modell sieht Klienten oder Patienten in ihrem aktuellen mehr oder minder engen *Beziehungsnetz* und macht sie unter Umständen gemeinsam zu Klienten oder Patienten. Wenn sie selber Kinder haben, sind die Klienten eher in der elterlichen und die Therapeuten in einer Art großelterlicher Position.

Nun ist die Frage, wie der Therapeut mit dieser Situation umgeht. Es gibt auch da ein gewisses Gegenübertragungsrisiko, insbesondere bei langen Therapien. Nach meiner Beobachtung und der mancher Kollegen sind Paarberatungen, die sehr lange dauern, meist nicht besonders erfolgreich. Je länger Therapien dauern, das ist so ein Punkt, der uns auch in der Forschung beschäftigt, desto eher kann es zu einer Plateaubildung kommen, sodass die Situation mit zunehmender Stundenzahl nicht besser wird, sondern sich etwas einspielt als regressiver Prozess zwischen den Klienten und dem Therapeuten oder der Therapeutin – ein unglücklicher nicht erfolgreicher Verlauf.

Zu grotesken Verhältnissen kann es kommen, wenn eine Familie, bestehend aus den Eltern und zwei Kindern, alle in Einzeltherapie sind. Meine Vorstellung, wie die mancher Kollegen aus dem systemischen Bereich ist die, dass wir Systemberater sind, also nicht Einzelpersonen beraten und auch nicht zwei Einzelpersonen, die miteinander eine Beziehung haben, sondern dass wir dieses in sich rollenmäßig differenzierte System, sei es ein Paar oder eine mehr oder weniger weit gefasste Familie, beraten.

Ich gehe davon aus, dass gerade in einer Region, wo Fachpsychotherapie nicht so verbreitet ist, wie es wünschenswert wäre, auf Hausärzte zunehmend Familien- und Partnerprobleme in dem besprochenen Sinn zukommen. Das ist der Hintergrund und der Rahmen, von dem aus ich über Paarberatung sprechen möchte.

Zunächst muss ich Ihnen ein Stück theoretische Orientierung anbieten. Diese bezieht sich auf das *psychoanalytische Entwicklungsmodell* als Orientierung und Basis für eine solche Paarberatung. Da scheinen mir ein paar Gesichtspunkte besonders wichtig. Der eine Gesichtspunkt ist der, den ich schon angesprochen habe, nämlich dass psychogene Beschwerden im Sinne von neurotischen oder psychosomatischen Störungen zentral damit zu tun haben, dass Menschen nicht befriedigend mit den Anforderungen des Lebens fertig werden und dass sie vor bestimmten Situationen und Aufgaben, die sich aus ihrem Lebenszuschnitt, ihrem Alter, ihrer gesellschaftlichen Position, ihrer Partnersituation ergeben, zurückschrecken, sie nicht angemessen lösen und stattdessen etwas entwickeln, was wir dann Symptom nennen und was sich entweder als ein körperliches Symptom oder mehr als eine Verhaltenseigentümlichkeit darstellt. Damit ist verbunden, dass die Betroffenen wieder auf ihr Kindheitsrepertoire zurückgreifen. Das heißt, sie reagieren in einer gewissen kindlichen Weise. Das kann man ganz konkret klinisch beobachten. Wenn wir aus einem Beziehungsverständnis heraus mit Menschen umgehen, können wir feststellen, dass sich erwachsene junge Leute, die sich als Paar zusammengetan haben, oftmals noch wie Adoleszente verhalten, die noch keine verbindliche Beziehung eingegangen sind. Beide versuchen auf einem adoleszenten Niveau Probleme zu lösen, die mit ihrer Partnerschaft zu tun haben oder mit dem ersten Kind. Sie regredieren mit ihrem Verhalten oder ihren Beschwerden auf dieses frühere Entwicklungsniveau.

In einem anderen Fall sehen wir, dass die Betreffenden auf das Niveau mehr oder minder großer kindlicher Hilflosigkeit zurückfallen, indem sie hinderliche, einschränkende Zwangssymptome, Angst oder depressive Verstimmung entwickeln. Wenn man das betreffende Paar genauer untersucht, kann man feststellen, dass nicht der eine z.B. depressiv und der andere gesund ist, sondern dass beide depressiv sind. Der eine ist in einer appellierend, schreienden Form depressiv und der andere in einer mühsam Haltung wahrenden und sich zusammenreißenden stillen Form. Aber beide sind auf einem regredierten Niveau. Diese analytische Perspektive ist insofern hilfreich, als sie eine Orientierung darüber gibt, auf welcher Entwicklungsstufe sich die Betreffenden bei Beginn der Beratung, bei der Präsentation im ersten Gespräch, befinden. Auf dieses Niveau muss sich ja der Therapeut zunächst einstellen. Das heißt, dass man mit manchen Paaren umgehen muss wie mit Adoleszenten oder kleineren Kindern, dass man sie auf ihrem gegenwärtigen Niveau abholen und akzeptieren muss, ohne ihre erwachsenen Persönlichkeits- und Beziehungsanteile aus dem Blick zu verlieren.

Solche Überlegungen von Regression und Progression führen dazu, ziemlich klar bestimmen zu können, was dem Paar fehlt. Wenn man sich genau schildern lässt, wie sie leben und was sie für Probleme und Schwierigkeiten haben, dann ist eine solche Einordnung relativ leicht möglich, und man erkennt, dass sie vor ganz bestimmten Problemen stehen, etwa der Meisterung der Tatsache, dass man als junges Paar ein Baby hat und dass das Baby ganz bestimmte Anforderungen stellt. Mit diesen Anforderungen kann man sehr unterschiedlich umgehen. Man kann eine bewusste, klare Art des Umgangs haben, man kann sich auch Rat holen, aber man kann auch in eine Situation des gegenseitigen Streitens und damit in eine Situation der Überforderung und großer Enttäuschung kommen, ohne diese Enttäuschung wirklich klar zu erleben, und in einen Zustand von großem Stress durch das Kind. Es ist eine ganz bestimmte Situation, vor der sie zurückschrecken, die man identifizieren kann, sodass sich das Therapieziel schon aus einer solchen Beobachtung ergibt, nämlich dass dieses junge Paar lernen muss, einigermaßen zufrieden und angemessen mit der Situation des gemeinsamen Kindes umzugehen. Das Therapieziel ergibt sich aufgrund der Frage, was sollten sie eigentlich als Paar schaffen und was schaffen sie bisher nicht. Das ist eine andere Fragestellung als eine Psychodiagnostik von Einzelpersonen. Aus einer solchen Sicht ergibt sich sehr schnell die therapeutische Zielsetzung, die man mit dem Paar direkt bespricht. Das führt im Allgemeinen zu einer gewissen Erleichterung der Beteiligten, die vielleicht ziemlich schnell ein Kind bekommen haben, ohne das zu diesem Zeitpunkt auch schon zu wollen, und die gar keine Zeit hatten, in eine partnerschaftliche Erkundungs- und Experimentiersituation zu kommen, wie sie Adoleszente und junge Erwachsene brauchen, um Partnerschaft zu lernen.

Man wird als empathischer Mensch oft hin und her gerissen: Mal ist es mehr die Frau, die einen beeindruckt durch ihr Leiden, und mal ist es der junge Mann, und es gibt häufig auch irgendwelche persönlichen Präferenzen der Therapeuten. Aber die Eigenheit der beiden Einzelpersonen ist nicht das Problem. Das Problem ist, dass beide überstürzt in diese Familiensituation gekommen sind, bevor sie sicher waren, ob sie zueinander passen und wieweit sie miteinander Gemeinsamkeiten teilen. Wenn ich diese Entwicklungsdiagnose dem Paar mitteile, ist schon eine gewisse Entspannung da: Es hat einen guten Grund, dass man überstürzt in diese Situation geraten ist, auf die man nicht vorbereitet war. Die Enttäuschung darüber konnte man bisher nicht so richtig artikulieren, was zu Wut, Ärger, Betriebsamkeit geführt hat, bis hin zu dem Streitpunkt, wer denn nun mit dem Baby besser umgehe.

Sehr viele Kolleginnen und Kollegen haben Schwierigkeiten mit Paar- oder Familienberatung, weil sie am Blick auf die Einzelperson hängen bleiben. Hier geht es wirklich um eine Orientierungsänderung, die nicht leicht ist, weil unser Sozialversicherungsrecht noch ganz somatisch am einzelnen Organismus und damit am »Individuum« orientiert ist. Aber erste Ansätze zur Überwindung dieser Situation gibt es in den Weiterbildungsordnungen und sogar in den Psychotherapie-Richtlinien.

Die einzeltherapeutische Orientierung bringt die Therapeuten leicht in Versuchung, den einen als eher gesund und den anderen als ziemlich krank zu sehen oder zwei kranke Menschen vor sich zu sehen, die doch unmöglich miteinander eine gute Beziehung haben können: »Das kann ja gar nicht gut gehen. Ich muss Ihnen raten, sich möglichst schnell zu trennen.« Der entscheidende Punkt in allen meinen Paarberatungen, die misslungen sind, war immer, dass ich die unbedingt erforderliche Allparteilichkeit nicht durchgehalten habe, dass ich irgendwann dann doch dachte, ja der eine hat doch eigentlich recht, der andere hat unrecht, oder ich bedauerte die arme Kranke mit ihren Zwangssymptomen und Ängsten. Wenn man diese Einstellung hat, ist man »geliefert«. Dieser entscheidende Punkt der Allparteilichkeit aber ist relativ schwer, im Wesentlichen wohl nur durch Enttäuschungen als Therapeut, zu erlernen. Wenn man sich aber konsequent zur Richtschnur gemacht hat, dass es darum geht, das Paar zu fördern und zu verstehen, auf welcher Entwicklungsstufe es sich durch seine Manöver hält, hat man gute therapeutische Chancen. Auf Parteilichkeit reagieren Paare und Familien sehr empfindlich. Wenn in einer Sitzung nur einer sich bestätigt fühlt und der andere nicht, dann zweifelt das Paar insgesamt sehr schnell an der Loyalität des Therapeuten für beide. Deswegen ist es so wichtig zu deklarieren, dass man an dem Erfolg und der Besserung der Beziehung beider interessiert ist. Das gilt nach meiner Überzeugung aber genauso für den Umgang mit Einzelpersonen. Auch wenn jemand einzeln kommt, ist es wichtig, die Beziehungsaspekte des Patienten zu würdigen, im Hinterkopf zu behalten und auch interventionsmäßig dem Patienten deutlich zu machen, dass es nicht ihm auf Kosten seiner Partnerin besser gehen sollte, sondern ihnen beiden in ihrer Beziehung. Beide sollen ihre Individualität auch innerhalb der Beziehung ausleben können. Es gilt, mehr Spielraum für jeden und mehr wechselseitige Toleranz zu fördern.

Die Rückmeldung des Entwicklungsstandes ist besonders bedeutungsvoll bei Paaren, die sich über die Erziehung ihrer Kinder streiten. Wichtig ist dann zuzugestehen, dass beide »recht« haben, weil beide eigentlich aus einem guten Motiv heraus, nämlich meistens einem sehr großen Engagement für die Kinder, negativ ausgedrückt: aus einer rivalisierenden Haltung gegenüber den Kindern, tätig werden. Hilfreich sind dann Interventionen wie: »Mir fällt auf, dass Sie beide sehr daran interessiert sind, dass es Ihren Kindern gut geht, nur haben Sie sich bisher nicht auf eine gemeinsame Strategie einigen können.« Das kann dann weiter dazu führen, dass man darauf zu sprechen kommt, es gebe Familien, wo die Eltern ganz tolle Eltern für kleine Kinder sind, dass aber die Kinder das Eigentümliche an sich haben, älter zu werden. Wenn die Kinder dann in die Pubertät kommen, entsteht nicht selten eine große Enttäuschung, dass sie nicht mehr mit den Eltern zusammen spazieren gehen oder verreisen wollen, und darüber kann es einen enormen Streit nicht nur mit den Kindern geben, sondern auch unter den Eltern, weil die Mutter oder der Vater sehr darauf aus ist, dass die Familie zusammenhält. Wenn man dann der Familie sagt: »Ich habe das Gefühl, Sie sind hervorragende Eltern für Ihre Kinder gewesen, als die kleiner waren. Bis vor zwei Jahren ging doch alles sehr gut. Jetzt sind Sie, glaube ich, irritiert darüber, dass jetzt manches anders ist. Das könnte damit zusammenhängen, dass Sie das, was bisher immer so gut, erfolgreich und schön war, weitermachen möchten, die Kinder aber jetzt in einem anderen Alter sind und andere Bedürfnisse und Interessen haben. Wenn Sie sich mit dieser veränderten Situation auseinandersetzen, bin ich überzeugt, werden Sie wieder zu guten Lösungen kommen.« Wenn ich das so formuliere, fühlen sich die Eltern verstanden. Denn in der Regel ist es so, dass sie dachten, es müsste so weitergehen wie bisher. Sie wissen zwar, es gibt so etwas wie Pubertät, aber: »Bei uns wird das aber sicher anders sein, unsere Kinder hängen doch so an uns und wir an ihnen.« Sie merken, das erfordert nicht so furchtbar viel psychotherapeutischen Aufwand, sondern es ist eigentlich mit einem Blick für menschliche Zusammenhänge und aufgrund einer gewissen Lebenserfahrung möglich. Diese Intervention führt mühelos zu einem weiteren Angebot an die Eltern: »Wenn Sie sich gegenüber den Kindern neu einstellen, werden sie am ehesten erleben, dass auch die Kinder früher oder später wieder auf Sie zukommen.«

Eine andere typische Situation in der Paarberatung ist der Umgang mit Paaren, deren Kinder aus dem Haus, erwachsen sind und die jetzt entdecken, dass sie nach 20 Jahren wieder allein sind wie ganz am Anfang ihrer Beziehung. Das ist eine neue Paarsituation und oft für beide schwierig. Es kann sein, dass diese Schwierigkeit unterschiedlich erlebt wird, wenn ich aber diese gemeinsame Situation anspreche, also nicht die individuellen Unterschiede, dass der Mann vielleicht ein bisschen besser damit fertig wird, indem er in seinem Verein öfter kegeln geht, während die Frau ihre hausfrauliche Funktion für eine große Familie vermisst und nicht mehr weiß, was sie den ganzen Tag über machen soll. Wenn man diese Unterschiede nicht betont, sondern die gemeinsame Situation und damit eine gemeinsame Aufgabe formuliert, nämlich die Aufgabe, dem gemeinsamen Leben einen neuen Sinn zu geben, also auszuhandeln, wie sie in Zukunft miteinander befriedigend leben wollen, dann gewinnen beide wieder Zuversicht und können in der Beratung ihre Resignation und Versteifung mit neuen Projekten überwinden.

Ich will noch ein paar andere Beispiele nennen, die typisch sind. Eine häufige Situation ist natürlich die Drittenbeziehung nach längerer Partnerschaft. Wenn eine Drittenbeziehung dazu führt, dass die Partnerschaft gesprengt wird, dann kommen die Betroffenen nicht in die Beratung. Dann kommt vielleicht nur der Partner, der der Beziehung nachtrauert. Das ist dann eine Einzelsituation, aber eine, die einen sehr deutlichen Partnerbezug hat. Aber die übliche Situation ist ja, dass eine Drittenbeziehung vorliegt oder vorlag und dass das Interesse besteht, an der Partnerschaft festzuhalten. Dass das vielleicht noch offen ist, aber dass doch beide die Paarberatung aufsuchen, um eine gewisse Hilfe bei der Bewältigung dieser Situation zu bekommen. Da ist auch wieder eine große Versuchung parteiisch zu werden: Natürlich hat der Schuld, der die Untreue begangen hat. Und der andere ist ja ein ehrlicher und treuer Mensch, der sich korrekt verhalten hat. Wenn man dieses Angebot übernimmt, kann man dem Paar nicht mehr helfen. Wenn man sich aber auch hier anders verhält, nämlich zum Ausdruck bringt, Untreue sei ein Signal, ein rotes Lämpchen, das aufleuchtet und zeigt, dass die Partnerschaft in einer schlechten Verfassung ist, dass die beiden jedenfalls zuletzt nicht mehr in einer befriedigenden Partnerschaft gelebt haben, hat die Beratung und damit das Paar eine Chance. Denn eine Krise in der Partnerschaft ist nicht einer Person zuzuordnen, sondern beiden. Einer hat nur den ersten Schritt getan, indem er eine Drittenbeziehung aufgenommen hat, aber entscheidend ist, dass die gemeinsame Situation anhand dieses Fehltritts deutlich geworden ist. Dann ist auch klar, dass Aufgeben der neuen Beziehung keine ausreichende Lösung wäre, sondern dass es darauf ankommt, sich darüber klar zu werden, was an der Beziehung unbefriedigend geworden ist. Oft handelte es sich ja früher um eine befriedigende Beziehung. So stellt sich dann die Aufgabe, in der Therapie zu fragen, wie man denn in Zukunft besser miteinander leben kann. Sie merken, dass auf der einen Seite das Bisherige aufgegriffen, mit einer Entwicklungseinschätzung verbunden und auf der anderen Seite die Perspektive einer besseren Zukunft eröffnet wird. Entweder man findet eine bessere Form, miteinander zu leben, oder die Krise hat gezeigt, dass die Betreffenden wirklich nicht mehr gut zusammenpassen, und die Frage ist, ob sie weiter zusammenbleiben sollten. Was an Gemeinsamkeiten vorhanden war, hat sich im Grunde in der Gestaltung des familiären Lebens mit den Kindern erfüllt, und jetzt wird festgestellt, dass es so viel anderes Gemeinsames gar nicht gibt. Das muss nicht so tragisch sein, es kann schmerzlich und schwierig sein, aber man kann sich damit auch auseinandersetzen, man kann sich in einer reifen, erwachsenen Form, also progressiv, damit beschäftigen und kann überlegen, ob man sich trennen sollte. Es geht darum, aus dieser Streitsituation oder dieser psychisch regressiven Situation der Hilflosigkeit und Symptomatik herauszufinden und auf einem anderen Niveau die Zukunft der Beziehung auszuloten.

Das war ein Versuch, mit Ihnen einige typische Situationen zu besprechen. Für Therapeuten ist es verständlicherweise besonders wichtig, wie sie auf massive Verhaltensstörungen wie Sucht oder psychogene körperliche Beschwerden, also Störungen von Krankheitswert, die als Manöver in der Paarauseinandersetzung erscheinen, eingehen können. Wenn Sie einen Blick für systemische Zusammenhänge entwickeln, werden Sie feststellen, dass es sich bei den Patienten mit neurotischen oder psychosomatischen Beschwerden um Beziehungsstörungen handelt, die am besten auch als solche angehbar sind. Sehr viele Angststörungen sind schlichte Manöver in partnerschaftlichen Auseinandersetzungen. Die Betreffenden »können« natürlich all das, was sie angeblich nicht können, sie konnten es ja früher. Es ist eine Frage, ob man ernst nehmen soll, dass sie alles nicht können, oder ob wir eher überlegen sollten, was das für eine Funktion hat. Wie verhält sich der Partner, betuttelt er den Patienten? Ist das der Punkt, dass man nur durch ein »Nichtkönnen« den Partner zu Zuwendung bewegen kann und dass, wenn man »gesund« wäre, der Partner sich nicht um einen kümmern würde? Es sind sehr viele Situationen vorstellbar, wo auch sogenannte neurotische Symptome verständlich und therapeutisch zugänglich werden, wenn man sie als Manöver in Paarauseinandersetzungen versteht und wieder im Sinne der Überparteilichkeit dem nachspürt. Das würde heißen, möglichst schnell zu versuchen, von den Beschwerden wegzukommen hin zu solchen partnerschaftlichen Themen. Dann wird das Beziehungsproblem wirklich deutlich, und man kann direkt über die Enttäuschung der Frau reden, dass sich der Mann nicht um sie kümmere und dass sie jetzt deswegen nicht mehr Auto fahren oder das Haus verlassen könne. Wenn es möglich ist, mit beiden zusammen darüber zu reden, wie das partnerschaftliche Leben aussieht, und man die Defizite, die dabei deutlich werden, be-

spricht, kann eine Angstsymptomatik relativ schnell abklingen. Wenn ich die Person einzeln sehe, sie sozusagen pathologisiere als Einzelperson, dann kann es dagegen ein umständliches, aufwendiges Unternehmen werden, etwas zu verbessern, da ich ja immer die Voraussetzung habe, die Einzelperson solle für sich aus der Angst herauskommen, während es ja um ein Beziehungsproblem geht. Wenn ich den Partner gar nicht kenne, bleibt die Eigenart der Beziehung unklar. Orientierung bekomme ich erst, wenn ich die Partner der Patienten kennenlerne und wenn ich innerhalb der Therapie diesen Gesichtspunkt der Partnerschaft berücksichtigen kann. Deshalb halte ich es für sehr wichtig, den Partner oder die Partnerin oder die Eltern zumindest kennenzulernen.

Natürlich ist über Paarberatung und -therapie noch sehr viel mehr zu sagen. Aber ich hoffe, ich konnte Sie schon mit dem Vorgetragenen ermutigen, sich auf Paarberatung einzulassen und sich nicht von vornherein durch die gängige Richtlinien-Psychotherapie oder die üblichen Formen, psychotherapeutische oder Beratungsleistungen abzurechnen, abschrecken zu lassen. Die Frage der Abrechnung stellt sich natürlich auch, denn wir müssen ja von unseren Aktivitäten leben. Wir sind ja im Augenblick dabei zu klären, was denn nun im engeren Sinne eine versicherungspflichtige ärztliche oder psychologische therapeutische Leistung ist und was nicht. Partnerprobleme sind natürlich eigentlich keine Krankheit. Es kann sich zwar ein Beziehungsproblem so zuspitzen, dass ein Krankheitswert entsteht – phobisch, zwanghafte und noch gravierendere Erscheinungen. Da scheiden sich aber die Geister! Auf der einen Seite kann ich natürlich sagen: »Das ist ein Lebensproblem, die sind nicht krank.« Das kann auch sehr günstig sein, erst einmal als eine Botschaft für die Patienten. Krankheit ist nämlich eins der Hauptmanöver in Familienauseinandersetzungen. Und es kann gut sein zu sagen: »Sie sind nicht krank, sondern Sie sind miteinander in eine Sackgasse gekommen und sehr enttäuscht.« Das ist eine andere Ebene. Aber auch dann handelt es sich nicht unbedingt um eine kassenübliche Leistung. Die Menschen sind aber oft in einer sozial schwierigen Situation und wären gar nicht imstande, die Behandlung selbst zu bezahlen.

Die eine Möglichkeit ist also zu betonen, dass es sich nicht um

eine Krankheit handelt, sondern um eine ganz verständliche und häufige Situation, aus der man mit therapeutischer Hilfe auch wieder herauskommen kann. Also: Entdramatisierung der Situation.

Die zweite Möglichkeit ist, die Behandlung schlicht als eine tiefenpsychologisch fundierte Beratung zu deklarieren und zu schauen, wie weit man in der Einzeltherapie von der inzwischen zögernd und halbherzig ermöglichten Einbeziehung von Angehörigen Gebrauch machen kann. Ich schreibe – besonders bei Privatversicherungen – schon bei der Beantragung: Einbeziehung des Partners bei Bedarf.

Dabei spielt eine wichtige Rolle, dass Paarberatung und -therapie sehr viel kostengünstigere Leistungen sind als psychotherapeutische Langzeittherapien. In den meisten Fällen kommt man mit dem Kurztherapieformat von 25 Sitzungen bei zwei- bis vierwöchigen Abständen zurecht. Das hängt damit zusammen, dass sich die »Hauptarbeit« nicht in den Sitzungen, sondern in den Intervallen abspielt, wenn die Patienten oder Klienten mit der Erfüllung ihrer Hausaufgaben beschäftigt sind. Da Psychotherapie konkrete Problemlösungshilfe sein muss, werden in den Sitzungen nach eingehender Besprechung der Hemmungen, Ängste und einschränkenden Erwartungen der Patienten dosierte Aufgaben gemeinsam gesucht und präzisiert, die die Patienten zum nächsten Mal umsetzen sollen. So kommt es zu einer schrittweisen Annäherung an die paareigene passende Lösung (Therapieziel). Die häuslichen Erfahrungen werden jeweils ausgewertet, die aus früherer Erlebnisverarbeitung stammenden Ängste und Überzeugungen werden der Überprüfung der Realität zugeführt, sodass die Klienten Abstand von bisherigen Verhaltensweisen, Überzeugungen und Erwartungen gewinnen können (Übertragungsanalyse und Übertragungsauflösung).

Ressourcensuche und Ressourcenmobilisierung

In den letzten Jahren ist immer mehr deutlich geworden, dass Ressourcensuche und Ressourcenmobilisierung die zentrale Aufgabe der Therapeuten ist, um Patienten – Einzelnen, Paaren, Familien – zügig zu einer erwünschten Veränderung zu verhelfen. Die Entwicklung der therapeutischen Kompetenz der Therapeuten wird damit zu einer entscheidenden Voraussetzung erfolgreicher Therapie. Psychotherapie fordert spezifische Aktivitäten der Therapeuten von Anfang an. Im Folgenden sollen diese Aktivitäten kurz als Handlungsanweisungen beschrieben werden.

1. Kontaktaufnehmende Aktivitäten: Akzeptierendes Entgegennehmen der Beschwerden und Beziehungseigenheiten (Übertragung). Erkundung der aktuellen Lebenssituation, des Beziehungsnetzes der Patienten: Partner(in), Kinder, Eltern, Geschwister, Schwiegerfamilie, Arbeit, Freunde.
Ziel: ein interaktionelles Verständnis der Beschwerden zu gewinnen und den Patienten zu vermitteln. Welche Funktion im Beziehungsnetz haben die Beschwerden und Eigenheiten? Auf welche ungelöste Lebensaufgabe weisen sie als Signal hin? Vor welcher Lebensaufgabe schreckt der Patient, das Paar, die Familie durch Entwicklung von Beschwerden zurück?

2. Benennen dieses nächsten Lebensziels, das die Patienten erreichen möchten/sollten/müssten. Daraus ergibt sich unter Berücksichtigung der Therapieumstände (-grenzen) das jetzt zu vereinbarende Therapieziel. (Beseitigung der Beschwerden ist ein plausibler Wunsch, aber kein Therapieziel in diesem Sinne.)

3. Für sich aufgrund der klinischen Beobachtungen und der erhaltenen Informationen klären, zu welcher Beziehungsform (-stufe) die Patienten vor der betreffenden Lebensaufgabe regredieren:

zur adoleszenten, pubertär-triangulären, schulkindhaft-braven oder kleinkindlich-hilflosen. Daraus ergibt sich der angemessene Umgang mit den Patienten: der Grad der nötigen Strukturierung, Führung und Autoritätsausübung analog der altersmäßig unterschiedlich auszuübenden Eltern-Funktion.

4. Voraussetzung dafür: das Leiden der Patienten zwar genau wahrzunehmen, aber sich nicht zu sehr beeindrucken zu lassen, um für die genannte Einschätzung und Umgangsweise funktionsfähig zu bleiben. Vor einer einseitigen Empathie mit Leiden, Mängeln und Einschränkungen schützt der Blick auf Positives: Erreichtes, Wünsche, gute Absichten und Ziele der Patienten (siehe 6.): Empathie in die gesunden Ich-Anteile.

5. Den Patienten aufgrund von Problemklärung, anamnestischer Information und gegenwärtiger Beziehungserfahrung (Gegenübertragung) eine plausible positive Erklärung für ihre (Beziehungs-)Schwierigkeiten, Probleme, Symptome und (pathologischen) Überzeugungen geben (positive Konnotation des Übertragungsmusters): als seinerzeit (in Kindheit, Jugend) oder bisher bestmögliche Lösung, um zu überleben; als bisher nötiger Schutz vor erlebter Bedrohung (protektive Funktion). Dadurch: Stärkung des Selbstwertgefühls, der Heilungserwartung (Hoffnung) und Kooperationsbereitschaft der Patienten.

6. Der Blick auf die gesunden Persönlichkeits- und Beziehungsanteile (Ressourcen):
Gelungenes und Gelingendes im Leben und im Umgang mit dem Therapeuten, »Ausnahmen« (de Shazer 1992a): Wann weniger oder keine Beschwerden und (Beziehungs-)Schwierigkeiten heute oder früher in unterschiedlichen Situationen, z.B. mit unterschiedlichen Partnern; bevor das Kind da war und jetzt …
Prinzip: die Achtsamkeit der Patienten für die »guten« Situationen zu entwickeln (Aufmerksamkeitslenkung auf Lösung).
Beidäugige Diagnostik: Patho- und Salutodiagnostik (s. Fürstenau 2002). Nicht nur Einfühlung in das Leiden und dessen Entstehungsgeschichte, sondern eben vor allem in das schon oder

manchmal Erreichte, die Wünsche, guten Absichten und Ziele: Solidarisierung mit der Hoffnung auf eine bessere Zukunft.

7. Kontinuierlich den Unterschied zwischen den »guten« und den »schlechten« Situationen und Umständen mit den Patienten herausarbeiten und die Wahrnehmung dafür schärfen. Beobachtungsaufgaben gehen bezüglich Ausnahmen und (zufälligen) Lösungen schon in der ersten Sitzung und dann kontinuierlich weiter: Die Patienten sollen auf gute, erfreuliche Situationen (im Zusammenhang mit ihrem Problem) achten und ihre Beobachtungen in der nächsten Sitzung mitteilen.

8. Das herausgearbeitete Lebensziel und das davon abgeleitete Therapieziel und ggf. das vereinbarte Ende der Therapie nie aus den Augen verlieren, wenn nötig, die Patienten daran erinnern (Wie weit sind wir jetzt ...?)

9. Einzel-, Paar-, Familien- und Gruppen-Setting als unterschiedliche Formate für Veränderung: Frage des optimalen Systembezugs: In welchem Setting oder in welcher Settingkombination kann man am ehesten, leichtesten eine erwünschte Veränderung erwarten?

10. Narrativ-verbale, imaginative, kreative, leibbezogene, psychodramatische Zugangsweisen: Auch hier Frage der optimalen Wahl oder Kombination: Von welcher dieser Zugangsweisen oder von welcher Kombination kann am ehesten, leichtesten eine erwünschte Veränderung erwartet werden?

11. Psychotherapie bedeutet konkrete (Problem-)Bewältigungshilfe: die Überprüfung lösungsbehindernder Ängste und pathologischer Überzeugungen an der gegenwärtigen (Beziehungs-)Realität durch eine Sequenz dosierter vereinbarter Verhaltensänderungsaufgaben (Handlungen). Dadurch schrittweise Annäherung an die je persönliche, paar- oder familieneigene Lösung. Gemeinsame Auswertung der jeweils gemachten Erfahrung, führend zur nächsten Aufgabe.

12. Psychotherapie als gemeinsames Projekt aller an der Behandlung und Betreuung der Patienten beteiligten Mitarbeiterinnen und Mitarbeiter: Erarbeiten eines gemeinsamen Therapiekonzeptes im Team mit Klärung der jeweiligen therapeutischen Aufgaben der verschiedenen Berufsgruppen und Teammitglieder. Ernstnehmen und Auswerten der Beobachtungen aller Mitarbeiter in der kontinuierlichen Reflexion von Behandlungsverlauf und besonderen Ereignissen.

Literatur

Arbeitskreis OPD (Hrsg.) (1996): Operationalisierte Psychodynamische Diagnostik. Grundlagen und Manual. Huber, Bern, Göttingen

Barkham, M. (1989): Exploratory Therapy in Two-plus-one Sessions. In: Rationale for a Brief Psychotherapy Model. Brit. J. Psychother, 6, 79–86

Basch, M. F. (1992): Die Kunst der Psychotherapie. Neueste theoretische Zugänge zur psychotherapeutischen Praxis. Pfeiffer bei Klett-Cotta, Stuttgart

Basch, M. F. (1997): Kurzpsychotherapie in der Praxis. Pfeiffer bei Klett-Cotta, Stuttgart

Berg, I. K. (1995): Familien-Zusammenhalt(en). Ein kurztherapeutisches und lösungsorientiertes Arbeitsbuch. 2.Aufl. Modernes Lernen, Dortmund

Berg, I. K. u. Miller, S. D. (1993): Kurzzeittherapie bei Alkoholproblemen. Ein lösungsorientierter Ansatz. Auer. Heidelberg

Bergin, A. E. a. Garfield, S. L. (1994a): Overview, Trends and Future Issues. In: Bergin a. Garfield (1994), 821–830

Bergin, A. E. a. Garfield, S. L. (ed.) (1994): Handbook of Psychotherapyand Behavior Change. 4. ed., Wiley, New York

Bion, W. (1984): Attacks on Linking. In: Bion, W., Second Thoughts. Aronson, New York

Blanck, G. u. Blanck, R. (1978): Angewandte Ich-Psychologie: Klett-Cotta, Stuttgart

Blanck, G. u. Blanck, R. (1980): Ich-Psychologie II: Psychoanalytische-Entwicklungpsychologie. Klett-Cotta, Stuttgart

Blanck, R. a. Blanck, G. (1986): Beyond Ego-Psychology. Developmental Object Relations Theory. Columbia University Press, NewYork

Boos, F. (1991): Zum Machen des Unmachbaren. Unternehmensberatung aus systemischer Sicht. In: Balck, H. u. Kreibich R. (Hrsg.), Evolutionäre Wege in die Zukunft. Wie lassen sich komplexe Systeme managen? Weinheim

Bosselmann, R., Lüffe-Leonhardt, E. u. Gellert, M. (Hrsg.) (1993): Variationen des Psychodramas. Ein Praxishandbuch. Ch. Limmer, Meezen

Buchholz, M. B. (1999): Psychotherapie als Profession. Psychosozial-Verlag, Gießen

Buchholz, M. B. (2000): Effizienz oder Qualität? Was in Zukunft gesichert werden soll. Forum der Psychoanalyse 16, 59–80

Buchholz, M. B. (2003): Besprechung Wampold. Psyche 57, 673–678

Buchinger, K. (1988): Teamsupervision in Institutionen. Gruppenpsychotherapie und Gruppendynamik 24, 1

Caspar, F. (1996a): Beziehungen und Probleme verstehen. Eine Einführung in die psychotherapeutische Plananalyse. 2. Aufl. Huber, Bern, Göttingen

Caspar, F. (Hrsg.) (1996b): Psychotherapeutische Problemanalyse. dgvt-Verlag, Tübingen

Castell, R. (1976): Psychoanalyse und gesellschaftliche Macht. Athenäum, Kronberg

Cooper, A. M. (1988): Hundert Jahre Psychoanalyse: Beginn der Reife. Psyche 42, 53–74

Cremerius, J. (1984): Die psychoanalytische Abstinenzregel. Vom regelhaften zum operationalen Gebrauch. Psyche 38, 769–800

Cremerius, J. (1984): Gibt es zwei psychoanalytische Techniken? In: Cremerius, J., Vom Handwerk des Psychoanalytikers: Das Werkzeugder psychoanalytischen Technik. Band I. Frommann-Holzboog, Stuttgart-Bad Cannstatt

Cremerius, J. (1987): Wenn wir als Psychoanalytiker die psychoanalytische Ausbildung organisieren, müssen wir sie psychoanalytisch organisieren! Psyche 41, 1067–1096

Cremerius, J. (1990): Die hochfrequente Langzeitanalyse und die psychoanalytische Praxis. Utopie und Realität. Psyche 44, 1–29

Cremerius, J. (1991): Einige Bemerkungen zu »Analyse und Analysierenim Spiegel einer empirischen Studie« von Nedelmann, C. u. Reiche, R. Psyche 45, 265–275

Czogalik, D. (1990): Wirkfaktoren in der Einzelpsychotherapie. In: Tschuschke, V. u. Czogalik, D. (Hrsg.), Psychotherapie – WelcheEffekte verändern? Springer, Berlin, Heidelberg de Shazer, S. (1989): Wege der erfolgreichen Kurztherapie. Klett-Cotta, Stuttgart

de Shazer, S. (1992a): Der Dreh. Überraschende Wendungen und Lösungen in der Kurzzeittherapie. 2.Aufl. Auer, Heidelberg

de Shazer, S. (1992b): Das Spiel mit Unterschieden. Wie therapeutische Lösungen lösen. Auer, Heidelberg

Drigalski, D. von (2002): Das China-Syndrom der Psychotherapie. In: Märtens, M. u. Petzold, H. (Hrsg.), S. 60-71

Erickson, M. H., Rossi, E. L. u. Rossi, S. L. (1994): Hypnose, Induktion, Therapeutische Anwendungen, Beispiele. 4.Aufl. Pfeiffer bei Klett-Cotta, Stuttgart

Etchegoyen, R. H. (1991): The Fundamentals of Psychoanalytic Technique. Karnac, London, New York

Fengler, J. (1992): Wege zur Supervision. In: Pallasch, W. u.a. (Hrsg.), Beratung, Training, Supervision. Weinheim

Frank, J. (1974): Persuasion and Healing. John Hopkins University Press, Baltimore

Freud, A. (1954): Der wachsende Indikationsbereich der Psychoanalyse.In: Schriften der Anna Freud. Band V. Kindler, München 1980, 1340–1367

Freud, S.: Gesammelte Werke. Band I–XVIII. Fischer, Frankfurt/M.

Fürstenau, P. (1958): Heidegger. Das Gefüge seines Denkens. Klostermann, Frankfurt am Main

Fürstenau, P. (1992): Zur Theorie psychoanalytischer Praxis. 2.Aufl. Klett-Cotta, Stuttgart

Fürstenau, P. (1994): Entwicklungsförderung durch Therapie. Grundlagen psychoanalytisch-systemischer Psychotherapie. 2.Aufl. Pfeifferbei Klett-Cotta, Stuttgart

Fürstenau, P. (2002): Neue therapeutische Welt durch beidäugiges diagnostisch-therapeutisches Sehen. Tonkassette. Auditorium Netzwerk, Müllheim/Baden LPW02-EFr

Garfield, S. L. a. Bergin, A. E. (1994): Introduction and Historical Overview. In: Bergin a. Garfield (1994), 3–18

Gedo, J. E. (1979): Beyond Interpretation. Toward a Revised Theory forPsychoanalysis. Intern. Univ. Press, New York

Gill, M. M. (1984): Psychoanalysis and Psychotherapy. A Revision. Int. Rev. Psycho-Anal. 11, 161–179

Gill, M. M. (1996): Die Übertragungsanalyse. Theorie und Technik. Fischer, Frankfurt am Main

Gill, M. M. (1997): Psychoanalyse im Übergang. Eine persönliche Betrachtung. VIP, Klett-Cotta, Stuttgart

Grawe, K. (1999): Gründe und Vorschläge für eine Allgemeine Psychotherapie. Psychotherapeut 44, 350–359

Grawe, K. (2004): Neuropsychotherapie. Hogrefe, Göttingen. Bern

Grawe, K. u. Grawe-Gerber, M. (1999): Ressourcenaktivierung. Ein primäres Wirkprinzip der Psychotherapie. Psychotherapeut 44, 63–73

Grawe, K., Donati, R. u. Bernauer, F. (1994): Psychotherapie im Wandel. Von der Konfession zur Profession. Hogrefe, Göttingen, Bern

Greenson, R. R. (1986): Technik und Praxis der Psychoanalyse. Bd.1. 4. Aufl. Klett-Cotta, Stuttgart

Grinder, J. u. Bandler, R. (1984): Therapie in Trance, Hypnose: Kommunikation mit dem Unbewußten. Klett-Cotta, Stuttgart

Haley, J. (1996): Die Psychotherapie Milton H. Ericksons. 4. Aufl. Pfeiffer bei Klett-Cotta, Stuttgart

Hartmann, H. (1960): Ich-Psychologie und Anpassungsprobleme (1939). Psyche 14, 81–164

Haynal, A. (1989): Die Technik-Debatte in der Psychoanalyse. Freud, Ferenczi, Balint. Fischer, Frankfurt am Main

Heigl-Evers, A., Heigl, F. & Ott, J. (Hrsg.) (1993): Lehrbuch der Psychotherapie. Gustav Fischer, Stuttgart

Henry, W. P., Strupp, H. H., Schacht, T. E. a. Gaston, L. (1994): Psychodynamic Approaches. In: Bergin, A. E. a. Garfield (1994), 467–508

Heuft, G. u. Senf, W. (Hrsg.) (1998): Praxis der Qualitätssicherung in der Psychotherapie. Das Manual zur Psy-BaDo. Thieme, Stuttgart, New York

Hinshelwood, R. D. (1993): Wörterbuch der Kleinianischen Psychoanalyse. Klett-Cotta, VIP, Stuttgart

Hinshelwood, R. D. (1997): Die Praxis der Kleinianischen Psychoanalyse. Klett-Cotta, Stuttgart

Hoffmann, S. O. (2000): Psychodynamische Therapie und Psychodynamische Verfahren. Psychotherapeut 45, 52–54

Hoffmann, S. O. u. Schüßler, G. (1999): Wie einheitlich ist die psychodynamisch orientierte Psychotherapie? Psychotherapeut 44, 367–272

Janssen, P. L. (1987): Psychoanalytische Therapie in der Klinik. Klett-Cotta, Stuttgart

Janssen, P. L., Franz, M., Herzog, Th., Heuft, G., Paar, G. H. u. Schneider, W. (1999): Psychotherapeutische Medizin. Standortbestimmung zur Differenzierung der Versorgung psychisch und psychosomatisch Kranker. Schattauer, Stuttgart

Kächele, H. (1990): Wie lange dauert Psychotherapie? Psychother. Psychosom. Med. Psychol. 40, 148–151

Kernberg, O. F. (1994): Der gegenwärtige Stand der Psychoanalyse. Psyche 48, 483–508

Kinzel, C. (1993): Psychoanalyse und Hypnose. Auf dem Weg zu einer Integration. Quintessenz, München

Koss, M. P. a. Shiang, J. (1994): Research on Brief Psychotherapy. In: Bergin a. Garfield (1994), 664–700

Kottje-Birnbacher, L. (2001): Verständigung in der Vielfalt. Die Psychotherapie als multiparadigmatische Wissenschaft. (Unveröffentlicht)

Kottje-Birnbacher, L., Sachsse, U., u. Wilke, E. (Hrsg.) (1997): Imagination in der Psychotherapie. Huber, Bern

Krämer, W. (1989): Die Krankheit des Gesundheitswesens. Fischer, Frankfurt am Main

Kuhn, T. S. (1967): Die Struktur wissenschaftlicher Revolutionen. Suhrkamp, Frankfurt am Main

Lenz, G., Osterhold, G. u. Ellebrecht, H. (2000): Erstarrte Beziehung – heilendes Chaos. Einführung in die systemische Paar-Therapie und -Beratung. Herder, Freiburg, Wien

Ley, K. u. Borer, C. (1992): Und sie paaren sich wieder. Über Fortsetzungsfamilien. edition discord, Tübingen

Lieberz, K. (1998): Tiefenpsychologisch fundierte Psychotherapie. In: Deutsches Ärzteblatt 95, A 1909–1912

Luborsky, L,. Crits-Christoph, P., Mintz, J. a. Auerbach, A. (1988): Who will benefit from Psychotherapy? Predicting Therapeutic Outcomes. Basic Books, New York

Luborsky, L. (1988): Einführung in die analytische Psychotherapie. Ein Lehrbuch (Unvollständige deutsche Ausgabe). Springer, Berlin, Heidelberg, New York

Ludewig, K. (1992): Systemische Therapie. Grundlagen klinischer Theorie und Praxis. Klett-Cotta, Stuttgart

Luhmann, N. (1984): Soziale Systeme. Grundriß einer allgemeinen Theorie. Suhrkamp, Frankfurt am Main

Luhmann, N. (1988): Die Wirtschaft der Gesellschaft. Suhrkamp, Frankfurt am Main

Märtens, M. u. Petzold, H. (Hrsg.) (2002): Therapieschäden. Grünewald, Mainz

Mohl, A. (1994): Der Zauberlehrling. Das NLP-Lern- und Übungsbuch. 4. Aufl. Junfermann, Paderborn

Mohl, A. (1996): Der Meisterschüler. Der Zauberlehrling II. Das NLP-Lern- und Übungsbuch. Junfermann, Paderborn

Morgenthaler, F. (1978):Technik. Zur Dialektik der psychoanalytischen Praxis. Syndikat, Frankfurt am Main

Moser, T. (1992): Der interkollegiale therapeutische Raum. Wenn ein Patient mehr als einen Therapeuten braucht. In: Moser, T., Vorsicht Berührung. Suhrkamp, Frankfurt am Main

Nedelmann, C. u. Reiche R. (1990):Analyse und Analysieren im Spiegel einer empirischen Studie. Psyche 44, 202–217

Orlinsky, D. E. (1994): »Learning from Many Masters«. Ansätze zu einer wissenschaftlichen Integration psychotherapeutischer Behandlungsmodelle. Psychotherapeut 39, 2–9

Orlinsky, D. E., Grawe, K., Parks, B. K. (1994): Process and outcome in psychotherapy – noch einmal. In: Bergin, A. E., Garfield, S. L. (eds.) Handbook of Psychotherapy and Behavior Change. 4. ed., Wiley, New York, S. 233–282

Petzold, H. G. u. Orth, I. (1999): Die Mythen der Psychotherapie. Junfermann, Paderborn

Pohlen, M. u. Bautz-Holzherr, M. (1991): Eine andere Aufklärung. Das Freudsche Subjekt in der Analyse. Suhrkamp, Frankfurt am Main

Pohlen, M. u. Bautz-Holzherr, M. (1995): Psychoanalyse. Das Ende einer Deutungsmacht. Rowohlt Taschenbuch, Reinbek

Pohlen, M. u. Bautz-Holzherr, M. (2001): Eine andere Psychodynamik. Huber, Bern, Göttingen

Prior, M. (2002): MiniMax-Interventionen. 15 minimale Interventionen mit maximaler Wirkung. 2. Aufl. Auer, Heidelberg

Psychotherapie im Dialog. Zeitschrift für Psychoanalyse, Systemische Therapie und Verhaltenstherapie (2000): Paartherapie. 1, Heft 2

Pulver, S. E. (1984): Erhebung über die psychoanalytische Praxis 1976. Tendenzen und Konsequenzen. Psyche 38, 63–82

Reddemann, L. u. Sachsse, U. (1996): Imaginative Psychotherapieverfahren zur Behandlung in der Kindheit traumatisierter Patientinnen und Patienten. Psychotherapeut 41, 169–174

Reimer, C., Eckert, J., Hautzinger, M. u. Willke, E. (1996): Psychotherapie. Ein Lehrbuch für Ärzte und Psychologen. Springer, Berlin, Heidelberg

Rotmann, M. (1988): Der Einfluß von Häufigkeit und Dauer der Sitzungen auf die Entwicklung eines kurativen psychoanalytischen Prozesses. Bull. Europ. Psychoanal. Föderation Nr. 31, 151–164

Rudolf, G. u. Eich, W. (1999): Die Enwicklung wissenschaftlich begründeter Leitlinien. Psychotherapeut 44, 124–126

Sandler, J. u. Sandler, A. M. (1985): Vergangenheitsunbewußtes, Gegenwartsunbewußtes und die Deutung der Übertragung. In: Psyche 39, 800–829

Schafer, R. (1997): Die zeitgenössichen Kleinianer in London. Psyche 51, 338–357

Schipek, G. (1999): Die Grundlagen der Systemischen Therapie. Theorie, Praxis, Forschung. Vandenhoeck & Ruprecht, Göttingen

Schmid, R. (1988): Psychoanalytische Tätigkeit in der Bundesrepublik Deutschland. DGPPT-Praxisstudie. DGPPT, Hamburg

Schröder, Th. (1997): Was lange währt, wird auch nicht leichter. In: Janssen, P. L., Cierpka, M. u. Buchheim, P.: Psychotherapie als Beruf. Vandenhoeck & Ruprecht, Göttingen

Schülein, J. A. (1999): Die Logik der Psychoanalyse. Eine erkenntnistheoretische Studie. Psychosozial-Verlag, Gießen

Segal, H. (1974): Melanie Klein. Eine Einführung in ihr Werk. Kindler, München

Selvini Palazzoli, M. u.a. (1984): Hinter den Kulissen der Organisation. Klett-Cotta, Stuttgart

Selvini Palazzoli, M., Boscolo, L., Cecchin, G. u. Prata, G. (1978): Paradoxon und Gegenparadoxon. Klett-Cotta, Stuttgart

Senf, W. u. Broda, M. (Hrsg.) (2001): Praxis der Psychotherapie. Ein integratives Lehrbuch. 2. Aufl. Thieme, Stuttgart, New York

Shapiro, D. A., Barkham, M., Hardy, G. a. Morrison, L. (1990): The Second Sheffield Psychotherapy Project: rationale, design and preliminary outcome Data. Brit. J. Med. Psychol. 63, 97–108

Shapiro, F. (1998): EMDR. Grundlagen und Praxis. Handbuch zur Behandlung traumatisierter Menschen. Junfermann, Paderborn

Stephanos, S. (1973): Analytisch-psychosomatische Therapie. Huber, Bern

Strupp, H. (1992): Die klassiche Psychoanalyse ist ein Auslaufmodell. Interview. Psychologie heute 19, H. 6, 29–31

Strupp, H. u. Binder, J. L. (1993): Kurzpsychotherapie. 2. Aufl. Klett-Cotta, Stuttgart

Sulz, S. K. D. (Hrsg.) (1998): Kurzpsychotherapien. CIP-Medien, München

Talmon, M. (1990): Single Session Therapy. Maximizing the Effect of the First (and often only) Therapeutic Encounter. Jossy-Bass, San Francisco

Thomä, H. (1991): Idee und Wirklichkeit der Lehranalyse. Ein Plädoyer für Reformen. I u. II. Psyche 45, 385–433 u. 481–505

Thomä, H. (1992): Stellungnahme zum kritischen Kommentar H. Belands zu meinem Aufsatz »Idee und Wirklichkeit der Lehranalyse«. Psyche 46, 115–144

Thomä, H. (1994): Frequenz und Dauer analytischer Psychotherapie in der Kassenärztlichen Versorgung. Bemerkungen zu einer Kontroverse. Psyche 48, 287–323

Thomä, H. u. Kächele, H. (1985):Lehrbuch der psychoanalytischen Therapie. Bd. 1, Grundlagen. Springer, Berlin, Heidelberg

Tschuschke, V. u. Czogalik, D. (Hrsg.) (1990): Psychotherapie. Welche

Effekte ändern? Zur Frage der Wirkmechanismen therapeutischer Prozesse. Springer, Berlin, Heidelberg

Tschuschke, V., Kächele, H. u. Hölzer, M. (1994): Gibt es unterschiedlich effektive Formen von Psychotherapie? Psychotherapeut 39, 281–297

Wachtel, P. L. (1977): Psychoanalysis and Behavior Therapy: Toward an Integration. Basic Books, N. Y.

Wallerstein, R. S. (1986): Forty-two Lives in Treatment. A Study of Psychoanalysis and Psychotherapy. Guilford, New York, London

Wallerstein, R. S. (1990): Zum Verhältnis zu Psychoanalyse und Psychotherapie. Wiederaufnahme einer Diskussion. Psyche 44, 967–994

Walter, J. L. u. Peller, J. E. (1996): Lösungsorientierte Kurztherapie. Ein Lehr- und Lernbuch. Modernes Lernen. 3. Aufl. Dortmund

Wampold, B. E. (2001): The Great Psychotherapy Debate. Models, Methods and Findings. Lawrence Erlbaum Associates, Mahwah, London

Watzlawick, O., Weakland, J. H. u. Fisch, R. (1974): Lösungen. Zur Theorie und Praxis menschlichen Wandels. Huber, Bern

Weiss, J., Sampson, H. et al. (1986): The Psychoanalytic Process. Theory, Clinical Observations and Empirical Research. Guilford, New York, London

Willke, H. (1987): Strategien der Intervention in autonome Systeme. In: Baecker, D. u.a. (Hrsg.), Theorie als Passion. Suhrkamp, Frankfurt am Main

Willke, H. (1991): Systemtheorie. Eine Einführung in die Grundprobleme der Theorie sozialer Systeme. 3. Aufl. UTB, Stuttgart

Willutzki, U. u.a. (1997): Zufrieden oder ausgebrannt: Die berufliche Moral von Psychotherapeutinnen und Psychotherapeuten. In: Janssen, P. L., Cierpka, M. u. Buchheim, P.: Psychotherapie als Beruf. Vandenhoeck & Ruprecht, Göttingen

Wimmer, R. (1988): Das Herstellen einer tragfähigen Arbeitsbeziehung zwischen Berater- und Klientensystem. Ein Grundproblem systemischer Organisationsberatung. Zeitschrift für systemische Therapie 6, 267

Wimmer, R. (1991): Zwischen Differenzierung und Integration. Zur charakteristischen Dynamik von Organisationen mit steigender Eigenkomplexität. Gruppendynamik 21, 359

Wimmer, R. (1992): Was kann Beratung leisten? Zum Interventionsrepertoire und Interventionsverständnis der systemischen Organisationsberatung. In: Wimmer, R. (Hrsg.), Organisationsberatung. Wiesbaden

Wimmer, R. (1994a): Die Funktion des General Managements unter starkveränderten wirtschaftlichen Rahmenbedingungen. In: Schmitz, Ch., Gester, P. W. u. Heitger, B. (Hrsg.), Managerie. Jahrbuch für systemisches Denken und Handeln im Management. Heidelberg

Wimmer, R. (1994b): Die permanente Revolution. Aktuelle Trends in der Gestaltung von Organisationen. In: Grossmann, R., Krainz, E. u. Oswald, M. (Hrsg.), Veränderung in Organisationen. Wiesbaden

Wimmer, R., Domayer, E., Oswald, M. u. Vater, G. (1996): Familienunternehmen – Auslaufmodell oder Erfolgstyp? Gabler, Wiesbaden

Wöller, W. u. Kruse, J. (Hrsg.) (2001): Tiefenpsychologisch fundierte Psychotherapie. Schattauer, Stuttgart, New York

Erstveröffentlichungsorte

Psychotherapie. Ein schillernd-sperriges soziokulturelles Phänomen. Aus: Strauß, B. u. Geyer, M. (Hrsg.) (2000): Psychotherapie in Zeiten der Veränderung. Westdeutscher Verlag. Wiesbaden, S. 184–193

Freuds »Wege der psychoanalytischen Therapie« – 75 Jahre später. Aus: Zeitschrift für Psychosomatische Medizin und Psychoanalyse 39 (1993), S. 224–229

Esoterische Psychoanalyse, exoterische Psychoanalyse und die Rolle des Therapeuten in der lösungsorientierten psychoanalytisch-systemischen kurz- und mittelfristigen Psychotherapie. Aus: Sulz, S. K. D. (Hrsg.) (1998): Kurzpsychotherapien. CIP-Medien, München, S. 87–100

Stationäre Psychotherapie psychoanalytisch-systemischer Orientierung. Aus: Psychotherapeut 43 (1998), S. 277–281

Die Therapeuten als Erfolgsfaktor der Psychotherapie. Aus: Vandieken, R., Häckl, E. u. Mattke, D. (Hrsg.) (1998): Was tut sich in der stationären Psychotherapie? Psychosozial-Verlag, Gießen, S. 275–281

Supervision auf dem steinigen Weg zu neuen Arbeitsfeldern. Aus: Supervision. Sonderheft 2. Deutscher Supervisionstag. 1995, S. 10–20

Fortbildungskonsultation und -supervision für Supervisorinnen und Supervisoren. Aus: Supervision Heft 27 (1995), S. 11–15

Warum braucht der Organisationsberater eine mit der systemischen kompatible ichpsychologisch-psychoanalytische Orientierung? Aus: Wimmer,R. (Hrsg.) (1992): Organisationsberatung. Gabler, Wiesbaden, S. 43–58. Wir danken für die Genehmigung des Abdrucks.

Chancen der Professionalisierung durch den »Facharzt für psychotherapeutische Medizin«. Aus: Gröninger, S. u. Fürstenau, P. (Hrsg.) (1994): Weiterbildungsführer Psychotherapeutische Medizin, Pfeiffer bei Klett-Cotta, Stuttgart. (Der vorliegende Text greift teilweise auf einen Vortragdes Verfassers zurück, der im April 1993 auf den Lindauer Psychothera-piewochen unter dem Titel »Neue Lebensformen erfordern neue psy-chotherapeutische Orientierungen« gehalten wurde.)

Kurrikulum des Bereichs »Psychotherapie«. Aus: Gröninger, S. u. Fürstenau, P. (Hrsg.) (1994): Weiterbildungsführer Psychotherapeutische Medizin, Pfeiffer bei Klett-Cotta, Stuttgart.

Vortrag vor dem Wissenschaftlichen Beirat Psychotherapie über dessen-Zulassungspolitik. Aus: Psychodynamische Psychotherapie 2002, Heft 1, S. 12–17

Psychoanalytisch begründete Psychotherapie im Umbruch. Neuere Entwicklungen und ihre Bedeutung für die Praxis. Aus: Richter, G., Grüner,W. v. (Hrsg.): Ein Jahrzehnt Angermünder Psychiatrie. Pabst, Lengerich 2002

Chancen und Risiken der tiefenpsychologisch fundierten Psychotherapie. Thesen zum gleichnamigen Vortrag auf dem Kongress »Die Entwicklung der Psychotherapie: Auf dem Weg zu einem integrativen Modell?« Carl von Ossietzky-Universität Oldenburg, 2.–4. Mai 2002. Unveröffentlicht.

Zur Zukunft der Psychotherapie. Vortrag auf der Fachtagung »Psychotherapie im Dialog« 5.–7. September 2002 in Berlin. Psychodynamische Psychotherapie 3 (2004), S. 160–166

Psychodynamische Psychotherapie als eigenständiges Verfahren gegenüber der »eigentlichen Psychoanalyse«. Vortrag auf der Jahrestagung der Deutschen Gesellschaft für Individualpsychologie Delmenhorst 23. X. 2004. Psychotherapeut 50 (2005), S. 290–293

Die Therapeuten als Komplikationsfaktor der Psychotherapie, doppelte Beziehungsgestaltung und einige Konsequenzen für eine Erfolg versprechende Behandlungsführung. Vortrag bei den Kölner Psychotherapietagen 29. X. – 1. XI. 2005. Unveröffentlicht.

Die Paar-Beratung als immer mehr nachgefragte Anforderung in der ambulanten Psychotherapie-Praxis und hausärztlichen Versorgung. Aus: Richter, G., von Grüner, W., Hein, J. (Hrsg.) (2005): Psychische und psychiatrische Erkrankungen, interdisziplinäre Betrachtung und Therapie. Angermünder Psychiatrie II. Pabst, Lengerich, Berlin, S. 10–19

Ressourcensuche und Ressourcenmobilisierung. Aus: Mauthe, J.-H. (Hrsg.) (2003): Psyche und Soma. Axept-Verlag, Königslutter, S. 60–63

Namenregister

Sachregister

Günter Heisterkamp:

Basales Verstehen

Handlungsdialoge in Psychotherapie und Psychoanalyse

272 Seiten, broschiert, ISBN 978-3-608-89706-7

Leben Lernen 154

Das Buch befasst sich mit einer Dimension des Wirkungsgeschehens zwischen Patient und Therapeut, die in der psychotherapeutischen Literatur bisher wenig Beachtung gefunden hat: dem basalen Verstehen vor jeder Deutung oder Intervention, dem Handlungsdialog, dem sich kein therapeutisches Paar entziehen kann. An vielen Handlungsdialogen aus der Praxis zeigt der Autor, wie sich Patient und Therapeut wechselseitig be-handeln und wie sich in diesem intersubjektiven Feld unmittelbare Wandlungen des Patienten und manchmal des Therapeuten ereignen.

»Heisterkamp ist mit seinem Buch ein großer Wurf geglückt. Er schöpft aus seiner eigenen langjährigen therapeutischen Erfahrung, aus seiner breiten Supervisionstätigkeit und nicht zuletzt aus dem freimütigen Umgang mit Erlebnissen in seinen eigenen Analysen.«
Tilmann Moser

Richard C. Schwartz:

Systemische Therapie mit der inneren Familie

Aus dem Amerikanischen von Teresa Junek

343 Seiten, broschiert, ISBN 978-3-608-89660-2

Leben Lernen 114

In diesem Buch bezieht Schwartz das Konzept der systemischen Familientherapie auf die innerpsychische Welt des Einzelnen. Das Ergebnis ist ein neues Verständnis der Sub-Persönlichkeiten und zeigt, wie sie als inneres Gleichgewicht funktionieren. Anhand seiner praktisch-therapeutischen Erfahrung formuliert der Autor Leitlinien, wie Patienten sich integrieren und damit zufriedener und lebendiger fühlen können.

Jay Haley:

Die Psychotherapie Milton H. Ericksons

Aus dem Amerikanischen von Annemarie Bänziger

319 Seiten, broschiert, ISBN 978-3-608-89019-8

Leben Lernen 36

Dass Psychotherapie auch mit Humor betrieben werden kann, zeigt Jay Haley in diesem Buch. Es besteht aus Fallbeispielen aus der Praxis Milton H. Ericksons, angeordnet nach den typischen Problemen eines Lebenszyklus: von den Schwierigkeiten junger Erwachsener über Eheprobleme bis hin zu der Aufgabe, »die Eltern von den Kindern zu entwöhnen«.

Milton H. Erickson / Ernest L. Rossi:

Hypnose erleben

Veränderte Bewusstseinszustände therapeutisch nutzen

Aus dem Amerikanischen von Alida Iost-Peter

330 Seiten, broschiert, ISBN 978-3-608-89718-0

Leben Lernen 168

»Hypnose erleben«, posthum veröffentlicht, vervollständigt die Trilogie des hypnotherapeutischen Grundlagenwerkes von Milton H. Erickson.

Das Hauptaugenmerk dieses Bandes liegt auf der indirekten Kommunikation und der therapeutischen Kunst, mit ihren verschiedenen Spielarten Veränderungen beim Patienten herbeizuführen. Durch indirekte Kommunikation werden assoziative Prozesse in Gang gesetzt, die verborgene Ressourcen und neue Reaktionspotentiale hervorlocken.

Die Ausführungen Ericksons, im lebendigen Dialog mit Ernest Rossi entwickelt, erstrecken sich auch auf Phänomene der Tranceinduktion (Katalepsie und ideomotorische Signale), bei denen selbst der erfahrene Hypnotherapeut noch Neues entdecken dürfte.

Leben Lernen
Klett-Cotta